"リアル"な
クリニック経営

300の鉄則

開業、財務管理、集患、採用、人事労務、職場活力、継承まで

原田宗記

株式会社宗和メディカルオフィス代表

医学通信社

目次

第5章　せっかく築き上げたクリニックを，この先どうするか？ ―承継―　255

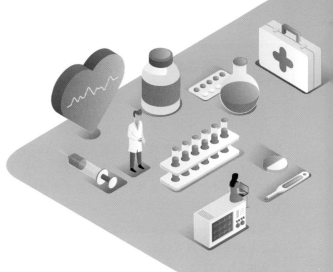

第1章

なぜ,
お金を残さないと
いけないのか?

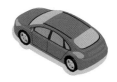

1 開業さえすればそれなりに成功する時代は終わり，医療を取巻く環境は変わった

　近年，開業医にとって，安定した収入を続けるにはきびしい時代となった。開業さえすれば勤務医時代より収入を得られる時代は終わった。社会保障費削減のための医療制度改革や診療報酬改定など，医療費抑制政策がこれからも続いていくことが予測され，先行不透明感ばかりが目立つようになっている。

　80歳を超えると通院が減ることから，2025年をピークに外来需要は減少することが予想されている。疾病構造も変化し，クリニックも生き残りをかけて変化していくことが求められている。

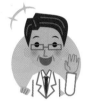

　大都市ではクリニックが飽和状態になっているが，開業が減るどころか増える傾向は止まらない。年々競争が激化し，移転や閉院するクリニックも増えている。「黒字になったから安泰だ」と思っていても，競合クリニックが診療圏に進出してくれば，とたんに収入は安定しなくなる。

1 計算高いと思われるくらいがちょうどいい

　患者を増やし収益を上げる経営手腕が求められているが，広告広報等制限があるなかでは増患対策も限られる。広告の一時的な効果はあっても持続的な収益アップにつなげるのは簡単ではない。

　求められているのは，堅実な事業運営である。所得と手元に残るお金の違いや，経費として認められない税金，生活費の捻出について，開業準備段階から勉強し，同じ収入でもお金が少しでも多く残るような事業計画を立てなければならない。開業支援業者や開業コンサルタントが作成する，成功を前提とした事業計画を単純に追えるような時代ではなくなった。「そこまで考えなければならないのか」と思うほどの開業準備が求められる。計算高いと思われるくらいでなければお金は残らない。

2 大切な資金をどう扱うかで，残るお金が変わる

　開業時の資金総額の6〜7割が内装や医療機器等の設備資金となる。返済期間は10〜15年で，長い期間が必要となる。

　経営は自分が描いた（事業）計画どおりにはいかない。日々多くの問題を

解決しながら，患者を増やすことの大変さに身をつまされることばかりである。そういうことを繰り返し積み重ねた結果が成果へとつながっていく。事業計画に基づく開業だが，計画どおりに進むことはないと考えたほうがよい。

　計画どおりに患者が増えない場合，影響は資金繰りに出てくる。収入が少なくなれば運転資金は予想した以上の早さで減っていく。特に1年目から2年目にかけて運転資金が不足しやすい。資金があるから安心するのではなく，借りた資金は大切に扱い使用使途を吟味しなければならない。

　安易な立地選定や見栄を張った過剰な設備投資によって，開業5年を経過しても勤務医時代の収入に及ばない例も増えている。

　経営を黒字化し，勤務医時代の収入を上回るには，最低でも5年をみておいたほうがいい。生活資金を考えた場合，さらにどれだけお金が必要であるか予測できるはずだ。銀行に提出した融資用の事業計画は実態が反映されたものではなく，理想の計画なのだ。

3　成功と言われるためには，どれだけ稼げばいいのか？

　一般的にテナント開業でさえ3000万〜5000万円の借入をし，金銭的に大きなリスクを負って開業する。よって当然，勤務医時代よりも多い収入，開業医平均所得3000万円以上を目標としたい。黒字になっても所得のなかから借入金の元金返済をするのだから，借入金が多いほど手元に残るお金は予想以上に少ない。開業すると，所得と個人で自由に使えるお金との違いを初めて理解する。

　医療経営は冬の時代——。常に変化する努力が求められる。医療制度改革にも対応していかなければ勝ち組に残れない。「黒字になった。勤務医時代の収入を超えた」と気を緩めれば，競合相手が進出してくればすぐに所得は減ってしまう。3000万円以上の所得を5年以上続けて初めて成功と言える。黒字を続けるには，常に日々の努力が求められる。

4　マニュアルどおりの開業では成功しなくなった

　開業するためには，患者を増やすための診療方針と収入目標を立てて，どのように安定した収入を得て，生活を維持していくのかを考えなければならない。従来のような開業支援業者や開業コンサルタントのパターン化されたマニュアルどおりの開業で成功する時代ではなくなっている。

　成功するには，収入を上げられる診療科目や診療時間の設定，在宅医療や介護分野へのシフト，医師不足と言われる地域での開業も考えなければならない。開業して，勤務医時代より所得が少ない状況が続けば，元金返済等の

ため，休診日にアルバイトをして稼がなければならない。何のために開業したのかと思うことも増える。

　都市部から離れた土地勘の少ない地域で開業するには，大きな決断と勇気が必要だが，成功する確率が高ければ選択肢の一つとなる。そう考えると，開業するのであればなるべく早い段階から資金準備をするとともに，患者受けする診療技術を学び，稼げるテクニックをより多く身につけておきたい。成功するためには，自分なりの準備と計画性が求められる。

　開業年齢を40〜50歳くらいと仮定した場合，借入金完済を考えると，最低でも15年から20年は経営を続けなければならない。

　勤務医時代は，医局派遣やアルバイト勤務の掛け持ち等もあって，厚生年金を正しく納めているケースが意外に少ない。開業したら，国民年金となる。引退後の生活資金準備は自分でなんとかするしかない。開業すると，お金を残すことの大変さがより理解できるはずだ。開業し安定した黒字になったなるべく早い段階から，将来を見据えたライフプランが必要となる。

5 開業して手元に残るお金は年々確実に減っている

　収入は立地や周辺の競合施設に左右されることが多い。年々クリニックが増え競合が多くなり，安定収入を得るまでには，以前より確実に時間がかかるようになった。

　収入の伸びは黒字になってから3〜5年で頭打ちになることが多く，成功し安定収入を長く続けられる確率が年々減っている。

　開業して5〜10年経過する間に，周辺環境の変化や競合施設の進出により患者が分散され，収入が減少しはじめることもある。安定収入を維持するには，相応の努力が求められる。黒字になったと浮かれず，借入金残高を超える預金が貯まるまでは無駄なお金を使わないようにしなければならない。安定した収入が続くようになれば，工夫次第でより多くのお金を貯めることができるのも開業である。

6 苦言を呈するブレーンを大切にしよう

　開業して3年は，増患，資金繰り，労務管理等いろいろな問題で悩むことが多い。経営で苦しいときほど，開業をサポートしてくれた業者やコンサルタント等は距離を置くようになる。頼りすぎていると意図しない方向へ進み，（トラブル発生時に）対応が遅くなり，解決に時間がかかってしまうこともある。

　基本的に開業中心にサポートする業者やコンサルタントは，運営について

は不得手だと理解しておいたほうがよい。運営上の問題については誰もが経験することだと割り切り，自ら解決していく姿勢も必要になる。

　医療制度改革や環境の変化に対してはそのつど対応が求められる。どういう方針で（事業）運営をしていくのか，あらかじめ検討しておくことが重要になる。

　クリニックの成功は，院長の手腕による部分が大きい。自ら解決できる手段を多くもつことが成功へとつながる。

　「開業すれば何とかなる」では成功するはずがない。運営では常に費用対効果を考える。そういうことを考えれば，わからない点も多いのでブレーキをかけ苦言を呈してくれるブレーンをもつことが大切だ。

7　お金を残すという視点は欠かせない

　運営を考えるときは「これだけ費用をかけたから○○人の患者が受診しなければ収益が出ない」ではなく，「最低限○○人の患者数が見込める。黒字にするには，費用はこの範囲で収めなければならない」という考え方が必要である。収支に対して，より計画性や採算を考えたお金の使い方を心掛けるべきだ。

　「患者が増えれば，お金が残る」より，「同じ収入で多くのお金を残すには？」という考え方をしてほしい。どういう運営をするにしても，「お金を残す」という視点は欠かせない。そういう視点を一つひとつ積み重ねることによって，手元に残るお金が増えていく。

8　業者やコンサルタントに開業資金を喰われないこと

　開業方法もこの10年間で様変わりした。ネットを通して，多くの開業情報を入手できるようになった。開業に関わる業者やコンサルタントも多様化し，開業希望の医師に対して様々なアプローチが繰り返し行われている。

　開業希望の医師とコンタクトが取れれば，うまく開業させようとリードする。周りを固められ，誘導されるままに金融機関用の事業計画が作成され，瞬く間に開業へ進むケースも見られる。

　しかし事業計画は予測であり，すべては実際にスタートしてみなければわからない。勤務していた病院の近くで開業し，外来患者が付いてくると思っていたが，実際には診ていた患者の3割も来ない。よほど専門的な特徴のある診療でない限り，付いてくる患者は1（～2）割程度しか期待できない。甘い勧誘や冷静な判断ができないアプローチには十分な注意が必要である。

これまでの運営サポート経験から，どういう開業でも想像以上の苦労を重ね，度重なる軌道修正を5年，10年と繰り返し，日々ひたすら地域での実績を積み上げることによって，信頼と社会的地位と財産を築いていく様子を見てきた。

　「こうすれば患者が増え，収入がどんどん上がる」というマニュアルなどない。大企業でさえ，時代や環境の変化に対応しながら生き残りをかけ，かたちを変えていく。事業である以上，医療も同様に変化しなければならない。初期投資だけでなく，変化するための設備や人的投資も必要となってきている。

　開業して運営をしてから気付くのは，「業者により以上喰われない」開業でなければならないということである。それを意識した対応を取るだけでも相手は変わり，価格が下がり，借入金が減り使える資金が増える。

　「知らなかった」「わからなかった」で大切な開業資金が減ることは避けなければならない。些細なことでも，情報収集したうえで常に比較して判断することが重要である。

9　お金を多く残したいなら開業にチャレンジするしかない

　2016年10月から1年間で，診療所は全国で年間8,065施設が新たに開設，再開（医療法人化も含む）し，8123施設が閉院，休院している。

　2017年度現在の総数は，10万1471施設（前年比58施設減）であり，開業動向に変わりはない。これは医療制度改革や世代交代の影響もあるが，医療モール開発など，開業に関わる業者が増えたことも理由の一つに挙げられる。

　だが，以前のように，開業すれば安定収入を長く持続することが簡単ではなくなった。診療圏の患者を取り合う時代になった。患者分析やマーケティング等による患者獲得のための積極的な対策を講じる必要性が増している。

　勤務医としての収入も頭打ちになることも予想される。高収入を得るには開業するしかない。

　経営難による承継，居抜きでの譲渡，医療法人によるM＆Aなど，様々なかたちの開業が増えていくことが予想される。

　勤務医として収入面や働き方に限界を感じれば，開業するか，雇われ院長になるか，介護関係施設等への転職を考えざるを得ない。一定以上のお金を残したいと考えるのであれば，開業にチャレンジするしかない。

10　スタッフ集めに苦労が絶えないことを覚悟しておこう

　医療業界全体が人手不足を感じている。他業種に比べ，景気に左右されな

い分収入は安定しているが，将来性や雇用条件が優っているとは言えない。業務内容から考えれば，むしろ劣っているくらいである。

　スタッフは，都心部を中心に人材確保がむずかしくなっている。10年ほど前は，開業のスタッフ募集広告を出せば，最低でも看護師は数名，事務に至っては20〜30名以上の応募は普通であった。しかし最近は，募集広告を数回出しても採用できないケースが増えている。また履歴書を見ると，人材派遣（紹介）会社で働いたことのある人材が増えている。

　少ない応募者のなかから無理に採用すれば，ミスマッチの確率が高くなる。競合の多い都市部では，開業時のオープニングスタッフでさえ人材派遣（紹介）会社に依頼することも出てきた。スタッフ募集に関しては，これまでの数倍の費用がかかるうえに，適した人材はなかなか確保できなくなっている。人材派遣（紹介）会社の担当者でさえ，「時給を高くしなければ応募者が集まらない」と嘆いている。そういう点からも，募集するには広告媒体の工夫や，待遇UPを含めた雇用条件と職場環境の充実が必要となっている。

11 採用側の考えを改めなければ人は集まらない

　クリニックでは就業時間や有給休暇取得，福利厚生，勤務体制等の雇用条件が，他業種より優遇されているとは言えない。募集する場合，他業種やほかの医療施設と比較して働きやすい職場であるかどうかを検討する必要がある。

　以前はスタッフについては「仕事ができなければ，また不満を言うのであれば新たに雇えばいい」という感覚が強かった。しかし人材不足の時代，募集に費用がかかり，人材派遣（紹介）会社を利用すれば手数料が年収の20%〜35%かかるなど，費用が高くなる。そうであれば「辞めたくない職場にする」という方向に考えを変えていくことも検討し，スタッフの安定を図るほうが効率的と言える。

　能力ある人材ほど，ほかに勤務条件や給料が優遇される職場があれば，早々に見切りをつけ，転職する傾向がある。知人の紹介や引き抜きもある。雇用条件や勤務形態について，長く勤務したくなるような工夫や改善を加えたうえで募集をしなければ，適した人材は集まりにくい。

12 パートスタッフでも仕事を続けたいと思うような職場環境を作る

　クリニックを支えるスタッフは9割以上が女性である。また，正職員だけでの運営はむずかしく，パートスタッフの活用は欠かせない。

パートスタッフには，既婚者で子育てをしている主婦も多い。学校行事や家庭との両立のための配慮も求められる。また，以前は少人数のクリニックでは特例もあって産休育休対策を必ず考慮しなくてもよかったが，労働基準法改正で対応しなければならなくなった。いったん出産や介護等の家庭の事情で退職したとしても復帰できる仕組みを作り，復帰の機会を求めてくれば雇用できるようにしたい。新しい人材を採用するより，職場環境や業務内容を理解している者のほうが時間が短くても即戦力として役立つことは明らかである。

子どもがいても，可能な範囲で働きたいと考える女性は確実に増えている。女性を活用する時代，働きやすい職場とするには，どのような配慮が必要なのか，考えなければスタッフは安定しない。

患者を増やし収入をアップさせるのに，スタッフの協力は不可欠である。ギリギリで回すのではなく，退職や病気が発生したときに余裕をもってカバーし合える体制を作っておく必要がある。そのためにはパートが働きやすい環境や条件が求められている。

13 スタッフの能力の低さに不満を言うよりも，育てて使う

一方で，医療業界を取り巻く環境の変化や待遇，勤務体制等が支障となり，クリニックで働こうとする人材の質の低下も否めない。経験があって能力のある人材を見つけることがなかなかむずかしい状況である。

医療専門の人材派遣（紹介）会社が業務委託で事務の一部を受託することが増えている。また，病院で派遣として働くケースも増えた。事務系では，医療事務の認定資格を取得しても，それを活かせる業務に就けるケースが少なくなった。病院に派遣され4～5年の経験があっても，受付，窓口，会計，クラーク中心で，レセプト点検や保険請求事務に関する経験がまったくない人材も増えている。

クリニックにおいては，電子カルテやレセプトチェック機器の普及により事務処理が簡素化される傾向にあることも要因の一つとなり，医療機関の経験年数に比べてスキルの低い人材が増えている。しかし，そういう人材でも人柄さえ良ければ戦力となれるようにしっかり教育してスキルアップを図り，長く勤務できるように育てていかなければならない。

自院でスキルアップできたスタッフの定着率は高くなる。定着率アップが患者にも安心感を与え，クリニックの収益アップにつながっていく。

思ったよりできないと不満に思える人材でも，育てて使う時代である。

2 失敗例はなかなか表に出てこない!?

　毎年，6000〜7000施設（法人化含む）前後のクリニックが閉院している。倒産は少ないが，閉院や移転した件数は以前に比べて増えている。経営不振，世代交代や定年的閉院など理由は様々である。

　開業5年以内での経営不振により閉院し，再び勤務医に戻るケースも見られる。開業5年以内の閉院は，立地選定ミスや過大設備投資によることが多い。開業医に向いていないケースもある。どちらにしても閉院に至った本当の状況や要因は，なかなか表には出てこない。

　運営をスタートして初めて「事業計画どおり患者が増えない，過大設備投資だった。この機器は購入すべきではなかった」とわかっても，当事者である医師は，多くを語りたがらない。しかし，失敗した原因を明確にして同じミスを繰り返さないと誓ってとにかく前進することが，経営には必要なことである。

　こういうケースは，業者やコンサルタントのマニュアル化された開業に多い。多額の借入金を抱えている以上，何とかしようと，すべて見直し，アルバイトしながらでも必死になって診療していく姿勢が挽回につながっていく。

1 同様の失敗を繰り返さないように業者やコンサルタントを利用する

　過剰設備投資など，業者やコンサルタントとの開業の進め方が原因と見られる失敗が後を絶たない。開業支援業者やコンサルタントが増え，開業を希望する医師は格好のターゲットになっている。

　一方，開業はスタートラインであるにもかかわらず，開業することに夢を追い過ぎる傾向もある。友人の紹介や推薦だからと，ほかより費用が高い業者でも利用しようとする。開業はそのときの状況や立地によってそれぞれ異なる。単純に業者に勧められるままに理想を追いすぎて，当初の設備投資が過大になる傾向がある。

　医療機器や電子カルテ等の定価設定，値引率，購入価格等の情報が少なく，実際に高いか安いかの判断ができないことも多い。知識が足りないため，交渉力もない。そういう点をよく理解している百戦錬磨の業者やコンサルタントに利用されてしまうケースもある。

業者やコンサルタントには理想の開業スタイルを求めるだけでなく，これまで開業した先生方がどういう点で失敗したかを聞き出すようにしたい。開業準備をする前に話を聞けば，教えてくれるはずである。過大投資にならないよう，それをどうすれば防げるか，方法等を契約前に確認するのは簡単にできることである。失敗例から学ぶことが重要である。ポイントさえわかれば交渉力を発揮できる。失敗するパターンは意外に限られている。誰もが経験しやすい同様の失敗を繰り返さない方法はいくつもある。

2 業者やコンサルタントの目的は開業させること？

　開業時の設備投資は，診療科目によって異なるが，リースや運転資金を含めると，テナント開業で3500万〜7000万円，戸建てになると1億円を超える。そのうちの約7〜8割は金融機関から融資を受けることが多い。

　事務所や飲食店とは異なり，8割程度は設備投資が占める。業者やコンサルタントにとっては，開業時が一番資金が大きく動くビジネスチャンスでもある。そのなかに落とし穴もある。

　利益を追って様々な業者が介在しようとする。なかには，巧みな誘導により，広範囲の購入業者指定等，資金の流れを一括管理しようとするケースもある。仲介することで手数料や紹介料が増えることもあって，お金の動く部分の窓口となってがんじがらめにしようとすることもある。

　立地条件等の開業が成功しやすい環境は二の次で，開業させることを最優先する業者やコンサルタントも存在する。セカンドオピニオンとして相談され，「なぜこの立地を選択したのか？」「どうしてこんなに費用をかけたのか？」などと尋ねても，理由が明確でなく，うまく誘導されたと思われる例も少なくない。

　企業であれば，比較しながら修正をすれば済むようなことでも，経営に不慣れな医師の場合，まったくわからず修正できずにそのまま進めてしまうケースも多い。特に開業時の過大設備投資は取り戻しようがない。

　こういう状況を防ぐには，セカンドオピニオンの利用や相見積の実施など，客観的に医師が判断できるような購入の進め方やコンサルティング契約をする必要がある。

　開業に関わる業者は開業させることが目的で，その後の運営には関わらないことが多い。フォローするにしても，限定的だ。そういう点を理解して上手に交渉をしていくことが，業者を利用する必須テクニックである。

3　ケチになって当たり前。お金がないのに見栄をはらない

　勤務医時代にはよくご馳走してくれた医師でも，開業が決まったとたんに，「ケチになった」という噂を耳にする。ケチになりたくてなっているのではない。そうしなければお金が残らないからだ。

　開業前に自宅を購入していれば住宅ローンがあるだろうし，子どもがいれば教育費にお金がかかる。医師仲間や先輩方との付き合いもある。開業して一定の収益が上がるまではお金がかかることばかりである。

　開業後1〜2年は当然赤字であり，自分の給与分さえ出ないこともある。特に2年目は運転資金が減り，資金繰りがきびしくなることが多い。生活費は事業資金とは別に準備しなければならない。事業計画どおりに患者が増えなければ，自分の貯金を崩して運転資金に回さなければならない。

　だから，ケチになって当然であり，ケチになるべきである。自分の取り分が出なくても，スタッフの給与は支払わなければならない。この程度なら仕方ないという考えで運営していると，気付いたときには資金不足となる。

　勤務医時代には考えも及ばなかった苦労が次々に待ち構えている。誰もが失敗を重ね，経験を積み，経営手腕を磨きながら一人前の経営者として育っていく。そういう積み重ねこそが成功への道となる。収入が増えても穴が大きければお金はいつまで経っても残らない。ケチで当たり前である。

4　「こんなことが起こるのか!?」成功への道は誰もが通る予想外の道

　開業成功への道のりは様々である。開院当初から患者が多く半年で黒字になるクリニックもあれば，苦戦しながら地域で信頼を得て，3年以上かかってやっと軌道に乗るクリニックもある。

　黒字赤字にかかわらず開業して3年の間には，想定外の大小様々なトラブルが発生し，苦しむことが多い。多くのサポート経験をもつ私でさえ，いまだに「こんなことが起こるのか？」と驚くことが発生する。問題が発生しないように，時間をかけ準備をしても，想定外のトラブルは必ず発生する。

　もちろん初めて経験することばかりであり，精神的な苦痛も伴う。些細なことでも右往左往し，時間がかかり，孤独を感じることも多くなる。

　勤務医時代は組織が解決してくれたことも，クリニックでは自らが判断し，対応しなければならない。対応に失敗することもある。患者やスタッフ，業者などを含めて，関わる人が多いほど思うように運ばない。

　そのうえ，競合に負けないような経営手腕も求められるのだから，プレッシャーや孤独感は日に日に大きくなっていくばかりである。こういうことは

開業すれば誰もが経験することだが，できれば相談相手やサポートしてもらえる人が近くにいるだけで随分助かることも多い。そのような人間関係を作ることも必要である。

5　成功するためには，開業の入口を間違えると取り返せない

「診療圏のデータが良い」「駅前ビルで人通りが多い」「メディカルモールで相乗効果がある」といっても，ホテル並みの高級感あふれる内装を施しても，患者が多く来院する保証はまったくない。「ここなら患者が来ます」と開業させた業者やコンサルタントも，患者が集まらなければ寄りつかなくなる。

融資のときは笑顔で対応していた金融機関の担当者も，資金繰りが悪化すれば，掌を返したようなきびしい対応をする。

開業時から細かくリスクを考え，臨機応変に判断し，対応処理ができる医師は少ない。経験しながら一つひとつ理解し，判断力と処理能力を磨いていくしかない。

「開業コンサルティングは無料です」とアプローチする様々な業者もあるが，そこには必ず代償がある。その業者の主とする業務を発注することが条件となる。考えてみれば，有料でなければ，仕事として成り立たない。条件が付くのは当然のことである。

開業時にどのような業者やコンサルタントを選択するかで，開業スタイルが決まってしまうことも多い。コンサルティングが無料でも内装や医療機器等購入業者等に指定がないケースや，内装から医療機器購入ルートまで指定するケースもある。業者やコンサルタントのペースにはまり過ぎないように注意しなければならない。どういう業者やコンサルタントを利用するかで，開業時の設備投資額が大きく異なることもある。不信やリスクを感じたら，さっさと別の業者やコンサルタントを利用できるようにしておきたい。不利で不自由な契約で縛られていたのでは，お金は残らない。

6　メディカルモールだから入居条件アップはおかしな話？

メディカルモールの相乗効果等の付加価値を前面に押し出し，保証金や賃料を周辺のテナント相場より2割以上高く設定して入居募集するケースも見られる。土地開発の絡む建築計画では，地主に賃料保証して建てさせ，関係のある不動産会社を通して転貸するケースもある。その場合，地主に賃料保証するためにテナント賃料や保証金は高くなる。また賃料収入の安定を求めて，定期賃貸借契約で10～20年の長期契約を入居条件とするケースも増えて

いる。

　固定費等のアップは収益を下げる要因となる。また特定のデベロッパーやコンサルティング会社が窓口となることで，内装や設備，医療機器購入等について指定業者を利用することを求められることもある。その結果，開業総費用が20％以上高くなることがあるので，入居条件に注意しなければならない。地域のテナント相場を調べて妥当であるか考えて，高いとわかった場合には交渉し，説明を受けたうえでその分所得が減ることを納得して入居しなければならない。

　メディカルモールだから，相乗効果で患者が集まるわけではない。立地や利便性，診療等が総合的に評価された結果，患者が集まるのである。「メディカルモール＝立ち上がりが早く患者が集まる」という図式は，診療が評価されなければ成り立たない。個々のクリニックの評価が相乗効果につながるが，逆に一つのクリニックの評価が悪ければマイナスの相乗効果にも転じることもある。また，評判の悪いクリニックとは，モール内での連携もむずかしくなる。そうしたことも十分に理解して入居する必要がある。

7　建築内装費，機器納入価格は業者や担当者によって異なる。適正価格を確かめよう!!

　利用しやすい業者が，安い価格で請負，納入してくれるとは限らない。納入価は，会社の方針や機器構成，担当者の立場・力量によって差が出る。競合させずに購入しようとすれば，普通より割高になる確率は高い。内装や建築は，特に慎重でなければならない。会社規模や請負業者の考え方によって坪単価10万～20万円も違うこともある。40坪であれば，400万～800万円も変わる。

　業者によって価格が異なるのは当然のことだが，標準的な価格を知らなければ高いか安いか判断できない。融資やリースがOKだからと高い買い物をしていては，お金は残らない。

　業者や購入ルートの指定は，価格競争ができないことが多い。開業準備をスタートし，物件を決める前におおよそ定価の何割引で購入できるか，坪単価どのくらいでできるか等について，複数の業者やコンサルタントから情報収集しておくことだ。差があることを理解していれば交渉に活かすことができる。

　それらのことは，開業後に失敗したと気付くことが多い。どのようなものでも，購入するときは数社に競争させなければ価格は下がらない。金額が高

くなるものほど，交渉，比較できる状況が必要である。

　また，業者やコンサルタントに任せていては高くなる。「お金を支払うのは自分だ」という考えをもって交渉に直接関わる姿勢が必要である。途中で変だと感じるようであればいったん止める。他の業者やセカンドオピニオン等に相談し，納得できる購入方法を採るべきだ。同じ開業でも，開業時投資総額で500万～1000万円以上異なることが普通にあると知っておくべきだ。

8　できると思って引き抜いたスタッフも使ってみるまではわからない

　仕事ができるからと，勤務先や外勤先からスタッフを引き抜くケースもある。気心が知れて診療も運営もやりやすいと考えてのことだ。しかし一般的には，病院のほうが年収は高いため，雇用条件を下げて採用するのはむずかしく，結果，他のスタッフより給与を高めに設定することが多い。

　病院とクリニックでは業務内容は明らかに異なる。人数の少ないクリニックでは，本来の業務以外のことにも対応しなければならず，幅広い知識を求められるため，採用後，思ったより対応能力がない，知識が足りないと感じることもある。また，前勤務先での同僚関係を顕示した言動や上下関係のない態度で，他のスタッフとの折り合いが悪くなることもあるなど，実際に働いてもらってから引き抜いたスタッフに対する見方や評価が変わることもある。予想した以上に能力が低く思ったように育たなければ，優遇した給与がもったいないと感じてしまう。

　実際，仕事ができると判断し採用しても，予想以上にできなかったり，協調性がなく意向をくんで動いてくれないなど，思いどおりにならない，期待に沿わないことのほうが多いと言えるかもしれない。また，長く勤務してくれるだろうと採用しても，職場環境が合わなければ1年以内に辞めるケースも少なくない。要は，どういう人材でも使ってみなければわからないということだ。

　給与の高い低いに関係なく，クリニックのために誠実に働いてくれるスタッフかどうかを見極めながら育てる姿勢が求められる。仕事ができる人材を使うのではなく，育てながら使う心構えをもって接することが必要である。

9　成功するには事業計画よりも資金繰り

　これまでの経験から，成功するには繁忙期を2期経験し，開業から約2年を経過した時点で黒字であることが条件となる。

　金融機関からの運転資金は，多くて6カ月から1年分程度。したがって2

年目に黒字にならなければ, 資金繰りが悪化しやすい。余裕があると思っても, 患者数がおおよそ, 事業計画どおりに増えなければ, 予想より早く運転資金は減っていく。

　支払方法や開業時期等によって同じ運転資金でも, 持ちこたえられる期間が変わる。開業1〜2年は, 患者数は変動幅が大きく, 同じ資金でできる限り長く持ちこたえられるよう工夫したい。また, 単純に追加融資を考えるよりアルバイトで稼いだり自己資金を追加して何とか回せる状況を作れるようにしておきたい。

　黒字になっても返済元金が多ければ, 資金繰りで苦しむこともある。資金繰りを上手に回せる感覚がわかるようになるには数年を要することが多い。黒字になって最後に手元に残る使えるお金がどのくらいになるかが重要であり, 税理士やコンサルタントによく説明をしてもらっておくべきだ。

10 設備投資が大きければ黒字になっても使えるお金は少ない。ケチでなければお金は貯まらない

　個人事業として開業することの意味を理解できない医師も多い。日々診療をしているのだから当然給与を取れると考えている医師も少なくない。個人事業は赤字であれば, 経営者の収入はゼロである。

　一定の黒字になって初めて, 個人的に使えるお金ができる。開業後, 生活費が足りないと事業資金から回せば, それは事業から借りたことになり, 返済しなければならない。事業と個人の財布はまったく別物になる。

　所得が給与に相当するが, 黒字でなければ所得は発生しない。黒字であっても税金を支払ったあと手元に残った分, それが使えるお金となる。

　翌年には所得に応じた住民税や予定納税も発生する。借入金の元金返済もある。所得が増えたと使ってしまえば個人の税金や元金返済ができなくなるので, 気をつけなければならない。自分が考える以上に, 開業して5年は使えるお金が残らない。

　個人で使えるお金はどういうお金なのか, 税理士等に確認しておかなければならない。早い段階で黒字になり預金が急に増えると儲かったとついつい使い過ぎて税金を借入して支払うようになると, お金はますます手元に残らなくなっていく。

　開業はスタートラインに立った状態にすぎない。多少経営知識をもっていても, 実際は知らないことだらけである。すべてが初めてであり失敗や無駄もある。しかし, 誰もが経験することと思えば, 前向きに捉えられる。どう

いう失敗や無駄が発生しやすいかわかっていれば，心構えや準備もできる。

　借入金残額を超える一定のお金が貯まるまで「ケチ」を意識しなければならないのが経営である。そうでなければ，お金が残らないし貯まらない。業者に乗せられ予算以上の費用をかければ，黒字になるのが遅れ，お金も貯まらない。同じ収入でも費用のかけ方，使い方しだいで，残るお金がまったく変わる。成功しお金を残すには，日々コツコツと小さな節約を積み重ねるしかない。

　開業は資金的に言えばマイナスからのスタート，黒字になって運転資金（預金）が減らないようになるまででも時間がかかることを忘れてはならない。

3　現金がなければ，何もできなくなる

1　開業資金はどのくらいあるといい？

「開業の自己資金はどのくらいあればいいですか？」という質問をよく受ける。そのような場合，「最低1000万円は必要です」と回答している。

融資のための事業計画を作成するうえで，開業資金総額の20〜30％は自己資金を確保しておきたい。しかし，40歳前後で既婚者，自宅を購入し，こどもがいる場合，（診療科目によるが）1000万円以上を預金から開業資金に回せる医師はそう多くはない。

勤務医として働いていると，周りが考えるほど預金は多くない。テナントでさえ最低でも3000万円以上の資金が必要になる。融資を受けず開業するケースはほとんどない。借りることさえできればいいという考えが優先すると過大設備投資になりやすい。できる限り自己資金を多めに準備しておきたい。

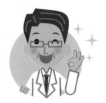

2　金融機関は個人より医師免許証を評価し融資する？

金融機関は，開業する医師に対してどのように考えているだろうか。

以前は融資金額に応じて，担保や保証人等が必要で，個人審査もきびしかった。この10年は無担保融資や各金融機関独自のメディカルローンなど，審査要件が緩和されている。融資先として考えた場合，医師という職業は他業種よりも安全性が高いと考えられている。

保険診療収入の自己負担分以外，約70％は支払基金等より支払われるので，未収になることがなく，関連倒産等の心配もない。

開業資金総額は，診療科目によるがテナントで約3000万〜7000万円，土地建物を含めた場合には1億円を超える。それに医療機器等のリース，運転資金を含めると，テナントでさえ最低でも5000万円前後の資金が必要となる。

税理士や（開業支援）業者やコンサルタント等が，医師の代行をして事業計画書を作成して金融機関と交渉し，融資が実行されることがほとんどである。

開業前は経費や事業収支の考え方等の知識が少ないので，事業計画書を正確に理解できないことが多い。金融機関に融資を申し込む時点で，事業収支

と現金収支の違いや，所得と使えるお金に差があること，事業計画書はどのような根拠をもとに作成しているのかなど，少しでも事業計画書自体の内容を理解できるようにしておきたい。金融機関によっては，税理士，（開業支援）業者やコンサルタントがサポートしていることを前提とするところもある。そう考えると金融機関は，個人より医師という資格（医師免許証）を評価して融資していることを忘れてはならない。

3 苦労しない融資がお金を使う感覚を麻痺させる

　他業種であれば，今でも1000万円以上の融資は担保や有力な保証人が必要になることが多い。金融機関が医師のどういう点を評価して融資実行するのかわからない点も多い。そういう状況のなかで税理士や（開業支援）業者，コンサルタント等のサポートによってスムースに融資が実行されると，自分に信用があるから融資してもらえると勘違いし過ぎることもある。自ら苦労することなく融資されることで，融資された資金の大切さがわからない。お金さえ付けばという感覚で融資に協力してくれる業者やコンサルタントの言うことを聞き過ぎて（開業）資金が膨らんでいく傾向が見られる。

　返済期間は，一般的に設備資金は10～15年，運転資金は5～7年程度が多い。借入総額が多いほど，元金返済も多くなる。ということは黒字でも元金返済の金額によっては，手元に残るお金が減ることになる。

　開業して1～2年で事業計画どおり患者数が増えず，運転資金が早く減り，さらに元金返済額によって一気に資金繰りが悪化するケースも見られるようになった。

　3年以内に資金繰りが悪化した場合，自己預金に余裕があれば問題ないが，生活費や住宅ローン返済等もあると余裕資金は多くない。追加融資が必要な場合には，税理士やコンサルタントの協力がなければむずかしい。取引銀行も融資できる金額の上限枠がある。融資を受けられなければ，他の金融機関，リース会社や信販会社など，一般の銀行より金利が高い資金を調達するしかない。

　高い金利の運転資金も返済期間は3～5年程度。健全な状態に戻すには少なくとも5年を要すると考えておかなければならない。返済に追われると，精神的にも苦しい日々が続くことになる。だからこそ，融資される資金の大切さ，返済しなければならない責任と大変さを少しでも理解しておく必要がある。スムースに開業資金を融資されることで，お金を使う感覚が麻痺してしまうことが多くなる。

　1年間で個人的に使えるお金が1000万円あれば余裕ができるが，そうなるにはどれだけの収入でどの程度の所得が必要になるか，税理士等から説明を受けておくべきだ。そうなるまでは地味な生活を心掛ける必要がある。そうしなければ，いつもお金に追われるようになり自由に使うことも残すこともできなくなる。

4 後から払う税金，先に払う税金，経費にならない税金がある。だから開業して5年はお金はなかなか残らない（貯まらない）

　順調に患者数が増え，収入も所得も増えれば，納付する税金も多くなる。黒字になれば，翌年から予定納税も始まる。預金残高を見てお金があると思って先に使ってしまえば，納税時に金融機関から借入する事態になる。ほかにも，経費にならない住民税等もある。開業前には赤字のときと黒字のときに支払う税金の違いや，どのような税金をいつ納付しなければならないか，経費にならない税金は何か等を税理士に必ず確認しておきたい。それによって黒字であっても自分に使えるお金が明らかになる。

　黒字が3年続けば，どの程度手元にお金が残るようになるかわかるようになる。これまで多くの開業をサポートしてきたが，リースや運転資金の返済が終了する5年くらいまでは，2000万円程度の所得ではなかなかお金は残らず貯まらないというのが実態である。

5 黒字は自分の力を過信させる。本業に関係ない投資や贅沢へ走ると危ない

　勤務医時代の給与を超える黒字（2000万円以上）が2～3年続いたからと，蓄えもできないうちに節税対策として車や物品を購入することもある。確かに，納める税金は少なくなるが，お金を使うのだから残るお金はもっと少なくなる。借入金の残高が当初の50％を切らないうちは，節税対策等での高額の買物を優先する考え方はできれば控えるべきだ。

　上手に所得を聞き出し，資産を増やせるとか今なら必ず儲かるからとの巧みな勧誘を断りきれず，不動産や金融商品に投資することもある。話を聞くと「医師だから騙されるはずがない。優先的に良い物件や商品を回してもらえるようだ」と考えていることが多い。しかし，勧誘する業者は，「医師だから高額な投資をさせることができる。金融機関から融資を付けてもらえる」と考えている。その気にさせるために，「お医者様だから」的なプライドをくすぐる甘い言葉で，お金を引き出そうと手を変え品を変え攻勢をかけてくる。

投資はプロでさえむずかしい。片手間にやって上手に儲け続けることなどできるはずがない。有利に手軽にお金が増えると過信させる。そう思ったときが一番危ない。頭を使ってお金を増やせると過信し，リスキーな金融商品に投資して多額の借金を背負い，雇われ院長となった例もある。本業以外で自分の能力を過信すると，大きな失敗につながりやすい。ある程度の失敗でわかったはずなのに，今度は大丈夫だ取り返そうと同じ過ちを繰り返すこともある。

医師であり，開業していながら，投資の穴埋めのための数百万円の資金を金融機関から調達できず，友人の医師からお金を借りようとするケースもある。それは金融機関からの信用がないという証拠でもある。段々まともな人は近寄らなくなる。サラリーローンや街金から借りるようになってしまうとなかなか立ち直れない。何より本業で稼ぐことが最優先である。その道のプロに上手に利用されないようにしてほしい。失敗したときのことも考えて本業以外で自己預金の30％を超える投資話には，とにかく注意が必要である。

6 開業は返済能力が問われる。億を超える個人の住宅ローン等は要注意

開業したいのであれば，普段の生活にも注意が必要である。勤務医として一定の収入があれば，銀行の評価は高い。年収が3000万円を超えれば，住宅ローンで1億を超える融資も可能となりやすい。

ところが，開業するとなれば評価は変わる。住宅ローンも含めて1億円を超える借入金があれば，金融機関は開業時の借入金の返済額と合わせて全体の返済能力を検討する。事業による所得で，住宅ローンと事業資金の両方の返済をしていかなければならない。個人で背負える借入額には限度がある。車や住宅を含め様々なローンを利用する場合は，総額5000万円以内を目安にしておきたい。金融機関は個人の返済能力を査定する。

自分にはどの程度の資金力，返済能力があるのか，確認しておく必要がある。住宅の担保評価とローン残高を相殺した場合，どの程度担保力があるのか。マイナスであれば，金融機関の評価はさらにきびしくなる。精算した場合，意外に手元にお金は残らないことに気付くだろう。住宅ローンや借入金の残高が半分以上残って担保価値がマイナスとなっている状況で開業を考えるのであれば，「余裕がない」と考えて，日頃から節約を考えお金の使い方には慎重に，とにかく少しでも預金を増やせるようにしてほしい。

7 融資に利用する事業計画は理想であることを知っておく

　開業時の事業計画は，金融機関から融資を受けやすい理想的な計画案を作成することが多い。金融機関にとっては融資しやすい将来性のある事業計画であってほしい。融資対象となるような評価ができる，安定して返済ができる，年々所得が増えていくような事業計画が基本となる。

　逆に，開業1年目から黒字になるような事業計画は，信用が得られにくい。過去のデータからそうなる例は少ないと考えられている。ほとんどのクリニックは開業して1〜2年は，地域に不足している専門性の高い診療科目でなければ赤字になることが多い。

　2年目で少し黒字になり，3年目でおおよそ軌道に乗るような，スタンダードで将来性のある事業計画が金融機関には好まれる。また，そうならなければ，経営は成り立たない。これまで60施設以上の開業に関わってきたが，事業計画どおりに進んだケースは多くない。思いどおりにいかないことが普通であるということを心に留めておくことで，いざというときの準備ができる。融資用の事業計画は実態とは異なることがあることを理解しておくべきだ。

8 1日当たりの患者数と診療単価と診療限界患者数設定が事業計画のキーとなる

　借入金が多ければ，元金返済するにはそれに見合った患者数と収入が必要になる。1日1人当たりの診療単価が，全国平均単価より高く設定されている事業計画は，信用してはならない。そうしなければならない理由がどこかにあるはずだ。開業資金内訳のなかに，より資金が必要で無理な使用使途があると考えるべきだ。また，一般的には開業して1〜2年は，急性期中心となるため，慢性疾患等の加算や指導料が算定できないことが多い。よって診療単価は10〜20%低くなることが多い。そういう点を考慮に入れて事業計画を考える必要がある。

　1日平均患者数においては，診療圏調査の推計患者数が基本となる。1日の診療時間によって診療できる患者数も限られる。診察時間を1人5分として考えると，1日に診療できる患者数の限界も見えるはずだ。推計患者数の2倍を超え，診療人数限界を超えるような患者数設定された事業計画は信用できないと考えなければならない。前にも述べたが，一般的ではない数字を利用する事業計画には必ず理由がある。設備投資が高すぎないか（優先になっていないか），無理な診療日数や患者数の設定になっていないか等，数字合わせの事業計画になっていないか見極めが必要になる。

特に競合の多い地域や診療圏人口の少ない地域で，１日の診療限界に近い患者数設定は注意しなければならない。開業して５年経過すると患者数は一定数に落ち着き，そこから大きく増えるケースは多くない。一定の根拠のもとに作成した事業計画であっても，開業後５年目までの事業計画の設定が重要になる。あくまでも予測に過ぎないが，実態に近いかたちの事業計画でなければならない。そういう事業計画を目標に進めれば，成功する確率はより高くなる。

　金融機関用の事業計画には，開業が成功する数字合わせ的な部分もあるのは，当然のことでもある。患者数が計画どおりに増えず収入が上がらないと，「事業計画の患者数設定がおかしい」「事業計画の収支の見方に問題がある」とクレームをつける医師もいる。（開業支援）業者やコンサルタントは融資が実行されなければ先に進めないと考えている。その点を理解しておくことが必要である。患者数設定は診療圏調査の精度にもよるが，患者を順調に増やすには，医師の診療に左右される部分が大きいことも理解しておくべきである。

　融資を受けているのだから，計画はおおむね間違いではない。事業計画どおりにならないとクレームをつけても，開業した以上，返済していかなければならない。融資額と収入と返済の関係をよく把握したうえで開業資金総額の枠を決め，事業計画を作成することが重要である。

　事業計画より長く赤字が続けば，精神的にも追い込まれる。患者は簡単には増えない。即効性ある増患対策は少ない。開業して２年以内に資金繰りが苦しくなれば，夢を追う開業が一転して，耐える開業となりかねない。

　医療費抑制を主眼とした医療制度改革が進み，競合が増えるなか，これまでにない経営手腕を求められる時代となった。開業は投資総額をコントロールすることで収益が変化する。だからこそ事業計画が重要になる。任せきりにしない，実態に合った事業計画作成が鍵となる。

9 同じ収入でより多くのお金を残す方法が成功への近道である

　患者は増え続けることはない。一定の時期が経過し，競合施設が診療圏にできれば必ずと言ってよいほど減少する。そう考えると，同じ収入でより収益を上げお金を残すという考えが，開業するうえでは重要になる。同じ収入なのに所得に差があることは意外に多い。なぜ差があり，お金が残らないのか，理由を考えておかなければならない。

　金融機関に提出する融資目的中心の事業計画とは別に，推計患者数をMAX

とした外来患者データをもとに事業計画を作成してみると，どこに無理があるかどうか判断しやすい。例えば，同じ収入でどうすればより多くのお金が残るのか，設備投資額や人件費を抑えた場合等，どの程度所得アップが見込めるのか，比較してみるとわかりやすい。

　要は，設備投資額とランニングコスト（特に固定費）の関係が所得に影響を及ぼすことが理解できるはずだ。費用が多くかかる部分を抑えることで同じ収入でも所得が大きく変わることがわかる。

　開業時の投資総額によって手元に残るお金が変わることが理解できていれば，費用の枠を決めて予算以内で抑えることの重要さがわかる。同じ収入でより多くお金を残すにはどういう方法があるか，どういうテクニックが必要か知っておきたい。わかっていれば，設備投資のなかで費用が高くなるものを考え直そうとするはずだ。そういうことの積み重ねが，成功への近道になる。

10 余裕をもたせる経費設定を考え，実際の経費と比較し資金繰りに活かそう

　事業計画を作成する場合，患者数や診療単価等収入は低めに，給与等や医薬品診療材料等費用割合の多い経費は高めに設定することが基本である。

　（開業支援）業者やコンサルタントのなかには，運営上の必要経費についてはそれぞれの考え方があり，一定していないことが多い。また，開業後の運営に関わることが少ないので，あまり重視しないケースもある。統計データをもとに作成された事業計画であれば，資金調達が可能になりやすいからでもある。そのため，経費の設定によっては運転資金に差が出ることもあり，事業計画より早く運転資金が減少するケースも見られる。

　運営に関わるコンサルタントや税理士であれば，開業して3年とそれ以降の経費割合は異なることを理解している。必要経費設定が資金繰りに影響を及ぼし，収益にも関わるので，必要経費の設定や資金繰りを重要視し，余裕をもたせようとする。事業計画どおりいかないときの資金対応も想定できているので，運営がきびしくなってもこういうふうにすれば回せる予備費も考えていて耐えられる期間が長く，乗り越えられる確率が高い。

　開業後，事業計画上の経費設定と実際の経費を比較することはあまりない。月次でそういう点を追っていれば，運転資金や資金繰りの過不足を捉えられ，いち早く対策を立てられる。何が予測と違ったのか原因を早く明確にし，改善することができれば収益は大きく変わっていく。

11 資金余力を考えた支払サイトを考えよう

　開業後の資金繰りは，経営していくうえにおいて最も重要な課題である。費用は前払い，当月払い，翌月以降払いの3つに分けられるが，窓口収入となる約3割が当月の現金収入となり，残り約7割は2カ月後に支払基金や国保連合会等から振り込まれる。現金商売でないから，資金繰り次第で月末の預金残高が大きく変わる。

　診療報酬請求の当月分は翌月10日前後までに支払基金や国保連合会等に請求し，翌々月の22日〜25日前後に振り込まれるのが一般的である。月末の預金残高に余裕をもたせたい場合は支払サイト（支払猶予期限）を延ばすことである。

　支払サイトを交渉しやすいのは，診療報酬が2カ月遅れで入金されることを理解している取引業者である。医療材料や医薬品等の取引業者は当月分の診療報酬入金後の支払いが一般的で，開業時は最大で3カ月サイトまでは交渉できる。運転資金に余裕をもたせるためにも最大限の猶予がほしい。また，給与の締め日と支払日によっても手元資金の余力が変わるので，考えて設定したい。

　最近，医薬品や医療材料を扱う業者と取引する場合に契約書を交わすようになった。翌月払いの契約から2カ月後にサイトを延ばすと注意債権として扱われる場合もあるので，途中で延ばすことはしないほうがよい。一方的に支払サイトを記載してくることもあるが，それは取引業者の希望であり，契約書を交わす場合は交渉できることが多い。翌月払いを希望する業者が多いが，継続的に取引し，毎月の購入金額が多くなる場合は，一定の支払サイトを設けるべきである。そうすることで運転資金に余力ができる。購入・発注方法においても返品や数量等の調整がしやすく無駄を減らすことができる。

　家賃や駐車場は前払い，給与も通常締後2週間以内，リース料や返済が加わると，必要経費のなかで5割以上を先行して支払うことになる。一定以上の黒字にならなければ，運転資金が減っていくのは当然である。赤字の間，預金残高は減り続けるのだから，少しでも支払いを遅らせることが資金繰りに余裕をもたせるうえで重要である。

　融資してもらえる運転資金は，6カ月から多くて1年分である。預金残高が多いときは気にならないが，運転資金を準備した期間を過ぎても事業計画に近いかたちで患者が増えなければ，一気に資金余力がなくなっていく。

　開業して早い段階から費用を支払ったあとの月末残高を確認し，毎月どの程度資金が減っていくのか，資金余力を見ながら税理士から資金繰りについ

て意見やアドバイスをもらい，資金の流れを把握しておきたい。そうすることで，どういう場合にどの程度資金が不足するかが予測できれば，苦しくなる前に余裕をもって準備をすることが可能になる。

12 安定した黒字になるまでは資金繰りに余裕をもたせる方法を常に考えよう

開業当初は，運転資金があれば，単純に運営は大丈夫と思ってしまうことが多い。開業し支払いをしながら資金繰りをしていくうちに，そう甘くないとわかることが多い。計画どおりにいかないことも予測して，資金繰りに余裕をもたせる方策はすべて考え実行しておくべきだ。

借入金返済も当初に据置き期間を設けることができる。据置期間は利息だけの支払いになるので，資金繰りに余裕をもたせることができる。6カ月程度でも月額30万円の元金返済であれば，180万円の資金余裕ができる。資金繰りを考えれば，少しでも運転資金を残す工夫をしておくべきだ。

月末残高を確認していれば，月々の必要資金やお金の回り方が理解できるようになってくる。業者の口座振替等についても，できる限り診療報酬の振込日以降翌月10日頃までに設定したい。資金を動かし支払いをする日は，極力一定の期日を決めて行いたい。資金の出し入れする機会を少なくし，資金の流れを把握することが簡単で，管理しやすくなる。

預金残高が予想以上に減るときは，支出が増えた理由や原因を調べることだ。急に支払額が増えた業者は，発注ミスがないか等，取引内容を確認したい。できれば購入額が急に増えないようにコントロールする発注方法等を考えたい。

患者の季節変動や繁忙期，閑散期による影響もある。賞与，税金納付等，年間の支出の増減を把握しておきたい。患者数に対する人員配置，医療材料や医薬品等，使用しない物の返品等，常に経費を減らす努力を続けなければ，開業して予想より早く黒字になっても資金繰りに余裕ができない。常に経費や支出を追う目線が必要であり，小さな努力の積み重ねが求められる。

患者数が順調に増え，月次で一定の黒字になっても資金繰りが苦しい場合には，在庫が多過ぎないか，無駄に購入している物はないか等を確かめたい。できる限り少ない在庫と小まめな発注で無駄を少なくするようにしたい。できる限り預金残高の大きな変動がないようにコントロールすることが，資金繰りに余裕をもたせるコツである。

13 資金悪化の理由は様々である。気付きにくい落とし穴に気を付けよう

　資金繰りが予想より早く悪化することもある。その大きな理由は，患者数が事業計画どおり増えないことによることが大きい。原因として挙げられるのは，立地，事業計画，競合施設，開業時期など，開業時の業者やコンサルタントのミスリードである。

　開業して2年未満の資金繰り悪化の理由は，事業計画作成時の予算の立て方によるところが大きい。過大設備投資と患者および経費予測の甘さが重なり，実際に患者が増えなければ，運転資金の準備期間が過ぎる前に資金繰りが悪化する。患者が増え黒字になり勤務医時代のように生活できる所得を得るには，通常3～5年かかる。その間持ち堪えられるような資金計画が必要であり，いざというときに使える運転資金も準備しなければならない。設備資金に換算されていない開業後の広告費や消耗品，様々な管理費，余裕のあり過ぎるスタッフ体制等，流れに任せて資金を無駄に使いすぎると影響が出やすい。

　やみくもに効果のわかりにくい増患増収対策に費用をかければ患者が増えるというわけでもない。計画どおりにいかないのが開業である。どういうケースでも同じだが，開業時の設備投資の考え方と3年維持できる運転資金と資金繰り方法については，コンサルタントや税理士と十分な協議をしておきたい。基本的に患者が増えない限り，資金繰りは改善されない。

14 開業後1年間で経費を見直し，無駄をなくすのは1日でも早く

　患者が比較的少ない開業しての1年間は，経費を見直す期間でもある。当然，当初の予測と異なる部分が出てくるので，一つひとつ改善していかなければならない。無駄をなくすのは1日でも早いほうがよい。開業時に十分に比較交渉できなかった物品もあるはずだ。効果が少ないと感じる広告や余裕のありすぎる人員体制，医薬品や消耗品の価格など，経費全体の見直しをすれば，必ず浮く資金が出てくる。特に継続して使用する物については必要である。また，開業時の取組みの甘さについても気付くことができる。そういう点を反省し改善していくことが，経営力につながっていく。そしてそれを資金繰りに活かしたい。

　小さなことを積み重ね経費を少しでも浮かせることが，資金繰りを改善させることにつながる。開業後1年は様々なことを見直し改善していく期間である。患者が少ない，余裕がある時間を有効に使うことがお金を残すことにつながる。

15　取引業者や金融機関から信用を失わないようにする

　以前よりもクリニックの収益状況は確実に下がっている。取引業者にも変化が見られるようになった。以前は取引契約書等を交わさなくてもすぐに取引開始をしてくれていたが，ここ10年は，毎月取引する可能性のあるほとんどの業者が取引契約を交わすようになった。その内容は一方的であり，業者に有利な内容となっている。なかには保証人を立てることを求める業者も少なくない。逆に言えば，そのくらい回収できないケースが増えているということでもある。

　取引契約書を読んでみると，予想以上にきびしい語句が並んでいる。医師であってもそういう立場にあることを理解してから契約すべきである。安易な支払いの遅延は信用をなくし，納入価格にも影響を及ぼす。

　支払予定期日までに支払わないことが続けば，注意債権と指定され毎月確認される。苦しいときでも，一定額の支払いは続けるようにしたい。先日ある業者から相談され，なかなか支払ってくれないから診療報酬の差押えをしたいが，社保か国保かどちらがよいかと相談されたこともあった。

　信用を失わないようにしておきたい。そうなる前に税理士やコンサルタントと相談して，取引業者と支払調整をしながら，アルバイトや金融機関からの追加融資等で患者が増えるまで時間を稼ぐことだ。

16　追加融資より，アルバイトしてでも，できる限り自己資金で賄う

　追加融資は一時的に資金繰りを楽にしてくれるが，月々の返済金額が増えるので，可能な限り追加融資は受けない方法で乗り切りたい。アルバイトでの収入や生命保険契約の解約，保守や管理費等内容変更などを工夫して，事業に直接関係ない資金で何とか賄うようにしたい。

　患者は簡単には増えない。月々に支払う金額を減らさなければ，資金繰りは改善できない。安易な追加融資は患者数が増えない限り，さらに返済金額が増えるのみで，苦しくなるばかりである。

　追加融資を考えるということは，事業計画どおりにまったく進んでいないということである。その時点から簡単に患者は増えないと考え，長期的な計画を立てて見直しを図らなければならない。そういうことも考えて，開業する場合は当初から休診日にアルバイトをするように勧めるようにしている。時給1万円平均として1日7時間で4週あれば，月30万円近いお金が入る。それを元金返済に充当できれば資金繰りは随分楽になる。そのうえ，事業外の収入は，精神的にも余裕を与えてくれる。

軌道に乗るまでは必死になって患者を増やし，あらゆる節約をし，アルバイトで稼ぎながら乗り切る覚悟で頑張らなければ，事業計画どおりに患者が増えなければ改善できないまま閉院せざるを得なくなる。運転資金の不足は誰もが経験しやすいことである。「自分だけがなぜ？」と考えず，まずは事業外収入を得る方法を算段して自己資金を増やすことを意識した行動を優先して考える必要がある。

17 借入金残額を超える預貯金ができて初めて余裕ができたと言える

　運転資金とリースが終了し，一定の所得2500万円以上が3〜5年間続けば，預貯金が増えてくる。余裕とは，借入金残高を超える預貯金が事業所得によって貯えられたことを表すと思っている。

　これまでの経験からもしものとき（病気，急逝等）を考えて，預貯金や生命保険でいつでも借入金を全額返済し清算できるだけの準備をしておく必要がある。そういう状況ができていれば，自分自身に何が起きても家族や従業員にも迷惑をかけずに済む。預貯金や生命保険で借入金やリースを清算できれば診療報酬の2カ月分があとから入金されるので，今後のことについても余裕をもった対応が可能となる。

　これまでに，病気で診療できないケースや急逝したケースを経験した。開業5年未満で病気や急逝したケースは4回あった。なかには開業して1年で病気となったケースもある。借入金のことが頭をよぎり，とにかく復帰できることを願った。誰にでもそんなことはないと思うようなことが普通に起こる。そう考えれば，とにかくいつ清算しても借入金が残らないような状況を1日でも早く作れるようにお金を残せる努力をしなければならない。

18 投資のターゲットになりやすい開業医。自己精算できる範囲を超える投資はやめよう。失敗すれば周りを不幸にする

　軌道に乗ってくると，あらゆる投資の電話やダイレクトメール，FAX等が送られてくる。金融商品や不動産などの勧誘はあとを絶たない。節税対策や医療法人化等のセミナーが金融商品や生命保険につながるケースも少なくない。

　どういう投資でも，必ず儲かる話などあるはずがない。すべて0となったとしても事業にまったく影響のない範囲で投資することを忘れてはならない。可能であれば借入金を完済したとして，残った資金で投資することを勧めたい。それも余力の3分の1以上にならないようにすべきである。そうすれば，

失敗したとしても事業や生活に大きな影響を及ぼさない。

　安定した黒字で勤務医時代の収入を超える状況（2500万円以上）が3年以上続くと，成功したとついつい調子に乗ってしまうことが多くなる。成功者という感覚が自分の考えをまひさせ甘くなる。我々は投資のプロではない。一定のお金をもっているからこそ，騙されやすいし，リスクの高い商品でも手を出したくなる。

　金融投資で最初に利益を得させ，取引を拡大し，気がついたときには数千万円の借金を背負った例もある。勧められるままに高額の保険に加入したが資金が続かなくなり，数年で失効になってしまった例もある。

　投資や生命保険に関わるトラブルは他には絶対に話さないので表に出てこない。お金があるという顔をするから，旨いと思う話をもってくる。しかし，リスクは誰にでも平等に発生する。事業が黒字でお金があると思う感覚が，冷静な判断をできなくする。自分で精算できる範囲を超えての投資は，できる限りやめたほうがよい。

19 金融投資より事業にプラスになる前向きな投資とは？ ただし，すべてにリスクは付きまとう

　事業を継続していくうえで必要な投資もある。開業時に設備投資し，5年以上経過すると内装や備品に汚れや破損等が見られるようになるが，一定の黒字になっても，改修や修繕に費用をかけないケースが見られる。特に待合室等については，患者の目も届くので気を付けたい。

　医療機器等も同様である。患者は誰もが早期発見，早期治療を考える。診療ではよほどの特徴がない限り，差別化するのはむずかしい。競合を意識し，差別化しやすいわかりやすい増患に結びつく投資を考えたい。患者にプラスになる，診療範囲が広げられる，と見込めるものであれば，設備投資をして収支に大きなプラスとならなくても先行投資を考えたい。もちろん，節税対策も考慮しながら導入することも忘れないようにしたい。お金を残す，効率的という観点ははずせない。

　テナントであれば，同じ診療圏の移転範囲内に，自前のクリニックを建てるのも一つの方法である。医療法人を設立し，分院展開も考えられる。事業にプラスになるような投資で資産を増やしていく方法もある。その分これまでより仕事量が増えるが，ステップアップできれば大きな達成感を得られ所得も資産も増えていく。

　事業展開をすればリスクも伴い，失敗することもある。そういうことも頭

に入れて，何かあったときには本院だけで返済をしていけるようなスキームが必要になる。新たな投資は，どういう場合でもリスクが伴う。何がなんでもやり通す意思が必要で，中途半端は許されない。しかし本体の経営を脅かすのであればさっさと見切って撤退もしなければならない。重要なのは自分がコントロールできる範囲内で考えることである。それができないと思うなら手を出してはならない。

20 借入金を完済するには思った以上に時間がかかる。余裕のある金を貯めるには 10 年かかる

　40〜50歳で開業し，クリニックを運営できる期間は20〜30年。その間，安定した黒字を維持できるのは約半分の10〜15年と言われている。

　設備資金3000万円を，返済期間15年で借り入れた場合，借入金残高が半分以下になるのは，返済元金均等をスタートしてから約8年目以降。なかなか借入金が減らないし，一定の黒字が続かなければ思うようにお金も貯まらない。また，最近の金融機関融資は，お金ができたからと繰り上げ返済をすると違約金を取る契約も増えているので，融資条件を確認するときには注意が必要になる。金融機関も上手に利用されるだけでは困ると，一定の制約を設けるようになっている。

　借入金を返済するには，とにかく時間がかかると感じるようになる。勤務医時代と同じ所得でも元金返済があるので手元に残るお金が少ない。元金返済優先となるので，苦労が多いばかりで開業に旨味がないと思うこともある。

　何かへ投資するだけのお金を残すには，生活費や住宅ローン，こどもの学費等を考えると，少なくとも2500万円以上の黒字が5年以上続いていなければお金は貯まらない。開業して10年以内で借入金残高を超える預貯金をするのは簡単ではない。

　一定の預貯金ができた時点で一部でも繰り上げ返済し，少しでも身軽になれば預貯金の貯まり方も早くなる。借入金残高を超えた預貯金ができたときに初めて，次のライフステージへ余裕をもった生活へステップアップできる。一定の黒字になっても無駄な消費は控え，運転資金の返済とリースが終了し，開業に必要となった資金総額が貯まるまでは，慎重にお金の使い途を考えなければならない。余裕のあるお金を貯めるには，最低10年かかると考えておくべきだ。

21 ソフト（スタッフ）への継続的な先行投資は最優先の課題である

　開業し成功といわれる黒字が続くようになると，税金の支払額に頭を悩ませ節税や資産形成に目を向けることが多くなりやすい。確かに苦労した結果として稼いだお金を税金として多くもっていかれるのは腹が立つ。だから，上手な節税対策や資産運用で資産形成をしようとするのは当然のことでもあるが，その屋台骨を一緒に支えているスタッフへの投資も忘れてはならない。スタッフが安定しなければ，収入も所得も安定しないことが多い。

　クリニックの安定経営につながる接遇や知識の向上，クリニック全体の評判に直結する研修等も欠かせない。日々の教育を怠れば，運営や患者に影響が及び，苦情やスタッフ同士のトラブルに発展し収入が減った例も見てきた。スタッフのレベルやスキルアップでの苦労は誰もが経験することでもある。だからこそ，スタッフへの継続的な先行投資は欠かせない。

　人材不足の時代，長く勤務したくなるような就業環境や，雇用条件の見直しなど個々の待遇改善も検討しなければならない。職場環境やスタッフ同士の関係は悪くないが，雇用条件がほかより劣るか同じでは，モチベーションは長く続かない。

　例えば3年以上勤務したスタッフの退職は，運営に大きな影響を及ぼすことが多い。退職によりスタッフ同士のバランスが崩れたときに，業務上のミスが急増することはどこでも見られることである。

　安定した運営，患者を求めるのであれば，人員体制の見直しも考慮しなければならない。女性中心の職場なので，スタッフの家族への配慮も重要な要素の一つである。年1回の昇給に捉われない臨時昇給や手当等，目に見えるかたちでの評価をしてスタッフのモチベーションアップを図り，患者にプラスとなる体制が維持できるような，実収入に結び付く投資を考えたい。

　スタッフへの投資は，収益を増やす重要な投資である。事業を続けていく限り，スタッフへの教育，研修等の投資を忘れてはならない。高待遇でスタッフが安定しているクリニックは安定した収益を上げている。

開業して良かった？
夢と希望と不安の開業前日!?

クリニック内覧会（内科）には，2日間で200人を超える内覧者が訪れた。予想以上の成果に院長やスタッフも大いに喜んだ。内覧会は，スタッフの結束力を高める良い機会でもある。

大盛況に終わり，いよいよ明日から開院。内覧会の人数としては多いように思われるが，メディカルモール内のクリニックであるため，診療ついでの患者も多数見学しており，額面どおりには受け取れない。内覧会に100人以上が見学したにもかかわらず，初日の患者数は10人，その後も苦戦したという話を耳にしたこともある。そうならないように全員が気を引き締めて，最後の準備をしていかなければならない。

内覧会が盛況に終わったおかげもあって，院長を含めスタッフの顔にも笑顔があって明るい。全員で朝礼。

「おはようございます。それぞれの部署で，最終チェックをしましょう。100％の準備ができたと思っていても，必ず何か不足し，忘れているものがあるはずです。どんなに確認しても，気づかない点もあります。不備があったときの対応も考えながら準備をしてください！」

院長と看護師は，診察関係の電子カルテの操作法，医療機器，材料，医薬品を確認。事務員は，受付方法や患者誘導，会計やレジ，電子カルテ等，確認することは山ほどある。全員の目がキラキラと輝き，夢と希望に満ち溢れている。

ただし，希望ばかりではない。予想外のトラブルが発生することもある。以前，開業2日前の打合せで，院長と看護師がちょっとした口論となり，「院長の考えについていけない」と看護師が事務員を巻き込んで退職願いを提出し，「翌日から出勤しません」と伝えに来たケースがあった。説得したが聞く耳をもたず，退職してしまった。急きょ弊社スタッフや知人などを総動員してカバーしたことを思い出す。スタッフの行動や雰囲気にも細心の注意を払わなければならない。

開業前は誰もが一生懸命，お互いに尊重しながらスタートする。しかし，業務に慣れて，試用期間が終わる3カ月を経過する頃には，お互いに業務の知識や能力の差もわかるようになり，業務に付いていけないスタッフが出てきたりする。お互いの能力を評価したうえで業務について意見がぶつかり合

うこともある。院長とスタッフ，スタッフ同士の小さなトラブルでも，退職に結びつくケースも少なくない。

　チームワークが大切であると誰もが理解しているが，初めて仕事する者同士，簡単にはいかない。「業務前に必ず確認するように」と指示した業務でも，個人差が出てくる。なかなか思うように全員のスキルアップと業務の平準化ができない。

　繰り返しチェックをしても，足りないことばかり目に付き，指摘することでスタッフの焦りを誘発することもある。業務をある程度安心して任せられるようになるまでは，多くの忍耐が必要になる。戦力として一人前に育ってもらうには，繰返しの教育と多くの時間を費やさなければならない。

　業務手順を確認し，改善を加える。詰め込まないようにしたいが，ついついあれもこれもと力が入ってしまう。

　看護師が顔色を変えて飛んできた。

　「A薬品から数日前に発注した注射液が，予定どおりに納品できないと連絡が入ったのですが，どうしたらいいでしょうか？」

　「いつ，確認したの？」と聞くと，

　「確認はしていませんが，発注したときには今日納品できると話していました」

　この程度のことは，開業前にはよくある話だ。多くの発注品があると，「注文したつもり，確認したつもり，連絡したつもり」が起こりやすい。業者もとりあえず「大丈夫です」と答えることが多い。準備期間が短いほど1日に多くの発注をするので，こういう事態が重なることもある。

　早速，A薬品の担当者に連絡を入れる。間に合わないことが確認できたので，以前から付合いのあるB薬品へ連絡して在庫を確認後，院長に状況を説明したうえ，発注した。

　開業時は予想外の事態が数多く発生しやすい。可能であれば同業の取引業者は2社以上準備し，お互いに補完できるようにしておきたい。院長も開業前，余裕がないので，何か不足が発生したときの業者ルートを別に確保しておくことは重要である。

　こういう事態は基本的にあってはならないが，「トラブルは任せなさい！」というフォロー体制があれば精神的余裕ができる。「何とかしてもらえる」と思うだけで，院長やスタッフの心は落ち着く。「物が揃わない，遅れる」。何事も思うようにはいかないのが，開業準備というものでもある。

　小さなことでも「何か起こった？」と感じたときは，積極的に把握し，す

ぐに指示を与える。目の前のことから処理しなければ，他の業務に影響を及ぼすことが多い。スタッフはミスがあっても，自分で解決処理できれば，内容の大小にかかわらず積極的に報告しようとしない。どういうことでも把握しようと努めなければ，また同様のミスを繰り返す確率が高くなる。

　開業前日になると，院長もなかなか冷静にとはいかない。診察に関するチェックで頭がいっぱいになる。特に電子カルテの使い方は病院とは異なるので，診療開始後も慣れるまでに時間がかかる。院長への電話の取次ぎや業者等の挨拶も，制限しなければ開業準備が進まなくなる。ギリギリまで勤めることが多く，開業準備に十分な時間が取れるケースは少ない。とにかく優先順位をつけて対応するしかない。

　あっという間に午前中が終了。午後1時からスタートするはずだった最終確認のシミュレーションは，午後3時からスタートすることになった。

　業者の担当に患者役をお願いして，受付から診察，処置，検査，会計と確認していった。問題はそれなりにあるが，何とかなりそうだ。

　「不備な点を再確認し，明日に備えましょう」と指示した。仕事を終えたのは，予定より2時間遅い午後8時だった。

　スタッフが帰宅した後，院長が心配そうな顔で聞いてくる。

　「明日は何人，患者さんが来るかな？」

　「患者の繁忙期ではないので，20人来てくれたら合格ですよ！」

　「来てくれるかな？」

　「内覧会のときにクリニックができて助かると話していましたし，診療予約も入っているので大丈夫だと思います」

　予約状況を確認したうえで，「雨でなければ絶対に20人以上は来院するはずです！」と不安を打ち消す返事をした。

　「そうか，大丈夫だよね。明日はよろしく！」と院長は微笑んだ。

　夢と希望に満ちて大成功を目指し開業する。スタートして1〜2週間は内覧会や広告の効果もあって，それなりの患者が来院するが，患者の増える繁忙期でなければ，それ以降，初診患者は減って10〜20人程度の状況が続く。

　そう簡単に患者は増え続けない。落下傘開業でありながら，診療技術があるからと自信過剰な姿を見ることもある。あとで落ち込まなければよいがと思ってしまう。病院のように専門性や高い診療レベルを求めて受診する患者は，思ったより少ない。

　1人目の患者が来院するまでは，まったく安心できない。予約が入ってい

ても，冷やかしではないかと思ってしまう。とにかく患者数に一喜一憂するのが開業である。

　開業当日は歓びもあり，スタートでありながらなぜか達成感もある。それも患者の状況次第で変化していく。患者が少なければ，一気に不安になって，今度はプレッシャーとなって返ってくる。一定数の患者が受診するようになるまで苦しい日々の連続となる。成功を勝ち取るのは，より地道に努力を継続した人に限られるとわかっているが，そう簡単に思うようにいかない。

　誰もが不安とプレッシャーを感じながら日々の診療を行う。目標をもって，患者に信頼される親切な診療，丁寧な説明とコミュニケーションをしっかり取ることを続ければ，時間はかかっても結果は必ずついてくる。

　開業すればすべてが自己責任である。大小様々な問題に遭遇するだろうが，一つひとつ解決しながら成功に向かって進むのみである。開業時の設備投資額を一定に抑え，運営がうまく回っていくようにサポートするのが我々の仕事でもある。10年後に「開業して良かった」と思われるコンサルティングやサポートができることと，初日に患者が20人以上受診することを願ってクリニックをあとにした。

自力が基本！
間違いだらけの他力本願？

　クライアント先の院長に，50代後半の内科医を紹介された。開業するかどうか悩んでいるとのことである。開業を考えるには遅い年齢，借入金の返済期間のことがあるので，開業するのであればリスクの低い方法を選択すべきだと考える。自己資金額によっても異なるが，リスクが高くなる開業にならないように冷静な判断をしなければ危ない。相談内容によっては勤務医を続けることを勧めたい。どういう判断がその医師にとって良い選択となるか考えなければならないこともある。

　「開業について，どのように考えていますか？」と尋ねた。

　「年齢的にもギリギリだと思うので，この半年間で物件が決まるようでしたら，開業したいと考えています。開業については本で勉強しているのですが，開業したら絶対に失敗できないので，成功できるコンサルティングができる方を探しています」

開業したい理由は，友人が開業で成功したことであった。家族は配偶者と医学部受験を控えるこどもが1人。医師の年齢と子どもの受験を考えると開業を最優先とするにはリスクが高いような気がした。自己資金は500万円，住宅ローンもある。総合的に考えると，すぐに賛成とは言えなかった。

　内科は競合が当然であり，黒字になるには以前より時間を要するようになった。現在の勤務医での収入を確保するまでには，開業希望地から考えると最低でも4〜5年かかると予想できる。開業全体の状況を説明し，「勤務医のほうが安定していると思いますが，そういう選択肢はありませんか?」と再確認したが，「開業を最優先に考えたい」とのことであった。

　開業には大きな勇気と決断が必要である。医師という職業を選択した時点から開業を目標にしていることもあれば，諸々の事情で開業を選択しなければならないこともある。年齢が55歳を超えての開業は，借入金の返済期間（15年）を考えると慎重な対応が求められる。高いリスクは極力避けたい。自己資金割合を増やし，よりリスクが低くなるような開業を目指したほうが，仮に所得が2000万円前後になっても安全である。

　開業に対して自分の理想を追い過ぎれば，予想外のリスクやトラブルも発生しやすくなる。意欲だけでは成功できない。できるだけ安全を追う姿勢が求められる。すべてが自己責任という自覚を促すためにも，リスクが高いと思われる場合は自己判断を優先させ考えさせなければならない。

　可能な限り，一つひとつ相談しながら解決していくことが重要になる。多くの交渉や問題を経験，解決していくことで経営力が身についていく。

　業者やコンサルタントが主導するのではなく，医師が主体となって周りがサポートしていく体制を取ることが重要なポイントとなる。

　開業に関わる業者やサポートしてくれる知人がいるか確認をしてみたところ，医療機器や医薬品卸の担当者との接点があるくらいで設計内装等の業者については心当たりがまったくない状況であった。

　開業支援で意外に多いのが，業者やコンサルタントによる医療機器購入ルートや内装業者の指定である。このようなケースでは，競争力が働かないため，価格が高くなりやすい。

　開業資金総額を抑え借入金を少なくすることが，その後の運営と所得を上げるために一番重要である。経験がない，わからないからと業者やコンサルタントに任せ過ぎることは間違いと考えるべきだ。どのような購入価格が妥

当であるか，自分なりに情報を集めることで，より良い購入ルートにつながることもある。

　また，価格競争させることで自分に対する業者の姿勢がわかることもある。「この程度でいいや」ではなく，納得するまで何回も交渉するのは当然のことである。指定業者を利用する場合でも，他業者から比較見積りが取れるように交渉をすることもできる。

　自分で責任を負う開業。借りたお金を支払うのは業者やコンサルタントではなく，自分自身であることを忘れてはならない。自分で交渉し，コントロールできなければ，成功する確率は低くなる。借入金を返す義務があるからこそ，業者と向き合い交渉することは当然のことである。

　開業後患者が増えず運営がうまくいかない場合，業者やコンサルタントは距離を置き近寄らなくなる。「ここなら大丈夫ですよ！」と勧めた担当者も，「あとは先生次第です。頑張ってください」となる。苦しいときほど１人で判断することが増え，精神的なプレッシャーに耐え，何とかしようと努力するが，起死回生の方法などない。とにかく積み重ねるしかない。苦しいときほど周りは当てにならないし，助けてはくれない。自力で考えて情報収集し，処理していく心構えが必要となる。

　クリニック運営に詳しく実践的なアドバイスができる業者やコンサルタントは意外に少ない。開業準備の段階からできる限り自力で交渉判断することが運営面からも必要な時代となっている。

　知識不足に付け込んで，より収益を上げようとする業者やコンサルタントもいる。なかには，開業当初は必要と思えない高額医療機器や設備を導入させようとするなど，担当者の実績や収益ばかりを優先するケースもあとを絶たない。業者に利用されたとしか思えない例もある。

　開業して１年も経たないうちに「運転資金が足りなくなった」と相談があったケースでは，追加工事を含めて25坪の内装費が2000万円近くかかっていたこともある。内装契約をしていないにもかかわらず資材が運び込まれていたケースもあった。明らかに業者に食いものにされていると思うこともあとを絶たない。

　開業時は多くの資金が動くので，様々な業者が関わろうとする。関わり方によっては，開業というよりそれに必要な資金に寄ってくると見えることもある。利益を得るためには手段を選ばない業者も存在することも知っておか

なければならない。

　開業後は，開業に関わった業者の担当者と関わることは少ない。開業をサポートしてくれた業者やコンサルタントは，資金回収が終われば業務終了，より以上にフォローしようとすることはあまりない。
　だからこそ，できる限り自分で判断し，失敗やミスを経験しながらでも，自力で対応していくようにしなければならない。その繰返しによって経営力が備わっていく。開業はすべて自己責任，自分次第である。

　このような話を１時間くらいしていくうちに，先の内科医も業者やコンサルタントにすべてを頼り過ぎるのは良くないと理解したようであった。
　開業するための借入金は，自力で返済していかなければならない。どういう事業でも，周りに経営を頼りきって成功した人はいない。

患者数が，開業したての心を不安にする

　「開業月」をいつにするかは，クリニックをより順調にスタートさせるうえで大切なポイントである。事業年度や医局人事に伴って開業を検討し，それに合わせて物件を探し，開業時期を決定するケースが多い。しかし，クリニックでは診療科目によっては，季節や流行による患者変動がある。開業３年未満では地域での認知度も低く，予想以上に季節や時期による患者変動が大きくなりやすい。
　開業して同じ１年でも，患者の多くなる時期に開業を合わせることで，１年間の収入に差が出る。それに伴って運転資金の余裕も変わってくる。可能であれば，患者が増える時期の１〜２カ月前に開業できるようにするべきである。

　患者が増える時期に開業しても，半年以内に季節要因で患者数が減少する。患者が予想以上に増えたと喜んでいると，数カ月で患者が減少し，その差に不安を感じてしまうことが多い。
　年間を通して，毎月が黒字となるには，最低３年は必要である。診療科目によっても患者数の変動は異なる。内科は11月〜３月までは忙しく，４月

〜9月までは減少する。整形外科は4月〜6月と9月〜10月が忙しく，7月〜8月と12月〜2月は少なくなる。皮膚科は4月〜8月まで増え，9月〜2月ごろまで減少する。

「季節変動があるので，繁忙期が過ぎれば，患者は減少します」と説明していても，スタートが順調であるほど，患者数が繁忙期の半数以下になるとは思わない。予想された減少でも，ほかに何か原因があるのではと不安になってしまう。

Y内科クリニックは，商店街に近い立地で，風邪が流行する時期を狙って11月に開業した。当初は，1日当たりの患者数が10〜15人前後であったが，インフルエンザが流行したこともあって，12月には1日平均35〜40人を超えた。その後2月〜3月は，花粉症で患者数の多い日が続いた。4月になって患者数が減少したが，1日平均患者数は20〜25人前後。順調と言える。だが，開業して3年は急性疾患が中心。慢性疾患の患者が増えなければ，1日平均患者数は簡単に増えない。

これまで開業時から60件以上の運営サポートをしてきたが，開業して順調に患者数が増え続けた例はあまりない。1年の間に上下があって，必ず思った以上に減る時期もある。そういう状況を繰り返しながら5年目くらいまでに，1日の平均患者数のベースが徐々に上がっていく。

7月に入り，院長から留守電が入っていた。
「相談があるので，診療後に電話します」とのことである。
急ぐ様子でもなかったので，「スタッフの相談かな？」と連絡を待っていたところ，電話が入った。
「どうしました？」
「6月は患者数が1日平均20人前後だったのが，7月に入って15人を切って，この数日は10人以下の日が続いた。患者が予想以上に減っているが大丈夫だろうか，今後が心配だ」という内容だった。
10年以上経過したクリニックでも，季節によって1日平均患者数で20人以上の差が出ることが普通にある。開業して1年未満，1日平均患者数のベースが低いので，数字だけを見れば一気に患者が減ったように感じる。
採算ベースに乗っていないので，1日10人以上の患者数減少は精神的にもきびしく，これまでに経験のない患者数になると一気に不安が増大する。「この状況が続けば，経営が成り立っていくのか？」と心が揺れ動く。

サポートする側としては，過去の経験から患者トラブル等の要因がなければある程度の患者変動予測ができる。しかし，院長にとっては初めての経験であり，落ち着いて考えられない。「季節変動で一時的な傾向です」「９月には必ず増えます」と話しても，なかなか心が治まらない。過去の開業例を挙げて説明し，患者とのコミュニケーションをしっかり取ること，こういう時期に業務の見直しや改善を進めるように勧めた。

　診療上の対応ミス，診療体制の変更，競合施設の進出など明確な要因がないのに「例年より患者が少ない」「季節変動の時期が変わった」などと感じるときは，他の医療機関でも患者数が変動していることが多い。よくある傾向の一つである。

　開業して３年未満は，認知度や周辺環境，患者動向等もあって，患者変動を予想するのはむずかしい。気温や雨，疾病の流行によっても患者数は変動する。一定の患者数に落ち着いても，水商売的と思われるような患者変動はどこでもみられる。

　「患者が減る時期ですから，あまり心配しないでください。理由がなくても患者が減る時期もあります。診療や接遇に思い当たることがなければ，時期がくれば患者は増えるはずです」

　「そうかなあ。もしものことを考えて，運転資金の追加を考えておいたほうがよいかと…」

　「資金面は心配しないでください。もし不足するようであれば，銀行に交渉して追加融資させます」

　いくら説明をしても，実際に患者が増えてくるまでは安心できず，どうしてもマイナス思考になりやすい。

　「患者減少が予想される時期に患者が減るときは，明らかな季節要因による患者変動です。５年以上経過しているクリニックでも，予想以上の季節変動があります」

　「そうかなあ？　新たな広告でも出したほうがいいかと思って…」

　「精神的に大変でしょうが，踏ん張り所です。でも，先生のクリニックは他の開業の先生より立上がりの際の患者が２～３割多いので，自信をもってください」

　「わかりました。何かあったらまた相談します」と話して電話を切った。

　事業主になると誰もが将来に対する不安と，誰にも相談できない孤独感を味わう。3000万円以上の借入をし，自分なりの勝算をもって開業するが，

当初は自分本位に考え過ぎて，実態を受け入れられないことが多い。

　サポートする側が，「開業は事業ですから，なかなか予想どおりにはならないものです」と説明していても，自分の技術があれば，患者は順調に増えていくはずだと考えることが多い。

　患者に診療技術を評価してもらうには時間がかかる。自信は必要だが，過信にならないようにしなければならない。優れた専門的技術をもっていても，対象となる患者が受診しなければ発揮しようがないし，知ってももらえない。

　なかなか思うようにならないことを経験し，初めて危機感を味わう。気軽に誰にも相談できず，対策も限定される。患者が増えるまではコツコツ積み重ね，耐えるしかない。

　どの院長もこのような経験をしながら，1人でも2人でも患者を増やす努力を続ける。その結果，地域での評判が口コミにつながり，クリニックの基礎が出来上がっていく。大成功しているクリニックも，いくつものハードルを乗り越えて努力を重ねてきた結果なのである。

　数日後，院長から連絡が入った。

「昨日は患者さんが20人以上来て，ホッとしました」

「よかったですね。患者さん，来るでしょ！」

「気持ちが少し楽になりました。これからもよろしくお願いします」

と明るい声で電話を切った。

　開業している間は，とにかく患者数や患者変動が気になる。その気持ちは経験しなければ理解できないことでもある。ある程度は予測できても，順風満帆とはいかない。患者数で悩んだり，スタッフで困ったり，事業である以上当たり前のことだが，渦中に入ればそうは考えられない。

　患者から信頼され患者数を増やしていくのに，近道はない。常に孤独に耐えながら，患者を増やそうとする努力を続けていかなければならない。大変な仕事でもあるが，頑張ればそれに応じた結果とお金がついてくる。

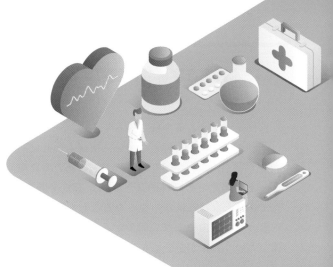

第2章

30年の
コンサル経験から見た
クリニック経営の
成功条件

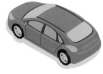

1 経営を学ばずに開業するのは，過去のこと!?

医師が開業する理由は，様々である。

当初から開業を目標としている医師もいれば，「自らの理想の医療を追求したい」「将来に限界を感じた」「経営を含めたやり甲斐がほしい」——と勤務先での精神的ストレス，過重労働等や，家庭の事情で開業しなければならなくなることもある。

どういう理由であれ，開業する以上は，「何が何でも成功する」という覚悟が必要になる。

1 開業するにはどういう心構えが必要か？ 自分が多く関わることを忘れない

開業資金をすべて自己資金で準備できれば元金返済もなく比較的気持ちも楽に進めるが，40歳前後の勤務医で家庭があり，住宅ローン等を抱えていれば，預貯金は1500万円以下であることが多い。

テナント開業でさえ，金融機関から少なくとも3000万円以上の融資を受けて開業する。開業することが初めてなので，（開業支援）業者やコンサルタント，税理士等のサポートを受けることがほとんどである。

最近の金融機関は（開業支援）業者やコンサルタント等のサポートを重視するようになっている。業者やコンサルタントに依頼すれば，開業まではスムースに運ぶことが多いが，任せ過ぎると設備投資等，開業資金が膨らむ可能性も高くなる。

また，本来融資を受けるために苦労する過程をあまり経験しないで済むので，運営もその流れでスムースにできると軽く考えてしまうことが多い。お膳立てされ過ぎた開業は，事業計画どおりに患者が増えない場合，どこに問題があるのか原因もわからず対応が遅くなり，予想以上の苦労を背負うことになりやすい。可能な限り関わる内容については，極力自分で交渉したり作業してみるほうが，後々自分を助けることになる。

2 開業について何を学んでおくべきか？ 具体的な事例から教えられることは多い

勤務医時代は，部長や医局長等でなければ病院経営に携わる機会は少ない。

多くの医師は，経営に関する知識はないと言ってよい。よって開業やクリニック運営に関する知識は，開業本やセミナー等を通して学ぶことが多い。

　勤務医として働きながら，経営について一定の学ぶ時間を取るのはなかなかきびしい。仕事ができる医師ほど診療に割く時間が多くなるので，開業準備に多くの時間をかけることがむずかしくなる。

　競合時代，事業計画上，リスクを十分に理解して開業する必要がある。時間が取れないという理由で考える時間もなく開業準備に入れば，業者やコンサルタントの選択や開業費用について適切な判断ができず過大投資になりやすい。交渉や比較することで抑えられる費用をコントロールできないことが増える。開業を考えるのであれば，事前に開業時までのポイントやクリニック運営に関する知識を一通り習得しておくべきである。

　限られた時間で，何を中心に学んでおくべきか。開業できる方法を学ぶだけでなく，開業した友人や知人から苦労した点やどういう点で判断ミスがあったか等を聞いてみること，開業や運営をサポートしてくれるコンサルタントや業者のセミナーに複数参加してみることを勧めたい。事業計画や資金調達の流れについては，診療科目によって一定のパターンがあり，業者やコンサルタントによる大きな差はほとんどない。

　開業後に，開業資金の使い方や設備投資等の判断ミスや過大投資に気づくことが多い。開業前に費用を抑える方法を確認していれば防げるミスやトラブル，知識不足のために失敗しやすいポイントを中心に学んでおくべきだ。特に具体的失敗事例を聞き教えてもらうことができれば，より参考になる。

3　開業コンサルティングが無料であれば，その費用はどこかにプラスされる

　一番資金が大きく動く設備投資に関する知識は，特に重要である。テナント関係費用，設計，建築，内装，医療機器，備品等購入価格，事業費用が当初の計画から増えることが多い。どういう理由でどのように増減したか，業者やコンサルタントのアドバイスがどのような点で効果があったかなどを確認しておきたい。

　できれば，テナント賃料，保証金，建築内装の坪単価，医療機器の値引き率などを具体的に教えてもらえるとより参考になる。

　また，（開業支援）業者やコンサルタントなどの選定方法や選定理由も大切だ。友人や知人に紹介された場合でもデメリットに注意したい。業者やコンサルタントによっては，少しでも利益を増すために医療機器や内装を指定業

者や紹介業者のなかから選定させることを契約条件とするケースもある。価格交渉が自由にできないこともあるので，その点は特に確認が必要になる。また，開業コンサルティングは無料のケースが意外に多い。その場合には，その費用は手数料や紹介料としてどこかにプラスされるものと考えておくべきである。

　成功している先輩の体験談などを参考に，実績の多い（開業支援）業者やコンサルタントのなかから選びたい。できる限り指定業者に縛られない契約にしたい。相見積りや業者を自由に選定できるほうが開業費用は抑えやすいことを知っておこう。業者の選択，価格交渉に関し下げるテクニックを学んでおくことが開業費用を抑えるコツでもある。

4 開業資金総額が運営に大きな影響を与える。何よりも必要なのは交渉力

　開業には交渉力が不可欠である。交渉力が開業費用に大きな影響を及ぼす。費用総額が増えるほど損益分岐点は当然上がっていく。同じ開業でも利用する業者やコンサルタントによって500万〜1000万円以上も費用に差が出ることが普通にある。

　開業総額が抑えられれば，借入金額も減り元金返済額も少なくなるので，手元に残るお金が増える。同じ患者数であれば，開業費用のかけ方次第で収益が変動する。診療報酬に直結しない設備投資が増えれば，経営を圧迫する。患者数が事業計画どおりに増えなければ，資金繰りに影響が出る。ほとんどの場合，事業計画のように簡単に患者が増えないことを理解しておく必要がある。

　安全な経営と効率的にお金を残したいのなら，余裕のある運転資金の調達と，開業費用総額と先行する固定費を上手に抑える業者等との交渉力を学んでおきたい。そうすることが経営力につながり，運営面に大きなプラスとなる。

5 病院とクリニックでは運営方法がまったく異なる

　同じ医療機関だから運営方法が大きく変わらないと考えてはならない。病院での診療や運営の経験がクリニックで活かせることもあるが，病院とクリニックでは組織体制が根本的に大きく異なる。病院のシステムでは部分的に携わる業務が多く，包括的に関わるケースが少ない。運営していくうえで業務の進め方，経費内容や人事管理等，参考になるケースは意外に少ない。人

員体制や就業規則，業務の流れなども，病院を基準にすることはできない。

　開業準備をする段階で，開業している知人や先輩，実際にクリニック運営に携わっている事務長やコンサルタントから病院との相違点を確認していれば，準備するにしても的外れにならないので工夫しやすくなる。とにかく規模が違えば運営方法はまったく違うということを理解しておきたい。

　もちろん，（開業支援）業者やコンサルタントとの関係やトラブル等，どのようなことで苦労したか，支障のない範囲で教えてもらうと役に立つ。

6 失敗から教わることのほうが運営で役に立つ。失敗はノウハウに変わる

　成功していく過程では，必ずミスやトラブルで苦労を経験する。どういう点で苦労したか，しやすいかを学んでおけば，経営に役立つことは間違いない。1つの成功は，多くの失敗のうえに成り立っていることが多い。

　開業し成功するまでの道のりは，数多くの判断の連続である。知識が足りないと，業者やコンサルタントが勧めたから大丈夫だろうと，安易に考えがちである。これまでの相談では，時間が足りないなかで裏付けの少ない急がされる判断が失敗につながっているケースが多かった。「こうすれば開業できる」という本やセミナーは多いが，実際には個々の案件によって事情が異なるので，あくまでも参考にしかならない。ところが，誰もが経験するような失敗談や予想外のトラブルの話を聞いていれば，心構えもできるし準備もしやすい。どういう点で困ったか，トラブルになったかは開業医を多く経験している業者やコンサルタントも必ず経験しているはずだ。開業準備の段階での失敗やトラブルについて教えてもらえる機会をもつことが役立つ。

　どこのクリニックでも，「こんなことが起こるのか？」というような失敗やミスも発生している。経験したことのないことが，普通に起こる。失敗から教えられることは非常に多く，それが積み重なることによって自分流のノウハウに変わっていく。

7 少しでもクリニック運営に関わる機会をもっておく

　これまで多くの開業や運営コンサルティングを手掛けてきたが，開業や経営について詳しい知識をもっている医師は少なかった。また，開業に詳しい業者やコンサルタントも，開業後の運営や実践的サポートを経験したことのある担当者は少なく，1つのクリニックを開業から閉院までサポートしたことのある人材はもっと少ない。開業後の運営について，より具体的で解決力

のあるアドバイスができる人材は限られている。

　開業本やセミナーだけでは大まかに捉えるだけで，わからない点が多い。誰もが手探りのなか，失敗やミスをしながら経営を覚えていく。もちろん，失敗しないほうがよい。可能であれば，クリニック勤務を経て開業をできればいいのだが，そう簡単にはいかない。

　アルバイトとしてクリニックの外来を手伝う方法もある。今ではネットを利用すれば医師紹介会社のサイトを経由して簡単にアルバイト先を探せる。開業することが前提であれば，診療の流れを知るには十分に参考となるはずだ。使用する医療設備や電子カルテ等は特に参考になる点が多い。使い勝手やメリット，デメリットを確認しておくこともできる。先輩や友人のクリニックで非常勤として勤務することができれば，より詳しい情報を得られやすい。また，パートナー（事務長や院長夫人）等の役割も確認できる。開業するとパートナー（院長夫人）が受付窓口や金銭管理等，運営サポートするケースは多い。院長夫人向けの奥様経営塾等開業セミナーも開催されている。開業が決まってからでも遅くないので運営方法を学ぶチャンスと考え，大いに利用すべきだ。

　具体的に経営を学ぶ機会がなければ，開業本などを通じて勉強するしかない。掲載されている事例から，ヒントを得るのも大切なことである。どういう開業でも，最も重要なことは，患者に信頼される診療と，コミュニケーション力，わかりやすい説明である。ある意味，技術力より会話力が一番収入につながりやすいことを忘れてはならない。また，着眼点として，周辺の医療機関に勝る診療内容や診療日時の検討は不可欠である。

　流行っているクリニックと流行らないクリニックの違いは，診療技術ばかりでなく，単純に診療日時の設定を含めた診療サービスや情報発信等地域とのコミュニケーションにもある。出入り業者（医薬品卸や医療機器メーカー等）は，クリニックが流行る理由，流行らない理由を多く見てきている。失敗した例も知っている。そういう観点から，開業時に関わる取引業者の担当はできる限りベテランを窓口にしてもらえるようにしたい。アイデアやヒントをもらえる情報提供者，知恵袋として使えるような付き合い方も考えたい。開業地域の情報は，取引業者が一番よく知っている。そういう情報こそが経営に役に立つことが多い。

2 開業時と開業後の資金は別物である

　開業にどのくらいの費用がかかるかは，診療科目や立地条件（戸建てかテナント等）によって異なる。開業準備資金の6～7割を，建物内装設備や医療機器備品等が占めることになる。設備資金に関する融資は，使用使途が明確でなければ融資されず，融資された設備資金のすべてを業者に支払うので，余裕資金としては残らない。

1 開業資金は最低でも1000万円は用意したい。予備の運転資金も準備しておきたい

　金融機関との融資交渉は，（開業支援）業者やコンサルタント，会計事務所等が診療圏調査や業者の見積書をもとに事業計画を作成し，医師免許証や確定申告書のコピー等の必要書類を添えて，金融機関に申し込む。

　自己資金の裏付けになる預貯金の資料や過去2～3年分の確定申告書（源泉徴収票等），住宅や車等の現在のローン状況を確認したうえで，融資が決定される。個人ローン等による月々の返済額と開業資金の返済額を足して，返済能力に問題があると判断されると，リスクが高い融資制限とされることがある。合計して5000万円を超える高額ローンは注意が必要になるだろう。1行ではなく2行の金融機関から融資を受けることも考える必要がある。

　もちろん自己資金も必要である。生活費となる預金とは別に，可能であれば1000万円は準備をしておきたい。自己資金ゼロで融資が実行されることはほぼないと言ってもいい。どんなに少なくても開業資金総額の10～15％以上の自己資金を確保しておかなければならない。そのほかに運転資金不足になったときに使える資金も必要となる。

2 「予算はどのくらいですか？」という言葉と設備資金融資額に気を付けろ！！

　（開業支援）業者やコンサルタント，会計事務所は，日頃から一定の金融機関やリース会社とのルートをもち提携・連携しているケースが多い。よってあらかじめ開業に関する情報を提供し与信等ができていれば，融資についてもスムースに進むケースが多い。開業する医師には好意的であることが多い。

そういう優良な融資先を紹介してくれるコンサルタントや税理士事務所との関係は密で，お得意様的関係ができていることもある。しかし，そのことが大きなデメリットとなることもある。（開業支援）業者やコンサルタントは，どの程度までであれば融資してもらえるか金額を理解していることが多い。そうなると，融資枠に合わせて設備投資ができるように借りられるだけ借りようと事業計画を作成するケースがみられるので，注意が必要になる。その資金の多くは建物内装，医療機器の設備資金である。

「予算はどのくらいですか？」「どの程度，自己資金がありますか？」と確認されることがよくある。

その資金力によって，見積を作成したり態度を変える業者もいる。融資を含めた資金力がなければ開業ができないが，資金次第で，融資実行を前提として見積額を高く設定する業者もある。成功するとは限らないのだから，開業時の設備投資額は少ないほうがいいに決まっている。前にも述べたが，設備資金はすべて業者に支払われる。融資実行後に追加工事等が発生すれば，新たな資金調達が必要となる。（開業支援）業者やコンサルタントに融資枠をコントロールされ過ぎない資金計画を考えることが特に大切である。

3 運転資金を重要視する。追加融資は簡単ではない

設備資金として融資された資金は，余裕資金，運転資金に回せる資金として残らない。

計画どおりにならないのが開業であり，それは当然のことと受け止めていなければならないが，事業計画の設定どおり患者が増えなければ運転資金が不足する。思いどおり収入が増えないことを考えれば，事業計画で何よりも重要なのは運転資金であることがわかるはずだ。

一方，（開業支援）業者やコンサルタントは，運転資金より設備資金を重要視することが多い。そこに業者の利益が集約されているからで，営業対象となる金額の大部分を占めるからである。開業を中心に仕事をする業者は，すべてに収益が絡むから当然のことでもある。

開業すれば，費用が先行する。窓口収入を除く約7割は2カ月後に支払基金や国保連合会より源泉徴収税を引かれた額が振り込まれる。家賃，給与，返済等費用先行が基本となるので，資金繰りを確認し十分に余裕ある運転資金の確保が必要になる。

運転資金は6カ月分程度あれば十分だと考えられ，融資枠が設定されることが多い。金融機関にも余裕資金という考え方はなく，理由がなければより

多く融資してくれない。事業計画書で，開業して3年以内でどの時期に資金が一番少なくなりやすいか，確認をしておけば資金繰りの準備もしやすい。重要なことは，計画どおりに患者が増えない場合は，運転資金の減る速度がより速くなるということにある。開業して一定の黒字になるまでは，税理士やコンサルタントと，月次ベースで実態と事業計画における差や資金繰り対策についても確認するようにしておきたい。

　融資は各金融機関によって考え方，金利もそれぞれ異なる。融資額には上限があり，個別に審査される。預貯金や担保力によって上限も変わる。ただし金融機関の定める上限以上は貸してくれない。前にも触れたが，事業計画は融資が通りやすいかたちで作成される。融資上限いっぱいの融資計画を作成されるケースもある。そういう点に注意をしながら開業資金計画は慎重に検討しておきたい。資金不足になったときに融資枠が上限いっぱいでは，追加融資はしてもらえない。融資枠の確認は重要であり，事業計画を作成する業者やコンサルタント等にも相談しておきたい。収入が計画より悪ければ，当然資金は早く減っていく。開業して6カ月で安定した黒字になるケースは少なく，赤字の状況によっては6カ月過ぎると運転資金不足になる恐れが出てくることもある。

　運転資金がなくなれば，自己資金に頼るか，新たに追加融資を依頼するしかない。追加融資の交渉は金融機関も業績を見ながらの検討となるので，融資枠にまだ余裕があったとしても開業時のように簡単には融資してもらえない。自己資金から回す資金がなく，取引銀行も追加融資を渋れば，金利の高いリース会社や信販会社を利用するしかなくなる。苦しくなればなるほど，高金利の資金しか調達できなくなる。そうならないように運転資金について十分に検討し，できればいざという時を考えて自己資金も含めて1年分は準備しておきたい。

　そう考えれば，開業より開業後の資金繰りがいかに重要であるかがわかるはずだ。開業後はすべてが患者次第であり，患者が計画予測どおりに増えなければ運転資金は減り続けあっという間に底をつく。だから，少しでも開業費用を抑え，収入を増やせるよう患者が多い時期に開業するほうが資金繰りに余裕をもたせることができる。

4 開業すれば一定の黒字になるまで個人で使えるお金はゼロ

　個人事業は費用にならない元金返済や税金の支払いがあるので，一定以上の黒字になるまでは黒字でも個人で使えるお金はゼロである。それまでは生

51

活資金や個人ローンの返済は，事業とは関係のない自分の預貯金から支払うことになる。

　スタッフに給与を支払うときに，「私の給与はどこからもらえばいいのですか？」と質問する院長も少なくない。個人事業主に給与はない。黒字になって税金と借入金の元金を支払った残りが給与に値し，使えるお金であることを理解しておかなければ生活費に苦労することになる。そうなると勤務医時代のように使えるお金を稼ぐには予想以上に時間を要し，簡単ではないことがわかるはずだ。だから生活資金の確保は何より重要になる。

5　開業して2年分の生活費は自分の預貯金で賄うことが大前提!!

　事業のために融資を受けた資金は事業用であり，原則として生活費に回せない資金である。住宅ローンや月々の生活費は事業資金とは別に準備しなければならない。勤務医時代に膨らんだ生活は，余裕資金が少なければ一定の黒字になるまで節約しなければならない。開業時から運転資金を生活費へ流用し，事業資金でも生活資金でも苦労するケースも見られる。

　事業資金には生活費が含まれていると勘違いしているケースもある。税理士によっては，月々定額を運転資金から生活費に回しておけばよいとアドバイスすることもあるが，当初から流用するのはあまり勧められない。

　事業資金は，クリニック運営に使用するお金である。生活費に流用すれば，事業から借りたことになる。会計上，これは事業へ返済しなければならないお金である。事業の苦しい時期と重なるので，運転資金が減ると資金繰りに影響が出やすい。事業の資金繰りも重要だが，それ以上に重要なのは生活を回すための資金繰りである。月々の生活のためにどのくらいのお金が必要か，一定の黒字になるまでの2〜3年間どのくらいの生活費が必要か——を把握してから事業計画を検討したい。可能であれば一定の黒字になるまでは事業資金には手をつけずに生活するようにしなければならない。

6　税金や支払うお金がすべて経費になるとは限らない

　事業に関して支払う費用はすべて事業の経費になると考えがちだが，そうではない。一定額以上の備品の購入等であれば，年間に経費として認められる金額（減価償却）が決まっている。黒字になったときの節税対策としての設備投資にしても，経費性を考えて必要なのかどうかも含めてよく検討する必要がある。どういう物でも領収証さえあれば支出した金額分すべてが経費として認められるわけではない。支出すればするほど，資金が減ることになる。

借入金の元金返済も経費にならない。所得から税金を支払った残金で，元金を返済しなければならない。事業において経費等を支払って，通帳に残るお金が使えるお金にはならないことを理解しておく必要がある。預金が貯まったと使ってしまえば，確定申告時に思いがけない税額の支払いで苦労することになる。

　順調に黒字になると，翌年以降は，税金の納付に追われる。所得に応じた住民税や予定納税が始まる。赤字のときには支払わずに済んだ税金の納付が新たに発生する。

　通帳に残高が急に増えてくると，「儲かっている」と勘違いし，個人的支出が増えてしまうこともある。事業をスタートさせ黒字になると，勤務医時代にはない税金の支払いや個人の支出は経費にならないので，開業前や黒字になったときには税理士から十分説明を受けて使い過ぎて資金不足にならないようにしたい。確定申告時や予定納税等で銀行から借入して税金を支払うようになると，なかなか資金繰りは改善されなくなる。2000万〜3000万の黒字になったとき，手元にどの程度残るのか税理士等に確認しておくと，目安になってお金の使い方も工夫ができるようになる。

7 資金不足にならないためには，納める税金を考えた月次の資金繰りが必要になる

　開業中心の業者やコンサルタントは，運営実務経験が少ないので，資金繰りについてはあまり詳しくない。納める税金の種類や納付時期，経費参入の有無等については税理士に確認しておくことが必要である。

　資金不足にならないためには，事業計画作成時に月次の資金繰り表も作成しておくと，よりわかりやすい。当初1年間の運転資金の変動や減り具合もおおよそ理解できるはずだ。運転資金は時期や患者の増減によって変動しやすい。急に減ったとき等は，その理由を明らかにしておけば次に活かせる。患者変動や備品購入，仕入れ，税金納付等による一時的な資金減少など，運転資金がどの時期にどのくらい減少しやすいのかを確認しながら資金繰りを考えたい。

　常に一定以上の預金残高を維持することがいかに大変かがわかれば，お金に対する考え方も変わってくる。開業後の資金繰りを経験することで，設備投資や費用のかけ方がどれだけ重要だったかがわかる。こういう点に注意して事業計画を立てれば，開業後に資金繰りで失敗したと思う部分は必ず減るはずだ。

8 毎月末の預金残高を追うことで経営状態をチェックする

　資金繰りでは預金残高が重要になる。預金残高が多いときは多少減っても気にならないが，200万〜300万円以下になると急に不安になりだす。

　毎月の預金の動きも知っておきたい。どの時期に一番多くなって，どの時期に一番減少するのか，月末の残高が増えたか減ったかを追っていくと，支払方法や資金の使い方に工夫ができるようになる。一月のなかでも資金が一番減るときを知っておきたい。資金不足にならないように把握しておくことは重要である。

　できる限り貯めて，一定の時期に一度に支払うようにしたい。税金や賞与の支払いがある月は，残高は急に減る。1年間の資金の動きを追えば，一定以上の残高を維持することがどれだけ大変かが理解できる。運営をするうえで，月の資金の動きと月末の資金残高をチェックすることは経営状態を知るうえでとても重要なポイントである。

9 お金の使い方を知ることでお金の大切さがわかる

　預金残高や資金の変動を理解したうえで，改めて経費についての見直しをしたい。スタッフの人数は患者数に対してどうか，固定費がどのくらいかかっているか，常に変動しやすい経費や突然必要となる費用，医薬品，消耗品等の発注方法等を確認すれば，必ず改善できる点が見つかるはずだ。

　一度使ったお金は戻ってこない。患者数が増え，安定した黒字になるまでには最低3〜5年はかかる。そう考えれば，開業後の必要経費のチェックや経費の支払方法等資金繰りがいかに重要かがわかるだろう。

　毎月かかる経費を支払うためには何人の患者を診なければならないか，勤務医時代の収入を得るには毎月何人の患者を診療しなければならないか——など，より具体的に考えてみる。そのうえで，再度，事業計画や資金繰りを見直してほしい。

　事業だけでなく，生活を含めた資金繰りを考えておかなければならない。お金の使用用途や使い方がどれほど大切か，理解できるようになるはずだ。

◆金融機関からのアドバイス

●運転資金をしっかり見込んでおく

　開業時は，どうしても医療機器をはじめ建築費やテナント・内装費など開業にかかる設備資金にばかりに注意が向きがちです。しかし，実際には開業後の運営にもかなりの費用がかかります。

　クリニック数の増加に伴い，経営が軌道に乗るまでにかかる時間が，以前よりも長くなってきました。立ち上がりが計画よりも遅い場合，運転資金が手元にないと，精神的にかなりのストレスになります。

　また，立ち上がりが遅いのは，一時的なものなのか，あるいは根本的に何らかの原因があるのかを見定めないといけません。

　冷静な判断をするためにも，余裕のある運転資金の確保をしておくべきです。目安としては，開業後6カ月分程度があることが望ましいでしょう。

●断られたら，立ち止まって見直しを

　開業時はコンサルタントや業者からのサポートを受けて，準備を進めていくケースがほとんどです。そのなかで，融資の依頼をどこにするかという問題が生じます。大抵は，そのコンサルタントや業者の知っているところ，付き合いのあるところを紹介されることになります。

　業者やコンサルタントの計画どおりに話が進めばいいのですが，なかには融資を断られることもあります。その原因については，個人情報の関係などから，金融機関がコンサルタントや業者の方に説明することはほとんどありません。

　ただ，お断りするということは，何らかの高いリスクがあるからです。それは開業されるドクター自身に関することばかりでなく，紹介してくださる業者やコンサルタントに問題があることもあります。例えば，他社でトラブルを起こし，好ましくない評判のある場合などです。

　もしも，開業する際に融資を断られ，途中で急に融資先を変えようといわれた場合は，いったん立ち止まって，どこに原因があるのかを探ってみてください。周囲の人は開業へ向かって，話を進めようとしますが，問題が潜んだまま進めてしまうと，あとで思わぬかたちになって表面化することもあります。勤務していた病院をすでに退職しているなど，立ち止まること自体に不安を感じる面もあるでしょうが，アルバイトで収入をつないででも，事業計画や周囲の人との関係を見直すのが得策です。

●将来について，楽天的になりすぎないように

　金融機関は，優良なクリニックにはどんどん融資したいと考えています。

　そこで，開業する先生が考えていた以上に与信枠がつくこともあります。だからといって，限度額いっぱいまで融資を受けることが妥当とは限りません。

　開業時に，必要以上にお金をかけてしまうと，返済が重くのしかかります。事業計画はあくまでも「予測」であり，すべてがそのとおりに進むことはまずありません。数年経ったあとに，突然，近所に競合となるクリニックがオープンすることもあります。社会的な動向もありますし，先生自身の健康など，様々な面で変化が生じるものです。

　開業時は，周囲にいる人は「買わせたい，使わせたい」という下心のある人ばかりです。あとになって苦しい思いをしないように，最初は慎重すぎるぐらいがちょうどいいと思います。

3 承継による開業で注意すべきこと

1 承継による開業を考える医師が増えている

　開業相談を受けるとき，医師から承継案件についての問合せが増えている。また，開業案件として，承継や居抜き物件を専門に扱う業者も増えてきた。特に都市部では競合も多く，開業におけるリスクや開業規制等を考えて，新規開業するよりも承継物件を探す傾向が強くなってきている。

　承継物件を希望する理由として，患者もまた承継できるというメリットと，開業費用が抑えられるという点が挙げられる。特にクリニックの標榜科の65％を占める内科系では開業を考えたときに周辺との競合は必然であり，新規患者の獲得は高いハードルとなるため，承継開業を選択肢の一つとする傾向がこれまでより高くなっている。

　だが，これまで承継や承継後の運営に実際に関わってみると，承継物件として提供される本当の理由を考える必要があると思うようになった。院長の急な病気や急逝等でなければ，現在盛業中の案件に出会う確率は少ない。開業後の経過年数や院長の年齢，患者数，周辺の競合施設の増加や人口等の環境変化など総合的に判断すると，承継物件として本当に適していると思う物件は多くない。

　収益性の問題や診療スタイルによる患者減少，競合や周辺環境の変化等，承継しても将来性という点について疑問が残るケースも多々あり，冷静な判断が求められる。

2 承継後，患者が引き続き受診するとは限らない

　承継案件は不動産物件的な取扱いをされるケースが多い。よって，仲介業者は契約が成立して高い手数料が入ればよく，クリニックの運営等に関わるケースはほとんどないと言ってよい。

　仲介業者はクリニック経営の知識が少ない。承継に慣れていないため，承継後に発生する予想外のトラブルも増えている。診療科目や診療内容にもよるが，クリニックでは，院長に患者がついている。そのため承継しても，通院していた患者は必ず続けて受診するとは限らない。診療方針や内容が変われば，予想以上に患者が減少していくケースもある。

同じ診療科目でも，診療方針や内容は年代や医師によって異なることが多い。スタッフの人事管理では評価や管理方法も異なる。承継後わかることだが，これまで長年築き上げられた運営方法や患者との関わり方等，全体を把握し軌道修正するには，新規開業とまったく違ったむずかしさがある。

　患者を引き継ぎ，自分のペースで診療していけばよいと考えていると簡単にはいかない。患者が離れない方法は何かをまず考え，なおかつ新患も増やす努力をしなければならない。患者が短期間離れてしまえば，口コミもあって新患も簡単に増えずあっという間に閉院となりやすい。

3　外見と実態には大きな差があるのが当然と考えておく

　承継は開業費用が少なくて済み，また患者が一定数付いているから立ち上がりの増患対策を考えたときに，収入リスクが低いなどと考えるが，その評価は譲渡価格やクリニックの設備状況や引き継ぐことができる患者数（新患状況を含む）次第でもある。承継させたい理由の確認や立地条件等，診療圏の推計患者数の再調査をせず，費用が安い等目先のメリットだけを追って承継すると，患者が予想以上に増えず，医療機器設備等の修理，保守や更新で予想以上に費用負担が増え，増収益になかなか結びつかないケースもある。

　承継時は，どうしても譲渡価格と患者数にばかり目が行きがちになる。運営をしてみて初めて，承継の問題点や大変さなど多くのことがわかってくる。患者が増えなくなった理由や時代に合わない診療スタイル等，新規開業にはない予想外の問題が生じやすく，すぐに解決できないことも多い。

　従来の診療内容を理解し，自分の診療スタイルに変更するには思った以上に時間を要する。患者の管理方法やコミュニケーションの取り方，スタッフの対応力など，外から見える状況と実態の差に驚くこともある。

　10年以上かけて運営してきたクリニックに個性や特徴があるのは当然のことである。良い部分もあればそうでない部分も必ずあると考えなければならない。そういう点も理解して対応方法を考えていくことが，承継開業を成功させるうえで大切なポイントの一つである。

4　承継物件にも新規開業と同様の診療圏調査が必要である

　開業して15年以上経過し医師の年齢が65歳以上のクリニックは，当然患者数のピーク時期が過ぎていることが多い。競合施設が増えて，患者が減少していることもある。そのうえ，地域での評価やイメージが確立されているため，新しくなった診療方針や内容が伝わりにくく，患者をより増やしていくには

新規開業に比べて予想以上に時間を要することもある。

　医師の世代による診療方針の違いがもたらした患者の不満や周辺環境の変化によって，新患も思うように増えず，患者が減少し，3年ももたずに閉院するケースもあった。承継といっても開業する以上，新規開業と同様の診療圏調査が必要になる。調査により，十分患者ニーズが認められ成功する確率が高いことを確認したうえで譲渡交渉に入られなければならない。仲介業者の情報をうのみにするのではなく，自分なりの調査と医薬品卸会社等対象地域の業者を利用した情報収集をすることが重要である。

5　成功と言われる所得確保がむずかしくなっている

　開業は，立地条件が最優先である。医療機関の競合が多い都市部では，開業物件の診療圏調査をしてみると，推計患者数が多く開業により適している物件は少なくなっている。

　開業すれば多くの医師が平均所得3000万円を確保できる時代は終わった。医師の診療方針や診療内容，運営方法の効率化等費用対効果を考えて事業として成り立つような経営努力も求められるようになっている。

　特に問題もなく診療していても，同じ診療圏に競合が増えていく。成功の大きな目安と言われる所得3000万円以上を稼ぎ続けることが年々きびしくなっている。開業したクリニックのなかには勤務医時代と同等またはそれ以下の所得に甘んじるケースも少なくない。借入金やリースが終了するまでは手元に残るお金は1000万円未満となる生活が続くことになる。

　そうならないように，推計患者数をベースにした実態に応じた予算制による事業計画を作成し，きびしくても3年頑張れば黒字になって次のステップへ向かえるような開業方法を選択する必要がある。承継も同様である。

　勤務医でも患者数や収益率アップなど，経営努力をより求められる時代である。勤務評価はきびしく，収益が上がらない場合は，雇用契約の打ち切りや外来閉鎖など，病院も経営最優先の対応を迫られている。

　病床規制がある以上，勤務医として働く場所は限られてくる。医師の少ない地域への転職は，家族の負担やこどもの教育を考えるとなかなか決断するのはむずかしい。勤務医として働くのがむずかしいとなれば，生活するための選択肢の一つとして開業を考えるようになる。そうした場合，生活拠点も重要だが，何より成功する確率の高い場所で開業することを考えなければならない。その選択肢の一つとしてリスクの低いと思われる承継がクローズアップされている。

6 "安全, リスク回避＝承継" で良いのか？

開業しても，収益悪化で5年以内に縮小，閉院するクリニックも増えている。そのような話を耳にすればするほど，できる限り開業リスクを低くしたいと考えるのは当然のことでもある。資金面も考えて，安全，安定を求めて承継案件に関心をもつのは十分理解できる。

医師の年齢によっても考え方が異なる。住宅ローンや現状の生活レベルを維持しながら，55歳を超えて新規開業で新たに数千万円という借金を抱えることには，大きな勇気と決断が必要になる。

成功と言える開業にならなかった場合を考えると，ローリスクでほどほどの収入を求める方法を考えるほうがより安全と思うことが多くなる。

クリニックでの勤務経験の少ない医師は，開業に対する不安が大きい。数千万円の借金をするのだから，返済期間を考えれば年齢が高くなってからの開業は資金に余裕がなければ体力面も含めたリスクは高くなる。

現在開業している医師たちは，今後開業で3000万円以上の所得を続けていくことがむずかしくなると予想している。医師会の会合でも，開業医にとっては大変な時代になるという話をよく聞くようになった。そういう話を聞けば，リスクの高い新規開業より，承継開業で少しでもリスクを低くして，それなりの収入でよいと思うのも当然だと言える。ところがそれなりの収入というのが個々によって尺度の違いもあるが，勤務医時代より上の収入を求めるのだから簡単にはいかない。それなりという考え方では成功する確率は低くなる。

居抜きの賃貸であれば開業費も抑えることができる。譲渡価格が安ければ，ほどほどの患者数でも一定の収入を確保できる。立地と診療圏調査に問題がなければ，現在は閉院していても，診療日時の設定や診療方針次第で十分に新規開業として運営していける。立地やクリニックの設備状況，費用の掛け方で活用できる案件もある。

また，地域に貢献してきたクリニックが承継というかたちで継続し運営されることは，地域にとっても大きなプラスとなる。承継することが前提ではなく，地域から必要とされる状況にあることが，承継するうえにおいて大きなポイントになる。

リスク回避のみが理由で承継するのであれば，成功する確率は低くなる。開業である以上，新規でも承継でもモールでもリスクは同じと考えて臨まなければならない。

7　変化の時代。経営力とタフな精神力が求められる

　開業しようとすれば，当然のように競合施設がある。競合が少ない地域は，医師不足の地方や，都市部であれば新興住宅地や今後開発が進められる地域などに限られる。

　80歳を超えると医療機関の外来受診率が下がるのは，患者が通院できなくなるからで，80歳以上の高齢者の人口割合が高くなる2025年を境に，外来数が減少すると予想されている。今後は在宅医療や遠隔診療等のニーズがさらに高まることが予測され，在宅医療や介護サービスは，超高齢化社会にあっては欠かすことのできないものとなっている。医療と介護の連携を考えれば，クリニックも介護保険で収入を得る対策を考えなければならない。

　開業では，自分のやりたい診療ではなく，収益維持が可能になる診療方針や運営方法が求められると同時に，医療制度の変化に対応できる経営力が必要であり，精神的なタフさもより求められるようになった。

8　すべては自己責任。覚悟をもって契約しなければならない

　大型商業施設やメディカルモールでの開業では，「相乗効果」という付加価値を理由に高い賃料設定や，入居条件として内装や医療機器や備品等の購入ルートを指定されるケースが増えている。そうなると，費用対効果を考えた価格交渉ができず，開業総費用が1.5倍ほどに膨らむケースもあり，ある程度の患者数があっても手元にお金が残らず経営に苦しむこともある。

　人通りが多いといっても，周りに競合施設があれば苦戦するのは当然のこと。モールだから患者がより多く受診するというわけではない。どちらにしても患者を取り合う覚悟で開業しなければならない。

　甘い言葉で勧誘され見誤ったと途中でわかっても，契約し開業すればすべて自己責任となる。苦情を言っても元には戻れない。新規にしても承継にしても，覚悟をもって契約しなければならない。中途半端な気持ちであれば失敗する確率は高くなる。それが開業というものである。

9　承継を扱う業者の信頼性はまだ低い。すべて自分の目で確かめよう

　承継の話も随分多くなった。年間7000施設前後が閉院するのだから，その数を考えれば当然かもしれない。

　承継情報は様々なところから入ってくる。以前はクリニックの取引先である医療機器販売会社，医療品卸会社，当該クリニックに勤務する非常勤医師等からの紹介など，個別案件というかたちでの内々の情報が多かった。しか

し最近は，承継情報がオープン化し，医師紹介会社や調剤薬局，医療専門のテナント会社，開業コンサル会社等，多くの業者が扱うようになっている。

　承継案件も様々だが，実際のところ良い案件はオープン情報としてなかなか表に出てこない。案件紹介や仲介する業者は承継後の運営サポートをすることも少ない。よって，現在の運営状況の把握がむずかしいので詳細に確認したうえで慎重な判断が必要になる。仲介業者の手数料も様々で，数百万円から1000万円を超えるケースもある。仲介する場合の契約内容や手順，手数料等について十分比較確認してから進めたほうがよい。

　また仲介業者は譲渡側の意向で価格設定することが多く，価格的になかなか折り合わないこともある。ただの不動産仲介的な部分も多く，そういう点を理解したうえで業者を利用しなければならない。医療機器や備品等の状況については稼動させて確認していなかったため，承継後トラブルに発展したケースもあった。

　クリニックの設備機器の事前確認は特に重要になる。仲介業者に任せるのではなく，主な医療機器は自分で動かしてすべてチェックするか，重要事項として仲介業者に機器設備等に問題ないこと，保守点検等の確認を保証させ，その内容を添付させるなど十分な説明を求めたうえで契約することが必要である。

10 "患者が付いている＝収益"とは限らない

　引き継げば，立ち上がりから一定の収入が見込めるだろうと楽観的に考えているケースも多い。しかし，ピークを過ぎて下り坂になった状況での承継は，診療日時や診療内容に相当のインパクトがなければそう簡単に患者は増えない。患者が盛況である時点での承継でないことや，すでに地域での診療圏と患者のクリニックに対するイメージが固定されているので，新しい診療方針や内容が浸透するまでは新規開業より時間がかかると考えておくべきだ。引き継いだ患者に新しい診療方針を徐々に理解してもらいながら，独自色を出していくには，最低でも1〜2年は必要になる。したがって，収益の伸び（新患を増やす）ということだけを考えれば新規に比べ遅くなることが多い。

　承継後の運営をサポートしてみてわかることは，これまで利用している取引業者や契約等についてはすべて見直しが必要だということである。特にランニングコストの削減は，運営をしていくうえで重要である。開業して10年以上経過すると，途中から価格交渉をすることが少なくなる。高止まりのまま購入しているケースも多い。現在取引をしていない業者を呼んで見積合わ

せをするとその状況がよくわかる。また取引業者によっては承継開業と新規開業では価格や保守料対応が異なるケースがあるので，そのあたりも注意する必要がある。

　新規にしても承継にしても，開業時の借入金とランニングコストをどう抑えるかで，手元に残るお金が変わる。リスクが少ないからお金が残るのではない。患者が付いているから収益が上がるのではなく，患者を増やす努力があり，なおかつ経費の見直しができて初めて収益に結び付くのだ。

11 新規と承継，迷ったらどちらを選ぶ？ 利益を上げるには同様の苦労が必要になる

　新規と承継，どちらが成功への近道と言えるのだろうか？　新規開業には，診療科目や診療内容によって一定の開業パターンがある。設備投資についても高い安いはあるが，一定の幅のなかで価格が決まることが多い。運営も患者ゼロからスタート。すべて自分の考えで作り上げていくことができるが，その分，作り上げていく作業と検討していく内容は多い。

　承継案件は，個々の事情やそのときの状況によって対応する内容が変わる。新規開業でいう設備投資額が譲渡価格に相当するが，一般的に譲渡価格は新規開業の設備投資額より低い。患者が付いていることによる営業権の価値は収益状況によることが多い。患者が付いていても収益が少なければ価値は下がる。診療方針は前院長の診療スタイルを引き継ぎながら，これまでの流れに沿って診療すれば大きなトラブルは少なくて済むことが多い。しかし，周辺環境を考えた新患獲得が求められる。診療内容を変更していくのは，簡単ではない。患者を増やし収益を上げて成功するには，新規開業とは異なる点も多いが，同様またはそれ以上の変える努力が必要になる。

12 承継する時点のクリニックの実力を測る

　承継開業を検討する場合には，いくつかの注意点がある。もちろん現在の患者数や収益状況は当然の確認事項であるが，最優先は立地である。新規開業した時点と承継する時点では，周辺環境は確実に変化している。対象となる診療圏の現在と将来の患者数を推計することが何よりも大切になる。

　医薬品卸や医療機器販売等の業者からの情報収集も重要である。仲介業者は，引き継ぐうえにおいてマイナスになる情報は出さない。譲渡価格交渉や契約成立に不利に働かないようにしたいと考えるからだ。

　開業後15年以上経過していれば，都市部であれば競合施設が増え，人の流

れや人口構成等，患者動向に関する環境も変化している。過去にいかに患者が多く来院していた時期があったとしても，まったく参考にならない。現在とこれからが大切であり，患者に関する情報収集には特に力を入れるべきである。承継前３年の患者数の動向，新患数と経費の内訳については特に細かく確認する必要がある。そのうえで直近３カ月から半年の経営データが承継するクリニックの実力と考えて，承継をするかどうか判断しなければならない。

13 承継は新規開業として成功する事業計画と 新患獲得対策がキーとなる

承継に迷ったら，「同じ場所で新規開業してどこまで成功できるか」と考えてみるといい。

新規開業の事業計画を作成し，どの程度患者が受診すれは黒字になるかを確認し，現時点での診療圏調査をもとに推計患者数をはじき出して比較してみるとわかりやすい。新規開業しても一定の収益確保できるようであれば，承継する価値があると判断する。

承継の場合，基本的に患者数は減少傾向である。これまで同様の診療体制や診療内容では，簡単に患者は増えない。新患獲得に目を向けた積極的な診療対策と，新規開業と思わせる広告広報も必要となる。

どういう開業でも，スタートダッシュが重要になる。開業して1年は特に最大限の努力をしなければならない。承継で成功するには，まずは診療圏に新しくなったことをアピールすることが重要になる。医師が変わって待合室等をリニューアルし，新しいイメージで患者を受け入れ，診療体制や日時等の患者受入れの間口が広がれば，新患は増えるはずだ。

同じ承継でも，都市部や住宅地では対応が異なる。診療科目によっても引き継げる患者数が変わる。承継でも経営が安定するには3年はかかると見ていたほうがよい。個々の案件によってメリット，デメリットが異なることを十分に理解して，対策を立てながら運営していく必要がある。

14 承継が患者に与える影響は？ 早急な診療方針の変更は閉院につながりやすい

承継した場合，患者は以前と同様の診療をしてもらえるのかという点が気になる。年代の違いなどにより診療方法が異なれば，今までと診療が違うと考え不安になって，患者は減少する。それが発端となって承継後１年半で閉

院した例もある。

　譲渡価格や設備状況，収入にばかり目を向けがちであるが，診療内容で患者の信頼をどう勝ち得るのかが最も重要である。

　承継を決定する前に患者の年齢層，疾病内容，地域ニーズ等を把握する機会をもち，現在の診療内容が自分に合っているかどうか確認しておきたい。あまりに違いがあれば承継しないほうがよいケースも考えられる。どういう手順で徐々に自分の診療スタイルに移行させていくか，患者が不安にならないような変更方法を考えなければならない。

　また，患者も我々が考えている以上に新たな医師が自分に合うかどうかを考えている。既存の患者に合わせながら，診療方針を立てることが必要になる。承継は患者を引き継ぐことが最大のメリットだが，引き継ぐむずかしさもあるので気をつけたい。病院勤務を経験していれば患者を引き継いだことは何度も経験しているはずである。十分な対策を練って望みたい。患者が付いているから「承継すればどうにかなる」というのでは成功しない。

15　承継では旧スタッフの活用が患者維持につながる

　承継をスムースに進めるには，以前からのスタッフの役割が重要になる。新しいスタッフのみでスタートすれば，準備期間も少なく不慣れであるためにミスやトラブルが増え，それが患者離れにつながりかねない。可能であれば以前のスタッフに協力してもらえる体制を作ってスタートしたい。

　医師同士の引継ぎは設備と簡単な診療方針中心であり，運用に関する部分の引継ぎが足りないことも多い。特に患者の個性や診療に求めるパターン等の情報はスタッフが把握していることが多く，患者との距離を埋め，説明不足やコミュニケーション不足を補い患者の不安や不満，ストレスも軽減してくれる。スムースに引き継ぐうえで，勤務経験の長いベテランスタッフの存在は欠かせない。

　承継時に退職を申し出るスタッフも多いが，雇用条件をアップしてでも最低1年は協力してもらえるように交渉すべきだ。そうすれば，その間に患者情報や業務の進め方など，運営をしていくうえで参考となる情報を引き継ぐことが可能となる。また，口コミ力を活かすためにも，以前のスタッフの力は欠かすことができない。

　新たに患者の信頼を得るには時間がかかるが，院長1人では対応できないことも多い。そのためにも，以前からスタッフとの円滑な雇用関係を築くことは重要である。

16 承継後に気付いた問題点は，時間をかけて解決していく

　承継前には気付かなかったことも，承継して数カ月経過すると，診療内容の改善点や良くない習慣に気付いてくる。慢性疾患の患者のフォロー体制ができていないことや，患者の要望を受け入れすぎている部分なども見られる。だからといって，急に診療方針を是正しようとすれば，たとえそれが正しくても患者は不信感をもち受診しなくなることが多い。明らかに違う治療法が良い場合でも，緊急でない限り一定の時間をかけて説明して，納得を得ていく必要がある。

　実際，承継後に前院長の処方に対して「あなたのために話をしますが，こういう薬は飲んではダメです」と批判しながら薬を減らすように指導したところ，承継時の患者が1年で3割減ったケースがあった。クリニックに長く通院している患者は，前院長を信頼していることを理解したうえで，時間をかけて正しい方向へ導くようにしたい。業務についても長年のノウハウがあって現在の方法に落ち着いたはずである。理解できない業務もあるだろうが，内容を確認しながら徐々に変更していくようにしたい。長年運営してきたことには，なるほどと思うようなノウハウがあることも忘れてはならない。

17 承継はかたちのないものにお金を払うということ

　承継案件の実態を細かく分析し，将来性を見極めることはむずかしい。決算書や確定申告書は確認できても，それはあくまでも数字であり，患者の受診状況や運営実態まで十分に把握できないことが多い。仲介業者に確認しても，運営に関わっていなければ的確な回答は期待できない。

　どのクリニックにもメリットやデメリットがある。患者が減り収入が落ちている場合には，競合が増えたか，患者にとってのメリットが減ったということになる。承継交渉時には承継する側にマイナスになると思われる内容は，表に出てくることは少ない。しかし，患者が減った理由を考えるのは今後の運営において重要なことである。そこはきっちり原因を検討していく必要がある。

　承継では，あくまでも当事者同士の考えと評価によって譲渡価格が決定する。今後のかたちが見えにくい，将来が保証されないものにお金をかけるのだから，成功するかどうかの判断はむずかしいが，それが承継である。承継案件の良し悪しも重要だが，それ以上に院長の経営力に将来がかかっていると言ってよい。過去のデータを基本に地域ニーズを考えて，新たな診療方針と経営計画を立て積極的に攻めることができれば，早く安定した収益を得られる確

率は新規開業より高くなるだろう。かたちとして評価しにくいものにお金を払うのだから，プラスαのアレンジをするという考えをもってほしい。

18 手数料に規定なし。仲介業者の質と責任範囲を確かめる

　譲渡価格は，仲介業者等が資産や所得，年間収入等を査定した後に，譲渡側の希望価格を考慮して話合いによって決定されることが多い。譲渡価格は希望価格はあっても当事者同士による交渉次第となる。お互い合意さえすれば，当初の希望価格と大きく変わっても成立する。不動産の公示価格のような基準となる価格はない。土地や建物等を除けば，仲介手数料に一定の制限はなく，契約書も業者によって異なる。譲渡手順やルールもまちまちで規定がないので，仲介業者の進め方次第で手数料もまったくばらばらである。なかには，テナントでありながら譲渡価格によって1000万円以上の手数料を提示するM&A会社もある。不動産仲介手数料は価格の3％なので1000万円であれば30万円となるが，承継の場合，どういう案件でも少なくとも200万〜300万円前後を提示されることが多い。それでいて，譲渡後の収入や患者動向や設備等についてはいっさい責任を負わない。

　譲渡価格と仲介手数料，その他開業に必要な資金の総額が，新規開業での資金総額より高くならないことが，承継に値するかどうかの一定の判断基準となりやすい。承継成立後，仲介業者は特別なトラブルでない限りいっさいの責任を取らないため，交渉中は手数料に見合うだけの情報提供や成立するまでのサポートを求めるようにしたい。同時に，仲介業者は何をどこまで責任をとるのか，特にクリニックの運営業者の作成する契約書等の内容や法的責任も確かめたうえで交渉を進めるようにしたい。

19 診療科によって患者が残る確率が変わり，評価は異なる

　承継した場合，診療科によって患者の残る確率が異なる。比較的地域に数の少ない専門性の高い診療科目（眼科，耳鼻科，整形外科，小児科等）では，患者が離れない確率は高くなる。内科系で慢性疾患が多いクリニックは，診療方針や診療内容が変われば患者が離れやすい。診療実日数の短い急性疾患が中心となる診療科目は，院長が変わっても患者が引き継がれる割合が高い。よって診療科によって承継案件の評価が変わるのは当然のことである。承継を検討する場合にはそういう点も考慮に入れなければならない。

　そのほかにも，1日当たりの新患数も重要な評価の一つとなる。"新患数が多い＝ニーズが高い"と考えられる。これまでの経験から新患数1日5人未

満であればクリニック自体が停滞または後退している状況だと推定できる。よって評価は下がる。こういう点から考えると，承継には様々な要素が含まれるので，単純に評価することはむずかしい。評価基準をどう考えるかは，仲介業者によるところが大きい。しかし担当者のなかには評価や情報を求めても，物件自体を見ていないケースもあってあてにならない部分も多いので注意が必要だ。評価方法についてここに挙げた点などを質問してどう考えているかを確認するだけでも利用できるかなどを含めて判断できるはずである。

20 営業権融資は運転資金扱い。承継はまずランニングコストを見直し，設備投資は患者状況に合わせて段階的に行う

　新たな医療機器の購入，設備投資，減価償却資産として記載されている備品，消耗品等以外の営業権となる譲渡費用に対する融資は運転資金扱いとなり，返済期間も5年が一般的である。その費用が高ければ，融資期間が短いため毎月の借入金元金返済額が多くなるので，収入があっても資金繰りの面で注意が必要になる。

　その他の経費で重要になるのが，様々な保守管理等の契約条件や医薬品，医療材料等の購入価格などのランニングコストである。

　承継であっても，新規開業と同様に多くの業者と取引きをしなければならない。開業して10年以上経過していれば，資金繰りにも余裕ができて無理な交渉をすることが少なくなり，ランニングコストの定期的な見直しをしているケースは意外に少ない。医薬品等は消費税を考えるとマイナスになっているケースもある。テナントの場合は，賃料が現在の周辺の賃料相場に見合った賃料であるか，更新料や退去時の原状回復に不利な点はないか等まで賃貸借契約内容について検討し，必要であれば，承継する条件として交渉したほうが優位に運べることもある。オーナーにとっても，退出され再募集するより継続して借りてもらうほうが有利なはずだ。月額10万円を超える減額を成功したこともあった。

　備品や医療機器の保守，設備点検費用，院内清掃等の費用も意外に高いことが多い。新たに経営者が変わることで取引きのなかった業者も取引きしようと考え積極的な価格提示をしてくることが多い。そういう点を活用して相見積りを取るなど見直しをすることで，10〜15％のランニングコストの削減も可能である。承継だからといって，これまでの取引業者との間の契約条件まですべて引き継ぐ必要はまったくない。まずは費用の見直しからスタートすることが必要である。

　患者を把握し一定の診療パターンが出来上がるまでは，承継したことを理由に新たに医療機器等の設備投資をする必要はない。これまで利用してきた設備で診療をすれば，手元に残るお金は増える。一定の収入確保ができる状況を確めたうえで，段階的な設備投資を考えるべきである。承継しても，簡単に患者は増えない。患者数と収益に見合った段階的な対策を講じることが承継では重要になる。

21　ソフト面での引継ぎ方次第で患者の残る割合が変わる

　承継する場合の多くは，最低でも10～15年以上運営されてきたクリニック機能をもってスタートすることが多い。そうでなければ開業時の借入金や設備等のリースを引き継ぐケースは十分に注意が必要となる。内容によっては承継案件としてはあまり適さない。受付，診療，処置，会計までの事務処理等を含めた流れはできているが，実際にスタッフも含めすべてを動かしてみなければ，自分の診療スタイルに合っているのかどうかはわからない。自分の診療スタイルに変更するにしても，診療をしながらの変更となるので，時間をかける必要があり，長めの準備期間が必要になる。

　承継前の確認では，設備，備品，医療機器等ハード中心の作業となる。実際は診療体制を含む患者の状況やスタッフ体制等運営面が重要であるが，クリニック運営を経験したことがないので，どのように変えていけばよいのかわからないことが多く，運営方法について理解できるまでは急に変えないほうがよい。患者はハードとソフトにあまり差がなければ，とりあえず安心して通院する。

　自分本位のスタイルを優先し，スタッフがすべて入れ替わることによって発生するミスや対応が変われば，以前との違いを感じて患者が離れる確率が高くなる。そういう点から考えると，これまでの診療スタイルを基本として，以前からのスタッフを中心に自分の診療方針や診療内容を患者に受け入れられるように徐々に変えていくことが，承継を成功させる大きなポイントとなる。

22　承継は必ず何らかの問題も引き継ぐ

　承継は一定の収入と患者を引き継ぐが，長い間にできた様々な問題等も引き継ぐことになる。

　スタッフを引き継ぐことは患者離れを防ぐ重要なポイントであるが，以前の雇用条件も引き継ぐことになれば待遇等の再検討が必要になるケースもあ

るので，承継する前に個々に面談したうえで新たに雇用契約を結び直したほうがよい。勤務体制や勤務時間についても変更する可能性が高いので，事前に通告するなど一定の猶予をもって対応するようにしておきたい。

　診療を開始すると以前から抱えていた運営上の問題点や，承継交渉のときにはわからなかった患者とのトラブル，スタッフの問題点やこれまでには見えなかった状況が徐々に明らかになっていく。レセプト請求の査定や取引業者との約束事，テナントの不備等，院長が直接関っていない業務での問題やトラブルもある。なかには想定を超える患者トラブルや業者有利の契約もあり，処理方法や対応で苦慮することもある。

　こういうことが多かれ少なかれ出てくるのが承継の特徴でもある。よって事前の確認は特に気を付けたい。慣れるまでの1年間は，全体の把握に時間を要し業者や周辺との想定外のトラブルも発生しやすい。承継仲業者はまったく頼りにならないので，クリニックの運営の経験豊富な税理士，社労士，コンサルタント等の活用を考えておいたほうがよい。

23　出来上がっているかたちを変えるのは簡単ではない

　承継では，多くの積み重なった決まり事，何となく出来上がった習慣が存在している。そのため，流れやシステムを変えようとするには，なぜそうなったか等の理由を考えたうえでいくつも解決しなければならないことがある。実際に見ていくと，理由があって変更された，運営上そういう方法を取ることしかできなかったなど，すべてに結論が出て進んでいるのではなく，ある時点で止まったままの状態でストップしている業務もある。また，現在の医療制度から考えて変更しなければならない診療内容等であっても，修正していくのは簡単ではない。診療方針や診療内容も異なるので，必要な医薬品や医療材料，物品，医療機器，スタッフ体制等についても状況を把握したうえで，どのように変えていくのが安全であるかを検討しなければならない。

　一気に変えようとすればスタッフに混乱を招き，ミスにつながり患者にも影響が出やすい。それでも徐々に自分の診療スタイルに変えていかなければ，これまでの診療では患者も増えず，将来性も見えなくなってくる。あまり長く時間はかけられない。1年以内に修正し新たなステップを踏めるようにしたい。

24　スタッフとの関係が承継の鍵になる

　引き継いだスタッフの信頼を得るにも時間がかかる。以前の雇用条件や勤

務体制，慣れた運営方法を変更されることは好まないものだ。新たな知識を要したり，システム変更等はできる限り少ないほうがよい。診療方針や意図を説明しながら改善を進めなければ，数カ月で退職につながることにもなりかねない。

　自分の思いどおりにスタッフを動かすには，新規でも承継でもそれなりの時間を要する。患者にとって以前から勤務しているスタッフの存在は大きい。院長に聞けないことでもスタッフに確認することはできる。患者が求めている診療についてもスタッフ経由で院長に伝えることで患者サポートできる部分もある。スタッフの誰かとコミュニケーションさえ取れていれば，患者は簡単に離れない。取引業者や自治会や地域行事等の対外的な対応も慣れているので，これまでどういう風にしてきたか参考にもなる。

　少なくとも，最低1～2年はクリニックのスタッフとして勤務してもらえるような状況を確保したい。承継の最優先課題は，医師にとってまずは患者を引き継ぐことである。そこに集中できる体制を作るためには，以前からのスタッフとの円滑な関係作りが最も重要になる。いろいろ注意したり是正したい点もあるだろうが，しばらくの間はそこは我慢することも必要だ。

25 診療報酬の査定や個別指導，返還には要注意

　医療法人の場合は，診療報酬の査定や返戻，診療内容に関する指導も引き継ぐことになる。個別指導を受けていれば，近いうちに再度指導を受ける可能性があるので，内容を把握しておかなければならない。個人の場合は承継であっても新規個別指導がある。

　承継では当然，承継前の診療行為に対する査定や診療費の返還に応じなければならない。レセプトの返戻や査定状況については，クリニックの特徴が出やすい。また，支払基金の指導や査定の傾向もわかるので，どういう内容であったか，どういう請求方法を取っていたか，スタッフにも可能であれば確認をしておきたい。

　承継では，過去の患者に対する対応や医療上の責任も発生することがある。患者データの保管状況や患者トラブルの把握も重要である。知らない，わからないで済まされないこともあるので，どこまでどういう責任が生じるのか理解しておく必要がある。責任が生じる部分の線引きは患者トラブルを防ぐためにも重要である。

26 お互いに不満が発生しやすい承継

　承継後，譲渡価格に対する不満や医療機器，備品設備等の可動状態や劣化によるトラブルが発生することもある。

　承継に関われなかった業者が「もっと高く売れた」とか「安く買えたはず」などと入れ知恵をすることもある。現状の医療機器や設備を確認していたにもかかわらず，承継後に思った以上に機器が使えないとクレームをつけたり，無駄なリース契約だとリース残額の費用負担を求められたり，契約するまでに特に何も問題がなかったにもかかわらず譲渡価格に納得できないので裁判したいと言い出すケースまであった。

　承継側も譲渡側も，お互いの立場をよく理解しておく必要がある。

　契約し，金銭授受の終了後にクレームをつけても，よほど悪質でない限り，訴訟しても勝てる見込みはない。承継交渉する段階で現物を見て動かし問題がないかあらかじめ確認することは特に重要になる。価格も重要であるが，お互いにトラブルを防ぐ方法も考えなければならない。そういう点まできちんと整理できる仲介業者の担当者は少ないので，承継経験のあるコンサルタントや税理士を利用して問題が発生しないような確認方法や注意点などをあらかじめ情報収集し進めるようにしてほしい。

　すべての医療機器，備品の保守状況や動作，この数年の故障，点検結果，また使えないもしくは使用していないなどを確認し，承継後5年以内にどの程度の設備投資が必要になるかを確かめたうえで交渉に入りたい。

27 承継の一番のメリットは何かをよく考えてみる

　譲渡価格にもよるが，内装や医療機器等，設備投資費用等の開業投資総額が少ないことが，承継の大きなメリットでもある。また，一定数の患者が付いていることで，収入もある程度確保されてスタートできることもゼロからスタートする新規開業にはないメリットである。どのくらい患者が来るかわからないという不安も除けるので，精神的な余裕をもちながらスタートできる。資金繰りにおいても一定の収入があることはメリットであり，先が読みやすくなる。

　自分でゼロから作り上げるのではなく，前院長のスタイルを引き継ぎ，スタッフもまた引き継げる。承継をサポートしてきたなかで，何よりもアドバンテージになると感じたのは，引き継いだスタッフの存在であった。数年以上勤務しているスタッフはクリニック内の状況も把握していて連携も良く，患者の扱い方や診療の回し方を心得ている。

　院長に頼られているとわかれば，診療方針を理解しようと努力し協力も惜しまない。個々の患者の要望や注意が必要な患者も心得ていて，うまくカバーしてくれる。承継では，診療においては手さぐりのスタートになる。スタッフに診療以外で任せられる部分が多いほど，安心して診療に臨める。患者にも安心感を与えられ，以前とあまり変わらないと思わせることが患者離れを防ぐことにもなる。

　承継で重要なのは，ハード面よりもむしろソフト面である。それはお金に換えられない価値をもたらしてくれる。

28　合わないスタッフは一定のルールのもとに契約解除する

　ただし，院長にとって扱いやすいスタッフばかりとは限らない。相性が合わないなど，使いやすさは医師によって異なる。なかには予想以上に知識や能力が低く，患者への対応が診療方針と合わなかったり，対応が慣れ慣れしく，患者への配慮に欠けるスタッフもいる。どちらにしても新しい診療方針や運営方法，患者対応等について理解を求めたい。雇用契約についても場合によっては話し合いをして試用期間や雇用期間を設けるなど，新たに雇用契約を結び直すなどの対策や工夫も必要になる。

　一定の仕事をしてみて一緒に仕事をすることがむずかしいと考えた場合には，患者をうまく引き継いだあとに話し合いをもち，退職してもらう方向へ進まなければならない。その場合には，残るスタッフに影響を及ぼさないような根回しも必要となる。退職する場合は周辺対策も含めて手厚い対応を考えたい。

29　承継は運転資金の準備の仕方が運営のポイントとなる

　承継における費用的なメリットは，新規開業より内装や医療機器等の費用が少なくて済むことだ。しかし，少ない資金で開業できる一方で，新規開業のように設備投資が多くないため，金融機関から余分に資金を借りることはむずかしい。かたちのない営業権は設備や備品に該当しないので，運転資金の対象となる。

　設備資金として対象が少なければ融資を受ける必要資金の多くは運転資金が中心となる。元々，収入に応じた月々の経費が少ないので余裕をもった運転資金を全額融資で賄うのはむずかしい。できれば営業権になる費用は自己資金を充てたい。また可能であれば1年分程度の運転資金を準備したい。運転資金の場合，返済期間は長くても5年程度と短く，そうなれば収益が出て

も元金返済が多くなるので上手な資金繰りができるようにしたい。

　承継の場合はスタートから一定の収入を見込めるが，逆に新規のような患者の勢いのある伸びはあまり期待できない。新しくなったと理解されるまでは，クリニックの印象および診療圏は以前のまま固定されていると考えるべきだ。患者を増やすには，予想以上に時間がかかる。競合施設など周辺環境も変化しているので，承継前の盛況時の患者数に近づくのは簡単ではない。そういう点からも，承継では運転資金をどのように準備しておくかが重要になる。

30　診療日時の見直しや新規開業と同様の広告広報で増患を図る

　承継の場合，患者を増やすには工夫が必要である。以前，旧○○内科医院の名称変更というかたちで広告を出したときは増患効果が少なかったが，新規開院として広告を出し直すと増患効果が確実に上がったケースがあった。

　また，承継後診療時間を短くしたケースでは承継前よりいったん患者が減り，良い立地でありながら患者が増えるまで予想以上に時間がかかった。承継する場合には少なくとも診療日時の見直しの際は，以前よりも利用しやすい状況を作ることを考えたい。

　一定の患者が付いているのである程度余裕をもってスタートできるが，事業はすべて努力に応じた結果となる。承継だから患者が付いていると安易に考え診療時間を短くし，増患対策を怠れば，患者はなかなか増えない。患者を増やすことに関しては新規も承継も変わりはない。

　運転資金の融資額は，大体月額費用の6カ月～1年分である。患者が増えなければ開業して1年から2年目にかけて，運転資金が一番少なくなりやすい。そこまでに広告広報し新患を増やしたい。

　承継でも，初めて事業を興す意味では新規開業に変わりない。患者が付いていると油断すれば，低空飛行になって逆に新規開業より苦戦する確率が高くなる。診療科目の追加や変更，診療日時の見直しを含めた広告広報戦略を考える必要がある。

4 業者やコンサルタント，専門家の活用法

　開業をサポートする業者やコンサルタントは様々である。どの分野を得意とする業者か，どういう開業方法を取るコンサルタントと契約するかで，開業資金，設備，医療機器等に対する考え方や開業後の運営方法についても差が出る。

　開業後1年ほどが経過すると，開業について様々なことが見えてくる。患者の動向によって設備投資や医療機器，広告等の費用対効果を考え，正しい判断であったかどうか，振り返ることも増えるし，ここは失敗だったと思うこともある。

1 どういう広告でも業者に効果を確認しよう

　開業において，地域に認知してもらうための広告広報は特に重要である。その方法については業者やコンサルタントによって考え方が異なることが多い。即効性や持続性と分けてアドバイスをする業者もいれば，とにかく費用をかけることを進める業者もいる。

　開業時には，「多くの広告媒体を利用しなさい」と勧められるケースが多い。診療圏を越える広範囲の広告が開業時に有効かどうか考える必要もある。広告は患者を受診させる「きっかけ」になるので，一過性であってはならない。即効性のある広告媒体ほど効果は期間限定となる。同じ費用をかけるのであれば，一時的に一度に費用をかけるより，時期をずらすなど，より効果的に範囲と時期を分けて進めていくようにしたい。

　開業や運営を多く手がけている業者やコンサルタントほど，患者動向は不確定要素が多いこと，広告効果に頼り過ぎる立ち上がりのむずかしさを理解している。それぞれの広告媒体の特性も理解している。費用をかければ患者が増えるのではない。開業後に広告費用をかけ過ぎれば運転資金が減り，資金繰りに影響が出ることもある。広告をよく知るコンサルタントほど，効果の低いと考えられる媒体にかける費用を減らすようアドバイスをするはずだ。

　患者が何をきっかけに受診するのか，その動向は年々変わっている。時代に応じた情報配信やビジュアル的な広告広報を考えて実施することも重要である。

2 開業を考えたら勤務医時代の診療スタンスは捨て，患者を増やせる診療を身に付ける

　勤務医から開業を決心するには，いろいろな事情が絡んでいる。医局人事，勤務先での人間関係，家族環境など理由は様々である。当初から開業を最終目標として計画を立てている医師以外は，「開業するなら50歳くらいまでにしたい」と漠然と考えていることが多い。

　勤務医時代の専門分野を中心とした開業と，地域のニーズに合った開業では，開業方法はまったく異なる。地域医療を担う以上，幅広く患者を受け入れるほうが立ち上がりは早い。自分の専門分野に関連する診療科目や，地域で患者ニーズを広げやすい診療科目を標榜できるように診療の幅を広げておきたい。そのうえで患者としっかりコミュニケーションのとれる診療が行えるような姿勢を身に付けるようにしてほしい。

　自分のやりたい医療は，患者ニーズがなければやりようもなく続かない。成功するためには，これまでのスタイルを見直し，ゼロからのスタートで信頼を積み重ねていくような方法を考えたい。開業がスタートしたら地域の患者ニーズに合うような方向に向けて軌道修正しながら，自分のスタイルに固執せず変化させていくことが重要である。そうして患者がある程度増えていくなかでやりたい医療や収益につながる医療のかたちが次第に出来上がっていく。

3 開業後に相談できるブレーンを作っておこう‼

　このところ，開業後に患者が増えない，採用人事で困っているなどの相談を受けることが増えている。開業までの準備は大仕事で大変だが，業者やコンサルタントのサポート等があればスタート地点には立てる。運転資金が十分にある間は余裕があるが，数カ月から半年ほど経過し，事業計画どおりに患者数が増えない場合は，今後の診療方針や経営方法について悩むケースが多くなる。あれほど手伝ってくれた業者やコンサルタントは患者が増えず収入が伸びなければ，寄り付かなくなって距離を置くようになる。

　収入の問題は経営と直結するので精神的にも辛い日が続く。そうでなくても，スタッフの人事管理や患者対応，取引業者との交渉等，経験のない様々な問題が発生する。どこにも相談できず問題を抱え込み，先が見えなくなり，自信を失くしかけることもある。こういう場合はとにかく一人で悩まず，税理士やコンサルタント等に相談をすべきである。セカンドオピニオンや運営に強いコンサルタント等に相談できるルートを探しておくことだ。

順調そうに見えるクリニックでも，患者トラブルや労務管理，増患対策も含めて苦しむ時期を必ず乗り越えてきている。できる限り自分の周りに相談できるブレーンを作っておきたい。話を聞いてもらえるだけでも落ち着き，少しでも前に進めることで精神的にも助けられることが多い。

4 開業業者やコンサルタントはプロ。活用すれば開業費用は圧縮できるはずである

開業では診療圏調査のデータをもとに事業計画を作成する。もちろん経験がないので，妥当な費用のかけ方やすべてに効率よく費用をかけ準備を進めていくのはむずかしい。そこを補完しリードするのが業者やコンサルタントの役割である。費用がかかる部分，患者の増える過程等，過去の事例からの情報提供をしてもらいながら，的確に判断できるようにしたい。複数カ所から情報を収集し，価格を競わせることで，開業費用は確実に圧縮される。

見積競争や比較できる情報を集めることで，500万〜1000万円に近い費用を圧縮できることを理解しておきたい。そういうテクニックを業者やコンサルタントはもっている。そのくらい開業費用に大きな差が出ることは特別なことではない。

開業後，あとから多くの情報を得る機会が増えて，初めて高いと気付くこともある。そうならないように自分なりの準備をして交渉にあたり，業者やコンサルタントのスタイルを見極めながら開業費用を抑えることが，後の経営にプラスとなる。

5 グループで固める業者やコンサルタントには注意しよう！

年々，開業費用総額が増える傾向にある。診療報酬は上がらず，特に都市部では競合施設は増え，クリニックの平均所得は減少傾向にあり，そうなるような政策も次々と打ち出されている。そういう状況や開業トラブルや失敗情報も踏まえ，医師自身も開業するにあたって多くの情報や知識を学ぶようになった。

業者やコンサルタントは，設備投資は抑え，収益性を上げ，より安全に開業させ成功への道をアドバイスすることが当然であるが，業者も事業である以上「開業で効率よく儲けたい」という理由で，お金をかけさせるほうへ誘導していくこともある。窓口となる業者やコンサルタントを中心に，グループを作り，紹介し合うことも増えている。自由に業者や医療機器を選定し，価格交渉ができることが前提であっても，いつの間にかコントロールされて

いるケースもある。

　なかにはグループで囲んで対応されることもあり，カモにされることもある。「わからなかった」では済まされない。そういうことがあると知っているだけでも対応できることが多い。開業では業者ルートがもともとなく，価格情報等も入りにくい。よって，初めての場合や知識が少ないほど騙されやすいと自覚し，慎重に対応するだけでもプラスになる。場合によっては開業準備期間だけでも，お金を払ってでもセカンドオピニオン等，チェックできる方法を取ることも必要である。

6 ローリスク開業でハイリターンを狙いすぎると危ない？欲が落とし穴をつくる

　都市部では競合が増えて，開業コストは年々高くなる傾向にある。

　コンパクトな広さで，開業資金総額を抑えようと考える医師も増えている。競合や費用を考えて30坪での内科開業等，同じ収入で多くの収益を得られるように工夫することも可能である。

　徹底的に効率化を図り，リスクを考え，費用をできるだけ抑えようと考える医師もいる。承継や居抜き案件を優先して考えるケースも増えている。

　ただ，効率ばかりを考え，計算高くなり過ぎて開業できなかったり失敗するケースもある。ローリスクハイリターンを狙って診療時間まで短くし，効率良く患者を診ようという考えが先に立ち，上手に収益を上げることばかりを考えがちになる。旨味のある開業ばかりを考えて，業者に上手に勧められ，優先的に良い物件を紹介されていると勘違いする医師もいる。ローコストで承継しても患者が増えない立地や周辺環境もある。

　医療法人の分院を譲渡してもらおうと先にテナントオーナーと交渉し，安く手に入れようとして失敗した例や，先輩後輩の関係で譲渡価格も安く承継したが既存患者と診療方針が合わず患者が減少，1年半後に医療法人全体を再譲渡した例もある。とにかくローコスト，ローリスクで引き継ぎ，上手に収益を上げようとする考えが意外に多いことに驚かされることもある。

　どういう開業でも，収益を上げ続けることは簡単ではない。とにかく間口を広げ患者に受け入れられるような診療体制を作り，地道な努力を積み重ねるしかない。

　立地が良くても，承継条件が良くても，上手に稼ごうとする姿勢や楽観は厳禁である。患者を増やし黒字を維持するには，大小様々なリスクや苦労を誰もが経験する。どういう開業でも必ずリスクが伴い，努力に応じて結果が

出ることを忘れてはならない。

　損得ばかりを考え取引業者を利用し過ぎれば，困ったときにサポートを受けられない。自分一人の力では対応が限られる。ローコスト開業ばかりを考えていると，普通であれば避けられる落とし穴にはまることもある。どういう開業でも自分の都合良く解釈せず，冷静に判断することを心掛け，業者に利用され過ぎず，開業後も何らかのかたちで運営に協力してもらえるような関係を築くようにしたい。

7　開業支援業者やコンサルタントは開業で稼ぐ。開業後のサポートは期待してはいけない!!

　開業時には多くの資金が動く。そこをビジネスチャンスとして多くの開業に関わる業者が集まるのは当然である。業者やコンサルタントの多くが，開業で収益を上げることが目的である。運営サポートで収益を上げようとする業者は少ない。その理由は，仕事が細かく手間がかかるにしては開業時に比べ報酬が少ないからである。

　開業時が売上を上げる大きなチャンスなので，売り込むための労力は惜しまない。それぞれの持ち味のなかで医師を全力でサポートし，欲しい仕事を発注してもらえるように努力する。

　ところが，開業し資金回収が終了すると幅広く相談に乗ってくれた担当者たちは，段々と顔を見せなくなっていく。その変わりように驚くこともあるが，担当者が次の仕事を追うのは当然でもある。

　開業までを区切りとして考えている。開業後の運営サポートは次の仕事につながることは少ない。そこも理解して，業者と上手に付き合っていきたい。

　可能であれば開業について多くの知識をもち，アフターフォローの良い業者や権限の範囲が広い担当者を選ぶべきである。「開業後も何かあればサポートします」「電話していただければ相談に乗ります」と話していても，なかなか実行されないことが多く，そのうち担当替えとなる。なかには頼りになる担当者も必ずいるが，開業後に多くのことを期待していてはならない。開業したら自力が求められる。

8　"メディカルモール＝好立地"ではない。モールという言葉に惑わされてはならない

　15年くらい前までは医師会に反対されていたメディカルモールも，今ではそういうこともなくなった。開業するうえで大きな選択肢の一つとなってい

る。

　どういう開業でも立地が重要であることは，間違いない。以前は医療機器メーカーや医薬品卸の担当者，MR等と地区医師会単位でクリニックの競合状況を把握し，成功しやすい開業地や物件を探す医師が多かった。現在では，開業セミナー，開業情報誌，開業コンサル会社，調剤薬局等から開業場所等の情報が簡単に入手できるようになっている。

　医師が人材派遣（紹介）会社のHPを利用しアルバイトや勤務先を探す際の登録情報を利用して，開業したい医師情報を有効活用しようとする業者も増えている。登録すれば，自動的に開業やアルバイト等の情報が送られてくるようにもなった。

　開業させることで収益を得たい企業が開発するメディカルモールが増えている。なかには物件開発優先になり過ぎて，立地条件が良いとは言えない案件も増えている。モールが出来上がって2年経過しても，入居率が50％に満たないケースもある。

　土地や建物からの開発になると，何が最も優先されているかで，賃貸条件等が変わる。通常のテナント物件としての賃料の妥当性，地域ニーズ，人通りや周辺の競合医療機関の状況など，冷静な判断がより必要になる。

　メディカルモールにかかわらず，立地条件の良いテナント物件は早く埋まりやすい。モール等で2年以上空いている場合は，立地，賃貸条件，その他の要件等で何らかの入居しない理由があると考えたほうがよい。郊外であっても隣地にスーパー等地域住民が多く集まる所であれば，逆に集患という点から有効な物件もある。

　メディカルモールと言っても，その価値は地域ニーズと集患しやすい立地で決まる。メディカルモールだから患者が集まってくるのではない。

　建設予定の物件でも，入居募集が開始されれば誰もが当然建築されるものと考える。地主を説得するために一定以上の入居申込みがあって，採算が取れることを条件に，地主の了解を得て募集をスタートさせるケースもある。地主との交渉がどこまで進んでいるのか，設計が実施設計に入っているのか等，計画案件は申し込む前に確認が必要になる。もちろん当初からテナントの7割の入居者が決定したら着工するという条件で募集開始するケースもある。調剤薬局紹介の開発会社を経由して仮申込をし，平面図を要求したところ，数カ月待たされて，結局モールの計画自体がなくなったケースもある。立地条件の良い案件としてかたちだけを見せることで開業したい医師を確保することを優先させる業者もあるので，実施設計に入っているかの確認は重要で

ある。

　設計図面が確認できない案件には十分な注意が必要である。竣工時期等も延びるなど影響が出やすく，振り回されてしまうこともある。実際に工事が始まるまでは安心できない。

　メディカルモールは駅に近い場所や人が集まる場所，商業施設のなかに計画されることが多い。周囲に競合施設もあって集患の点から好立地とは言えない物件もある。メディカルモールが良いのであれば，既存案件でまず立地や賃貸条件等を確認して，入居募集開始して1年以内に着工または建築が決定している物件を検討してみて，モールで開業する流れを確認しておくと参考になりやすい。"モール＝好立地"とは限らないことを十分に理解しておかなければならない。

9　入居条件交渉がまったくできないメディカルモールには要注意

　テナントは申込順に入居交渉を進めるのが一般的だが，メディカルモールの場合，窓口となる業者やコンサルタントによって申込順でなく，選択されることもある。「申込みは受け付けますが，それが確約とはなりません。希望する先生方とそれぞれ面談させていただき，そのうえで決定します」と回答されることもある。もちろん信用調査後，入居が決定されるのであれば理解できるが，なかには業者の希望条件（業者指定や賃料保証金等）を優先し，受け入れてもらえる医師を優先的に選ぶというケースもある。また，開業コンサルも指定されることもあって，これまで付き合ってきた業者やコンサルタントがサポートすることはできないケースもある。

　テナントの入居条件によっては，クリニック運営を圧迫することもある。賃料や保証金が周辺と比較すると10〜20%程度，なかには30%も高いこともある。運営するうえで長く継続される固定費が高くなれば収益に直接影響が出る。あまりに一方的な条件を押しつけるようであれば，よほど良い立地でない限り，避けるべきである。モールの場合は一つのプロジェクトになり，開発や建築が絡むことが多いので，指定業者の利用等付帯要件が付くことが多く事前確認が必要である。

　メディカルモールでは効率よく開業させ収益を上げようと考える業者やコンサルタントがいることも理解したうえで対応したい。特に賃貸借契約内容については借りる側に一方的な不利な点はないか，弁護士等に確認し，更新条件ややテナント管理面で少しでもリスクを減らすように交渉したい。最近は定期賃貸借で10〜20年契約が増えている。長期の契約では中途契約解除や

賃料条件，更新事項等については特に注意しなければならない。原状回復等では明らかに不利とわかるような条項もみられる。更新時等に新たな問題が発生したり追加条件が出されたりする可能性もある。とにかく交渉ができない案件はがんじがらめにされる可能性が高いので，要注意と考え慎重な対応をしたい。

10 メディカルモールの相乗効果だけでは患者は増えず成功しない

　モールであるにもかかわらず，患者を増やすのに苦戦している院長から相談されたことがある。入居理由は，「メディカルモールだから，競合施設があっても相乗効果で成功できる」，「メディカルモール窓口が大手業者だから信頼できる」，「診療圏調査のデータがほかより良かった」など，モールだからとか，大手業者だから信頼できるという抽象的な理由で入居を決める部分も多い。

　近くに強力な競合があってもメディカルモール効果と専門性の高い技術があれば，患者が確実に増えると過信することもある。「モールだから何とかなるだろう」と思い込んでしまうこともある。

　良い立地でも，患者が増え黒字になるまでには最低でも1〜2年がかかる。診療技術が優れていても地域ニーズが低く，患者対応等の印象が悪ければ患者は増えない。相乗効果があると言われるモールだが，入居率が50％未満では効果も限定される。勧められるモールすべてが好立地であるなら，空いているモールはないはずである。モールの相乗効果に惑わされず，他のモール案件や単独のテナントと比較して冷静に判断しなければならない。良い立地とは何か，患者が増える理由は何か，よく考える必要がある。

　良い物件に出会うには，それなりの時間がかかるものだ。最も重要なのは，単独でも成功できる立地として価値があること。何よりも重要であるのは患者に対する診療とコミュニケーション力であることを忘れてはならない。

11 費用のかけ過ぎを注意，ストップしてくれる業者やコンサルタントのアドバイスを聞こう！！

　同じ開業でも，業者やコンサルタントによって開業に必要な資金総額は変わる。開業資金の目安も設備資金にどの程度費用をかけるかで，まったく同条件の開業でも総費用が1000万円以上も違うこともある。開業のなかでのどういう所で収益を上げる業者，コンサルタントかを選択するかで，事業計画内容や資金総額は変わることが多い。そうであれば，利用する側も業者やコンサルタントを選択する時点で賢くならなければならない。

　だから複数からの情報収集と事前相談が重要になる。事業である以上，少しでも開業費を安くしようとするのは当然である。可能であれば納得するまで繰り返し交渉し，コスト削減に協力してもらえる業者やコンサルタントを選びたい。

　「開業時にそこまでの医療機器は必要ないのでは？」「そこまでグレードアップするのは費用の掛け過ぎではありませんか？」などと助言してくれる業者やコンサルタントであれば，彼らの意見に耳を傾ける価値がある。しかし，業者やコンサルタントはどこで収益を上げたいかで対応が変わるのも事実である。費用が高くなる部分，特に設計建築・内装・医療機器・電子カルテ等で価格コントロールされないように気を付けたい。

　開業準備がスタートした後でも遅くないので，セカンドオピニオン等相談できるルートを作っておきたい。少しでも開業費用総額が下がれば資金繰りや収益に対して必ずプラスに働くことは間違いない。そのためには注意やストップをかけてくれる本物のアドバイスが必要である。

12 勤務医時代から開業後に利用する専門家との付き合いを始めておこう

　業者やコンサルタントにある程度任せて開業すれば，特に大きな問題なく，順調に運営できると思いがちだ。実態はそうではない。患者を増やし黒字にするのは，医師自身の相当な努力が不可欠である。また，予想以上に広範囲の問題やトラブルが発生する。経験があれば何でもないことが，初めてのことばかりで，ささいなことでも対応に苦慮することがほとんどである。

　開業準備中でも様々な契約交渉や内装や購入機器等の見積合わせや発注，支払方法等での業者との駆け引き，開業後にはスタッフの労務管理や患者トラブル等，大小問わず何かしらの問題やトラブルを数多く経験する。

　何もなく順風満帆に進むことはまずない。開業とはそういうものである。自分だけは準備万端うまくかわせると思っても，そうはいかない。

　そうであるなら勤務医のときから，税務や法律等，医療機関をクライアントにもつ専門家とのパイプを作っておきたい。何か起きてから探すのでは遅く，冷静な判断ができないことが多い。解決できたとしても，時間がかかりすぎたり，最善策であったかどうかは疑問が残ってしまう。

　自力で解決するには，何より経験が重要である。それが最初からは望めないのだから，準備しておくべきだ。できればセカンドオピニオンまで用意しておきたい。それだけで精神的に助けられることが多い。そうすれば安心し

て診療へ専念することができる。

13 専門家は，開業している知人，友人，先輩の コンサルタントルートからの紹介を利用しよう

　些細なことでも相談できる状況を作っておくには，日頃からの付合いが大切になる。開業しようと思った段階で，開業に必要な専門家とのつながりをもっている医師は少ない。これまでの100件以上の運営サポート経験から，専門家が必要な場面は必ず高い確率で発生する。開業している先輩や知人，運営に詳しい業者やコンサルタント等，信頼できる人達から紹介を受け，顔見知りになっておきたい。

　専門家であれば誰でもいいわけではない。紹介されたとしても実際に相談し利用してみなければ，実力の程はわからない。専門家には得意分野や経験の差や自分との相性もある。

　開業すればすべて自己責任。知人や先輩等にも意見や選択するうえでポイントになる部分を聞いて，自分なりのルート作りをしておきたい。特に問題等が発生しなくても数カ月に一度は会って情報交換をするなど親交を深めておくことは，自分への投資にもなる。

14 専門家にはすぐに対応してもらえるようにお金を使っておく

　開業準備中は助言されても理解できなかったことが，開業後様々なことを経験してそうだったのかと気付くことが増えていく。重要だと頭では理解していても，苦手なことはついつい後回しになってしまうことが多い。そういうことが重なり始めると，突然予想もしないかたちでトラブルが発生することがある。実は小さなトラブルが多く改善がなかなかできないときほど要注意である。

　トラブルは初期対応が肝心である。特に患者やスタッフに関することは，初期対応次第でその後の結果に影響を及ぼすことが多い。対応が遅れるほどこじれやすく，問題が大きくなりやすい。トラブル等発生の要因は医師や患者やスタッフのみではなく，その家族も含まれる。どれだけ注意していても，1年間に必ず一つや二つは，専門家の判断が必要な案件が発生する。診療をしながら対応するには限界がある。また，多くの知識をもって1人でカバーできるはずもない。周りを利用して解決していく方法を最初から考えておかなければならない。

　病院では事務部門や上司を含めて組織的に対応してくれたが，クリニック

ではそうはいかない。管理者として自分がすべての責任を負うので中心となって解決しなければならない。専門家のアドバイスを受けず，1人で解決しようとして，さらに大きなトラブルに発展したケースもあった。医療に関する責任と経営者としての責任の両方を背負うことは簡単ではない。

　自分の周りに利用できる専門家はいるはずである。相談できる専門家がいることはいろんな場面で余裕を与えてくれる。ただし，プロの専門家を使うにはお金をかけることも忘れてはならない。困ったときにすぐに対応してもらえなくては意味がない。相談できる専門家に対する先行投資でクリニックを守れる体制を作っておくことが重要である。

15 トラブルや問題解決には複数のルートで判断できる選択肢をもてるようにしたい

　これまでの経験から，専門家でも解決方法や対応力がそれぞれ異なっている。処理方法やアドバイスに納得できないこともある。そう考えると，相談できる専門家が1カ所では判断を誤る可能性もある。アドバイスどおりに対応しても思いどおりに進まないこともある。複数のルートに相談していくつかの対応策をもっていれば，リカバリーもできる可能性が高く結果も変わってくる。いくつかの選択肢をもてるような対策を立て，迅速に対処し，任せるべきときはしっかり任せて，早急に解決することが重要である。

　小さなトラブルでも解決に時間がかかれば，精神的ダメージが広がり，ストレスも溜まり，診療にも影響が出ることもある。解決方法が専門家により異なることや，まったく噛み合わないこともよくあることだ。信頼して相談できる専門家を知るには，付き合いも含めて時間がかかる。できる限り複数の専門家と相談できるようにしておきたい。

　開業後は初めての経験ばかりである。日頃から専門家と話す機会をもち，若い頃から遠慮なく話せるような人脈作りをしておくことを考えたい

16 税理士の頭を利用させてもらおう

　これまで多くの税理士や公認会計士と一緒に仕事をしてきて，事務所の規模にかかわらず，税理士や公認会計士の知識や経験によって対応力に大きな差があることを知った。税務調査で調査官に納得できるような説明ができる優秀な税理士もいれば，口だけで実際の調査では折り合う点ばかりを調整することを考え，頼りにならないと思う税理士もいる。

　合理的な節税方法にも差がある。税務知識の豊かさが支払う税金の差につ

ながることもある。取引業者の紹介や，医療機関を多く顧問先にもっている
という理由やいつもここに依頼をしているというだけで任せる税理士を簡単
に決めてしまうと失敗することもある。月次の財務諸表の説明を税理士が担
当しない事務所では，担当者の経験や知識の差が大きく，質問しても回答で
きないことや知識が足りないと思うこともある。

　会計ソフトの導入を勧められ，顧問料以外の費用がかかるケースや，入力
業務を求められることも増えている。会計事務所内での事務処理を減らした
い意向がある。いろいろと相談したいが効率を優先され，2〜3カ月に1度
の訪問になって，会計事務所ペースで業務が進み，「数字をまとめているだ
け？」と考えさせられることもある。しかし医師やパートナー（配偶者）は元々
不得手な分野であり，負担になることが多いのでクリニックの運営方法に合っ
た処理をしてもらえる事務所を選ぶことが重要となる。

　税務は数字をまとめることではない。その役割は，月次の結果を見ながら，
間違いや注意しなければならない点，経費処理や資金繰りについて指導し，
安定した経営へつなげていくことにある。黒字になった場合は，合理的にお
金を残せる節税になる知識を発揮してもらうことである。

　わからない点，利用できる制度等については積極的に質問し活用しようと
しなければ，提案もなく放置されるなど，結果的に支払わないでよい税金を
支払うことになる。税務においては頭を借りてお金を残すという感覚が必要
である。

17　できない担当者に当たるとまともな税務は期待できない

　規模が大きい事務所ほど，税理士資格のない担当者が関わることが多くな
る。なかには30歳前後の若い担当者も少なくない。質問しても回答できず，
正確に理解できないこともあり，ただのメッセンジャー的役割で，頼りにな
らないと思うこともある。

　担当者が顧問先を多く抱え過ぎて内容の把握が足りず，こちらから間違い
を指摘するケースもある。税務ではまったく役に立たないと感じる担当者も
いる。改善を促しても変わらない対応や回答が続くときには担当者の交代を
求めたほうがよい。それでも担当者を交代してもらえないときは，税理士に
来てもらうよう交渉も必要である。その理由も明確に伝えるべきである。

　お金を合理的に残すには，日常の収入や経費の問題点の指摘や指導が特に
重要となる。数人の税理士と面接し，どのような指導を行ってくれるのか，
どの程度の知識をもつ担当者なのか，決算準備や対策はいつ頃から準備する

のか等確認してから決めたい。

　事務所によっては節税対策という名目で黒字になれば医療法人化を勧めたり，生命保険を勧めたり，本業と関係ないクライアントの商品を気軽に紹介したり，事務所の手数料稼ぎと思われるような商品を勧めるケースもある。何かトラブルが発生したときに事務所として責任をもって対応してくれればいいが，契約後のフォローはすべて業者に丸投げしているところもある。手数料を稼ぐことを優先し，はたしてきちんと税務ができるのだろうかと心配になってしまうこともある。

　税務上のアドバイスや知識は，こちらから求めなければ教えてもらえないことが多い。お金を払う以上は，それに見合う知識をうまく引き出すことを考えるべきだ。事務処理だけと思わせる税理士事務所なら，開業して3年以内の早いうちに変えたほうがよい。税務調査が終わってからという考えでは，手遅れになることもある。そうならないように担当者には質問をして活用してみて能力を確かめることを忘れてはならない。

18 働き方改革等で増加する労務問題に備えるために社会保険労務士の存在は欠かせない

　クリニックでは常勤者を含めて10人未満のスタッフで運営している施設が多い。労働基準法上の特例の範囲内となり，就業規則の作成義務がない。開業時には一応整備しようとするが，ついつい後回しになって就業規則を作成しないこともある。また，開業時に作成しても，診療時間の変更や労働基準法の改正に合わせてそのつど変更しているところは少なく，スタッフに配布することも少ない。

　クリニックでは常勤者が5人未満と少ないため，社会保険や労働保険や雇用保険の手続きも少なく，費用のこともあって社会保険労務士事務所と顧問契約するケースは少ない。なかには会計事務所が提携する社労士事務所を利用することもある。

　医療現場での働き方改革が求められるなか，総合人材会社の増加による影響もあって，職場環境や雇用条件に対する改善を求められている。働く側の権利と特例の廃止等により労働基準法の遵守を求める権利意識が高まり，雇用側も労務トラブルにならないよう備える時代となっている。

　社会保険労務士に就業規則の作成を依頼する場合，医療機関の勤務状況を理解しようとせず，一般企業用の就業規則を見本に提出してくるケースもある。こちらがいろいろ教えながら作る就業規則が本当に大丈夫だろうかと疑

問が残る。労務問題が発生しても対応できるだろうか，雇用側の意図が反映されるだろうかと不安になってしまう。しかしどこでも発生する大小の労務問題について一定部分を任せることができて，診療に専念できるという状況を作るには，社労士の存在は欠かせない。どういうケースでも，労務問題の知恵袋としていくつかの方法を提案して，現場の状況に応じて素早く対応してくれる社労士を利用したい。

19 医師と同じ労働環境と仕事感覚を求めると，辞めるスタッフが増える

過酷な労働環境のなかで仕事をしてきた経験の多い医師は，これまで労働基準法に守られることが少なかった。そのため，スタッフにも「私たちはこうだった」と同じスタンスを求めてしまうことが多い。

「この程度なら問題ない」「医療機関で働くのであれば当然」と考えることも多い。これまではスタッフも医療に従事する者として，ある程度のことは受け入れてきた。しかし他業種からの転職組や人材派遣の経験者，労働者の権利意識向上など，自分に合った合理的で働きやすい職場環境をより求めるようになった。労働環境や雇用条件に対し求める意識は，非常に高くなっている。

人材不足時代，安く上手に使う時代は終わり，一定の優遇された待遇で辞めたくないと思わせる労働環境が必要になっている。そういう環境を整備し，スタッフの家族環境に配慮した有給消化や福利厚生を手厚くできれば辞めるスタッフも少なくなる。

20 労使間で動いてくれる社労士を活用したい

クリニックの労務管理は，資格や業種，常勤，パートによってスタッフの考え方も異なるので，個々に対応が求められ，手間のかかることが多い。事務長を採用したくても，経験者や能力のある人材を見つけるのはむずかしい。よって場当り的な対応になることが多い。人事担当がいてくれれば，精神的にも大きな助けになる。スタッフも院長と直接交渉するより労務のプロである社労士からの説明であれば一目置くことが多く，納得することが増え，トラブルを事前に防ぎやすい。

働きやすい環境を作るにはどのような雇用条件が妥当であるか，社労士と相談しながら検討調整していくことが，辞めないスタッフ作りにつながる。スタッフの安定が，クリニックの利益にも寄与する。診療に専念する部分を

増やすためにも，面接対応や不満等の聞き取りなど，労使間の相談に乗ってくれる社労士を活用したい。

　医師が労働基準法を理解する時間を作ることはむずかしい。人事問題は個々の環境や考え方によって対応も異なる。雇用側の考えを優先させれば，退職に発展しやすくなる。人材補充もうまくいかないなかで，医師やパートナーは採用，人事管理で精神的に疲れていく。問題が発生しても，第三者的な立場である程度任せられる社労士がいれば，余裕をもって診療に従事できる。

　医療専門の社労士は少ないが，採用や人事管理をするうえで中小企業をクライアントにもつ知識と経験が豊富な社労士は多い。人事管理がクリニックにとって重要であり，閉院するまで続く問題である以上，費用がかかっても社労士等を有効に活用することを考えたい。

21 お金のかからない労働基準監督署を有効活用しよう

　社労士や事務長など人事管理や相談ができる（担当）者がいない場合は，管轄の労働基準監督署を利用してほしい。

　労働基準監督署では雇用側が「こういう条件で雇用した場合，どういう点に注意したらよいか」と質問すると，雇用契約書や就業規則上の問題点や労働基準法上のポイント等を説明，規則を作成するうえで注意すべき点を指導してくれる。公的機関でもあり，費用もかからないので安心して相談できる。

　社労士の対応や回答に疑問がある場合でも，相談すれば簡単に間違いがないか確認することができる。労働基準監督署は，労使間のトラブルに発展しないようにアドバイスもしてくれる。スタッフに労働基準監督署で確認したことを伝えると，納得し，トラブルに発展しないことが多い。

　働く側の権利意識の高まりにより，これまで以上に残業，有給消化，退職等の労務トラブルが発生するケースが増えている。

　医師にとってはスタッフを管理した経験が少ないため，些細なことでも重く感じ，精神的な苦痛となりやすい。頼る所がなければ労働基準監督署を上手に利用し，トラブルに発展しないようにしたい。問題が発生していない時点では，労働基準監督署はスタッフの味方ではない。中立な立場でアドバイスをしてくれる。

　「働き方改革」がテーマの時代，クリニックにおいても働きやすい環境や雇用条件が求められるようになった。時代の変化に対応していくためにも，労働基準監督署の有効活用を考えたい。

細かなことまで対応が必要になる
女性中心の職場であることを理解しておこう

　クリニックは女性中心の職場である。疑問点や納得できないことがあれば，すぐに不満につながりやすい。

　就業前の清掃や昼休みの電話の待受け，残業時間の計算方法や有給休暇消化等，疑問が生じると，インターネット等で検索して自分たちに有利な情報を探してくる。不満になるとほかのスタッフを巻き込むことも多い。きちんと説明をし，労働基準法に準じた対応をしなければ，退職をちらつかせたり，すぐにトラブルになり，労働基準監督署へ相談されるケースもある。

　雇用条件や待遇が他のクリニックに比較して十分に優遇されていても，ほかのスタッフより損をしていると考えると不満を感じ，少しでも自分が有利になるよう交渉してくることもある。傾向として人材派遣（紹介）会社で働いた経験が複数あり，職場を3年以内で退職しているケースが数回ある人材は，就業時間，残業時間，有給取得等について問題意識をもつことが多いので注意が必要である。

　中途採用時等の雇用条件の違いもトラブルに発展しやすい。最低賃金のアップが続いたこともあって特にパートについては注意が必要である。辞められては困ると，スタッフの要望を受け入れ過ぎれば，さらに良い条件を求めて要求をエスカレートさせることもある。

　「仕事をしてあげている」「辞められたら困るだろう」という感覚で権利ばかりを主張してくるスタッフもいる。どのように気配りをしていても，この手の問題はなくならない。スタッフの不満を取り除き，要望が過大にならないように話をする機会を設けたり，ガス抜きができるような面接や福利厚生を考えたり，不満を上手にコントロールできるように工夫することが必要だが，その場合も女性に配慮した対応を考えなければ，お金をかけても効果は低くなりやすい。

5 どうすれば売上（＝患者）を確保できるのか考えよう

1 患者に信頼される診療地域ニーズを本気で考えたことがあるか？

　年々，開業して軌道に乗るまでに時間がかかるようになった。黒字になるまで2〜3年，勤務医時代を上回る所得を安定して稼ぐには4〜5年は見なければならない。「成功した」と思う開業が年々減っている。競合施設が増え経営がむずかしくなるなか，開業に関わる業者やコンサルタントは多様化し，増加傾向にある。成功したと言われる開業をするのは，簡単ではない。地域ニーズに合わない，自分がやりたい医療を優先させることがどのような影響を及ぼすのか，本気で考えなければならない。自分には技術があるからとか，病院では評判が良かった等は受診する患者層が異なればまったく当てにならない。患者にとっては初めての医師であり，かかりやすさを見ることから始まる。おしきせや浮ついた心で診療すればすぐに伝わる。本気になって地域ニーズに向き合う信頼される診療を考えなければ成功するはずがない。開業する前に漠然ではなく真剣に地域ニーズや診療方針を考えてもらいたい。

2 業者やコンサルタントのもっている流行るクリニック情報を活用しよう

　テナントにしても戸建てにしても，一定の場所と資金が確保できれば誰でも開業できる。開業を専門とする業者やコンサルタントは収益を上げるために開業させようと競合し，医師を捉え確保しようとする。開業情報やアルバイトを探すため，業者や人材紹介会社を利用しようとすればメールアドレスを登録させて医師のリストを作成し活用して儲けるケースも増えた。

　仕事をしながら開業に適した立地を自分で探すのは時間的にもなかなかむずかしい。開業をサポートしてくれる業者やコンサルタントを利用することが不可欠な時代となっている。患者を増やすには診療方針や診療内容，患者獲得のための独自のテクニックや戦略，広告広報活動が鍵を握る時代となっている。

　診療自体に，業者やコンサルタントが関わることはむずかしいが，受診させるきっかけとなる広告広報や時代ニーズに応じた診療スタイル等，患者受けする診療や評判の良いクリニック情報提供を受けることは可能である。

診療技術が特別優れていなくても，人気のあるクリニックは数多く存在する。何がそうさせるのかという情報を積極的に取り入れて，何が患者受けするのか，どういう対応が患者から信頼されるかを考えなければ，勝ち組にはなれない。

3　開業するなら人気者になれる自分を作れ！

　開業するには様々な理由がある。開業することが目的でなかったとしても，仮に開業医に向いていないと思っていても，開業しなければならない状況になれば，そこは腹を決めて開業で成功できるように無理やりにでも自分を変えていかなければならない。

　標榜する診療科目についても，患者を増やすことにプラスになる診療科目を事前に勉強し経験しておくことだ。そういう考えをもって開業準備をすることができれば，そう簡単に失敗することはない。「何とかなるだろう」「コンサルが付いていれば大丈夫だろう」的な考えでは経営が苦しくなったときに打つ手がなくなる。開業までの準備期間に何ができるか，身につけられるテクニックはないかを考え，少しでも診療の幅を広げられるようにしておかなければならない。

　開業は医師の診療に左右される。診療内容も重要だが，評判，口コミ等による人気商売でもある。まずは患者受けするコミュニケーションの取り方で人気者になれる自分を作ろうと意識することから始めてほしい。

4　優れた技術も，患者が求めなければ活かせない

　診療技術に自信があっても，対象となる患者が受診しなければ発揮しようがない。優秀な技術をもっていても，患者が信頼し求めなければ診療の方向性を変えなければならない。

　予想もしなかった部分で患者が増えることもある。そういうときはチャンスと考え，勉強してでも診療の幅を広げていきたい。

　患者から支持されるクリニックの大きな特徴は，「利便性が良くかつ患者受けする丁寧な診療」である。「診てあげる」的な対応や，患者ニーズより自分のやりたい診療を優先するようでは，患者は増えない。患者に合わせる診療が必要となる。

　この10年で，インターネット等の情報やHPでクリニックは受診前に選択される時代になった。患者の医療に関する知識や情報は向上した。診療も重要だが，まずはコミュニケーション力がより求められている。初診のときには，対応を見ながら次回以降通院するかどうか考えながら受診するものだ。

「説明が親切でない」「言葉遣いに丁寧さがない」など，優れた技術より患者やその家族が気持ち的に納得しやすい診療ができない医師は，開業しても患者が定着しないことが多い。

病院勤務のときとは異なった患者が求める診療，客観的にこれまでの診療を評価し，自ら変わる必要があれば開業前に流行るクリニックでアルバイトするなどして診療スタイルを再検討するなどして真剣に努力を積まなければならない。評判がよくなれば優れた技術を活かせる機会はどんどん増えていく。

5 患者から総合的に支持されるクリニックにならなければ成功しない

どのような細かなことでも評価対象となる時代，すべての診療や接遇でいつも100点満点など取れるはずがない。患者が気分次第で，自分勝手な解釈をするなど，クリニック側にまったく原因が見当たらないケースもある。ご機嫌を取り過ぎたり，患者の言いなりの要望等は受け入れられない。医師の診療中に発したひと言が口コミにつながり，集患に影響を及ぼすこともある。また，診療のみでなく，スタッフの接遇や言葉遣いなども対象となる。連携先として紹介できる病院等の施設も患者には重要である。紹介した患者からクレームがないような病院との関係が求められる。ただ紹介するだけでは意味がない。紹介してもらってよかったと思われる連携先でなければ患者から支持されない。影響力のある医療機関への紹介は，患者にとって大きな安心材料となる。開かれたクリニックとして周りの医療機関との交流も欠かせない。地域で連携する時代，自院だけの評価ではなく周りの医療機関からも総合的に支持されるクリニックになるよう心掛けたい。何でも「面倒くさいからこのくらいのお付き合いでいいや」では成功できない。

6 競合施設に対抗できる手段とは何か進化を考え続ける

患者から支持されるには診療が第一であることは間違いないが，診療日時等，患者ニーズに応えられる診療設定も，大きなアドバンテージとなる。新規参入する場合，競合施設と同様またはそれより短い診療体制であるなら競合施設に何らかのマイナス理由ができない限り追い越すことはできない。一定の患者が付き安定した黒字になるまでは，競合するクリニックの休診日や，土日，平日の夜間等，他が診療していない時間に診療する気持ちがなければ，勝ち組になれるはずがない。

スタート時点での診療体制のイメージはなかなか変えられない。患者がなかなか増えないからと，開業後一定期間が経過後，診療時間を広げても，一

度定着したイメージを変えるのはむずかしい。一度患者にインプットされた利用しにくいという情報を変えるには，それまで以上の時間と広告広報が必要となる。

　事業だから収益を追う，お金を残そうと工夫する積極的な姿勢がなければ，成功したと言われる経営には近づけない。業者やコンサルタントのアドバイスに頼るだけではなく，自ら患者獲得のために「何をすべきか，何が必要か，何を変えていけばよいのか？」を常に考えることだ。

　軌道に乗るまでは，多くの軌道修正や試みをしなければならない。基本は競合のクリニックとどういう差別化を図れるかということである。失敗，修正を何回も繰り返すことで成功したといえる開業に近づく。勤務医時代とはまったく異なる経営感覚と日々の進化が求められる。

7　病院とクリニックを受診する目的の違いを知っておく。どの患者も自分にとってオンリーワンを求めている

　患者が医療機関を選択する時代。病院とクリニックの役割と機能分化がより進んでいる。クリニックで求められる診療範囲は在宅や介護に関わることも含めて（通院回数も含めて）年々限定されていく傾向である。

　業者の勧めや自分のプライドを満たすような病院並みの検査機器や医療設備を揃えても，地域ニーズが少なければ意味がない。専門性を活かすにしても都市部と住宅地域等の環境によっても変わる。病院には医師目的というより，病院全体の機能を求めて受診することが多い。

　勤務していた病院の近くで患者が流れてくることを期待して開業しても，よほどの専門性がなければ，流れてくる患者はせいぜい1〜2割程度である。「受診します」と言ってくれた患者の多くは付いてこない。1年ほどして期待していたこと自体が間違いだったと理解する。

　クリニックの場合は，院長に患者が付くことが多い。初診で印象が悪ければ，二度と受診しなくなる。自分中心の診療スタイルはすぐに口コミになり，悪い評判につながる。悪い口コミが広がると，信頼を回復するにはより多くの努力と時間が必要となる。

　どのような患者にも分け隔てない対応が求められる。誰もが自分に対して一番よく診てくれることを望んでいることを忘れてはならない。

　患者が医師の診療内容を，正確に理解することはむずかしい。「かかりやすい」とか「話しやすい」「わかりやすい」など，最初は親しみやすさで判断されることが多い。具合が悪くて受診するのだから大事に扱ってもらいたい。

どの患者も自分にとってのオンリーワンを求めている。そこを理解して満足させる診療をしてあげられれば，患者は離れない。医療は精神的サービスやフォローをより多く求められる時代となっている。

8 プレッシャーや孤独感を軽くするには患者を増やすこと

開業がスタートすれば，すべてが自己責任。患者が事業計画どおり増えなければ，想像以上のプレッシャーや孤独感を味わうようになる。

患者が増えず苦しい時期も穏やかに診療し，患者受けする説明をしながら，スタッフも含めて経営全般を管理していかなければならない。開業した日から診療も含めてすべてを管理し切り盛りするには並々ならぬ努力が必要になる。

「何とかなる」「徐々に患者が増えればよい」という楽観的な考えをもつようでは，黒字になるのが遅れるばかりである。とにかく患者を増やす努力をしなければならない。

開業は事業なので，患者が少なければ相当な精神的負担になる。「そういう思いをしたくない」と考えるのであれば，開業しないほうがよいし，開業しても成功しない。

どれだけ落ち込んでいても患者さえ増えてくれば誰もが明るく元気になり，より自信をもてるようになる。患者数が精神的な負担を軽くしてくれる。患者にありがとうと言いたくなるときもある。だからこそ，何が何でも患者を増やすという必死な気持ちをもち続けることが求められる。

9 勤務医時代の診療スタイルを進化させれば開業で成功できる

勤務医でも収入を上げる努力を求められるようになった。成果に縛られない診療をしたいが，採算が合わない，収益性が悪い，努力をしないとなれば転職を迫られる。気楽に勤務したいとクリニックで雇われ院長になっても，結果を出せないのであれば交替させられる。どういう仕事でも結果が伴わなければ改善するか辞めるかの選択となる。より努力が求められる開業では，状況に応じた進化や対応ができないと思うのであれば開業に向いていないと考えるべきだ。

仮にそうであったとして「開業するしか道がない」「開業する」と決めたのであれば，180度方向転換し，考え方を改め，開業で成功できるように準備をする必要がある。自分のやりたいやり方で診療し，上手に稼ぎたいという姿勢は開業ではまったく通用しない。

どういうときでも必死で働き，何とか患者に信頼されるような努力や工夫

を続ける姿勢が必要である。

　開業を目指すのであれば，患者受けする診療スタイルを身に付けていくことだ。勤務医としても評価され，辞めないでほしいと思われるような医師であるほど，より早く成功しやすい。自分の診療スタイルを開業に合わせて見直すことは重要な作業である。

　駅に近い，人通りの多い，患者が来そうな立地の良いと思われる場所でも，競合が多く患者ニーズが少なければ，モールでも成功する確率は低くなる。診療スタイルが地域ニーズに合わなければ，患者は評価しないし増えない。患者から選ばれるように変えることが必要になる。多かれ少なかれ地域ニーズに合わない部分を感じることは必ずある。自分の作ってきた診療スタイルを進化させる努力を続けることができれば，成功に近づくことができる。勤務医時代の外来で患者からの評判が良くなくても，開業するときは割り切って診療スタイルを変え，徹底した患者ファーストで成功する医師もいる。

　開業は一大決心のうえに行う事業である。患者に信頼される姿勢と診療方針と変幻自在な患者サービスを考えようとする感覚をもつことが，成功の鍵を握っている。

10 費用をかける外部広告は患者が受診するきっかけ。費用のかからない院内広報にも力を入れよう

　情報化社会になって，患者がクリニックを選択する手段も変化した。開業時の広告広報戦略は，業者やコンサルタントによって対応が大きく異なる。どちらかと言えば費用をかけることを勧める業者やコンサルタントが多い。

　開業前後の一定の期間に多くの費用を一度にかけても効果は限定される。

　確かに開業時の広告は必要であるが，同じ費用をかけるのであれば，できるだけ長く効果が続く方法も考えるべきだ。そういうアドバイスをしてくれる広告業者を利用したい。広告は開業時で終わりではない。これまでの経験から，開業して2～3カ月かけて段階的に広告を実施するほうが，費用対効果が上がりやすい。それでも自分たちが考えるほど広告の成果は上がらない。新聞の折り込みチラシやポスティングに1～2万枚配布して1カ月に来院する患者を考えると，せいぜい1～2％にしかならない。1回で2万枚配布するより，1万枚ずつ時期や地域を変えて2回に分けて配布するほうがより効果が上がりやすい。目に見えない広告の評価は単純ではなく，なかなかむずかしい。

　患者の目に止まる広告は，院外だけではない。クリニック内のインフォメーションはより重要である。待ち時間や受付等での対応を利用するなど，院内

広報にもっと力を入れるべきである。患者はもとより付き添って来た家族や友人への広報となる。休診の案内や健診の紹介等，会計時にお知らせを手渡しするだけでも違う。お金をかけなくても工夫はいくらでもできる。

　クリニック内の広告広報は次の患者へつながることに意味がある。患者が受診するうえで知っておきたい情報を中心に知ってもらえるツールを準備することは，スタッフの協力さえあれば簡単に作れる。お金のあまりかからない手作りの院内広報が意外な効果を得られることが多い。

　患者が受診するきっかけは，クリニックの存在を知ってもらう広告広報にある。業者やコンサルタントの言うとおりに費用をかければ，患者が増えるのではない。どうすればより効果があるか，スタッフと話し合うことも重要である。自分たちでできる院内広報のアイデアは，医師１人で考えるより広がるはずである。費用のかかる広告はあくまでも受診するきっかけをサポートするものである。広告広報にお金をかければ，患者が増えるのではない。院内のインフォメーションにもっと力を入れるべきである。

◆税理士からのアドバイス

税理士法人 加瀬会計事務所　津田展利税理士

●**お金に関するアドバイザーを見方にすれば，安心して経営に専念できる**

　開業を考えている方にとって，一番気になるのが，お金のことだと思います。必要な資金はどうやって見積もるのか，自己資金はどれぐらい用意すればいいのか，融資はどのぐらい受けられるのか，開業後は税金の納付にいくら必要なのか。

　勤務医時代はあまり気にしなくても済んでいた経営に関する全般の業務が，開業するとなるとすべて院長先生にのしかかってきます。そこで，税理士からの適切なサポートが大事になってきます。

　税理士というと，帳簿付けや確定申告，税金の計算など一定の業務のみをこなすイメージをもたれるかもしれませんが，実際には税理士の役割はそれだけではありません。

　経営全般に関する疑問，悩みなどがあれば，ぜひ税理士に話してみてください。税理士は日常の業務のなかで，多くの経営者と接していますので，その分，経営に関する様々な情報をもっています。その質問が税理士としての限界を超える内容であれば，各専門家とのつながりがありますので，その疑問や悩みに合った専門家を紹介することもできます。

基本としてどの税理士も関与先の事業がうまくいってほしいと願っています。ですから、開業を検討している段階で、早めに税理士を探し始めることをお勧めします。

　税理士を選ぶポイントとしては、もちろん一般的な税務に関する知識をもっているということが前提とはなりますが、まずは実際に話をして、「自分の話をきちんと聞いてくれる人か」「質問に対して、正面から答えてくれる人か」を、ご自身で確かめてみてください。

　税理士とは、開業したあとも長い付合いになっていきます。そして、お金の動きという経営の要の部分の情報を共有することになりますので、話しやすさやコミュニケーション上の相性がとても重要になります。信頼でき、何でも話せる税理士が理想です。

　日頃から円滑なコミュニケーションが取れていることは、経営状態を正しく把握するということにもつながります。

　例えば、単純な記帳漏れなどがあった場合に、院長先生から病院の状況をお聞きできていれば、月次の試算表などの会計上の数字から、その誤りに気づくこともあります。

　また、院長先生が設備投資を考えている場合、事前にお聞きできれば、その投資のベストな規模やタイミング、また懸念材料などをざっくばらんに一緒に検討することができます。

　これらは、日頃のコミュニケーションがあってのことです。安定してしっかり経営していくために、税理士との信頼関係が非常に大切です。

●儲かってきたときほど、注意が必要！

　開業後、数年が経つと、収入の額が安定してきます。利益が出るようになり、院長先生も精神的に余裕が出てきます。

　しかし、こういうときこそ、思わぬ落とし穴が潜んでいたりします。例えば、毎月の試算表などの集計結果に大きな変化がなくなると、安定しているので喜ばしいことですが、反面、退屈にも思えてきます。

　すると、集計結果をきちんと見なくなり経営状態を把握するという作業が後回しになっていきます。

　また、こういう時期こそ、いろいろな勧誘が増えてきます。証券や不動産などの儲け話、節税を名目にした保険勧誘など、百戦錬磨のセールスマンが巧みに声をかけてくるのです。

　きちんとした計画性のある投資であればいいのですが、その場の勢いな

どで，計画も知識もないままに投資話に乗ってしまうと，あとで「こんなはずじゃなかった！」ということにもなりかねません。

　利益が出た翌年には，必ず予定納税や多額の住民税が生じます。その納付の時期になって「現金がない！」と慌てることにならないという意味でも事前に税理士に相談するのが得策です。

●必要な節税対策は当然に行っている

　院長先生にセールスを行う業者さんのなかには，「節税対策」を名目にあげるケースがかなりあります。節税のために車を買ったり，不動産を買ったりする方もいらっしゃいます。「節税のため」というと，冷静になれば無駄遣いとわかるものでも，なんとなく正当化されてしまうといった部分もあるようです。

　確かに，「高額の税金を払うぐらいなら…」と考えがちですが，実際には使わなくてもいいことにお金を使ってしまうわけですから，残るはずだった現金が消えてしまうことになります。

　利益金額以上の納税額にはなりませんので，算出された利益はそのまま申告し，税金をきちんと納めたほうが，手元にお金が残るのです。

　税理士の側でも，日常の業務のなかで，当然に節税を意識して，一般的な節税対策は行っているものです。それ以上に節税を，と考える場合，「節税という名目の無駄遣い」になる可能性があります。

　税金を納める段になって現金がなく，銀行から運転資金の融資を受けて納付するようになると，その後はその融資についての返済もしなくてはならなくなり，経営がきつくなっていきます。

●初心を忘れずに

　院長先生方が開業しようと思われた一番の理由は，どのようなものだったでしょうか。「自分の志す診療をしたい」という面があったと思います。

　「お金を残す」という観点から目指すことは，単に贅沢のためではなく，早めに借入金を返済し，何かあったときにも慌てずに対処できるよう貯金をし，安定して経営を行っていく，そのための資金を残すということなのだと思います。

　なお，残ったお金は老後やご家族に残すという方向で考え，本来業務以外の儲け話などは避けて診療に軸足を置いていただくのが結果として「賢い選択」になるのかと思います。

広告の費用対効果は？
何が一番の広告（口コミ）につながるか？

　開業は，クリニックが開院することを，地域の人々に知ってもらうことから始まる。「どのように存在をアピールできるか」で，受診させるきっかけを作る。開業前の広告として駅看板やHP，スタッフ募集を利用した折込みチラシ等があるが，何よりもクリニックを見て，医師やスタッフを知ってもらうことが重要である。そういうためにも内覧会は効果があると考える業者やコンサルタントは多い。より多くの地域住民を呼ぶためにもいろんな工夫をするようになっている。

　クリニックの広告広報は，多様化し，その媒体も進化している。以前からの電話帳，電柱，野立て，駅などの固定看板の広告効果は薄れ，クリニックの内部や医療設備，診療方針や診療内容，医師やスタッフの顔が見える，HPを中心とした情報配信やSNS，地域との交流など，より積極的な広告広報活動が主流となっている。そのなかで，内覧会は即効性もあり，患者受診予備軍として地域の方々と交流できる数少ない機会であり，クリニックを知ってもらう開業時の広報として重要な役割を果たすようになっている。また，そのほかの効果もある。内覧会に多くの人が集まることによって，医師やスタッフの一体感ややる気につながることもある。

　内覧会にどの程度の人が来院してくれるかが，開業後に受診する患者の一定のバロメーターになる。一方，多くの人が内覧会に来たとしても，すぐに受診につながるものではない。特に慢性疾患を抱え，すでにほかにかかっている患者は，できたからと簡単に受診しようとしない。

　そう考えると，内覧会に200人来たとしても，その1割が受診してくれればよいほうである。クリニック告知方法は内覧会だけでは不十分であることを理解しておかなければならない。

　医師会によっては，内覧会や開院チラシを制限しようとするところもあると聞く。法的に制限されているわけではないが，回数が多いと嫌味を言われることもあるし，呼び出しを受けて注意されたこともある。また，広告に関する改定が行われ，内容には十分な注意が必要になった。

　地域への開業告知が受診のきっかけである以上，広告広報戦略を工夫する必要がある。診療技術が優れていても，「そこにクリニックがある」ことや技術レベルがわからなければ患者は受診しないし，評価のしようもない。

最近は，内覧会を専門に請け負う会社もできた。特に歯科は競合も多く，内覧会が派手になる傾向もあり，利用することが多いと聞く。100万円以上の費用がかかるケースも普通にある。効果があるからと多額の費用をかけるよう勧めるコンサルタントや広告会社も多いが，その効果を証明する資料を見せられることはない。内覧会を開催したほうが地域に知られ，立上がりが良くなる確率も高くなる。しかし，それは100％ではないことと，地域に競合する強力な施設があるかどうかでも効果は変わる。

　「内覧会に多くの人が来院したが，開院してみると，あの盛況が嘘のように来院患者が少なかった」というケースもめずらしくない。開業して2週間も経過すれば，広告広報による勢いは止まる。病気にならなければ受診しない。一時的なイベント的内覧会に100万円以上の費用をかけることは，正直，疑問だが一定の効果が上がることも事実である。自由診療メインの美容系や資金に余裕があれば検討したいが，費用対効果から考えて広告の予算枠のなかで（上手に分けて）考えるべきだろう。

　持続的効果のある広告も必要になる。駅看板や電柱，野立看板，HP等である。クリニックの存在を告知するためには，薬局や医薬品メーカーと連携して疾病の勉強会や患者との交流会を開くなど，地域密着の費用のあまりかからない方法もあるはずだ。

　内覧会の告知方法としては，新聞折込みやポスティングが多い。パンの移動販売等々，商店等とのコラボレーションも見られるようになった。

　内覧会人数は1日当たり30～100人前後が多く，立地条件や診療科目によっても異なる。事前告知も大切であるが，開催日当日のクリニック前の勧誘（呼込み)も欠かせない。折込みチラシを診療圏を越える広範囲に入れることもあるが，その広告は効果が低いと考えたほうがよい。とにかく診療圏中心の受診しやすい地域に広告広報をするべきである。

　折込みを入れる曜日も工夫が必要になる。折込みの多い週末はほかの広告のなかに埋もれてしまうこともある。また最近は，新聞購読者が減っているので，手に取らせるポスティングも検討したい。広告会社によってデザインにも差があるので評判のよい会社を利用したい。

　医療機器メーカーの営業担当から紹介されたA広告代理店の担当者から，スタッフ募集と内覧会のグッズを含めて，駅看板や電柱，バス，チラシ作成や新聞折込み，ポスティング，パンフレットに関する提案があった。

　見積内容は，次のとおりだ。

・駅看板（２カ所）　60万円（６カ月）
・電柱25本　５万円（月額）
・バスアナウンス　22万円（年間）
・スタッフ募集広告　20万円（２回）
・内覧会と開院チラシの作成
　（１回２万部）（折込み２回・ポスティング２回）　96万円（４回）
・内覧会グッズ代（200個）　10万円
・パンフレット（Ａ４三つ折り）（1000部）　10万円

　総額　223万円

　これにオリジナルデザインのHP作成に80万円が計上され，月額３万円（年間36万円）の保守費用も含めると，当初の１年間にかかる広告費用は339万円。予想外に高い提案であった。

　開業当初の１日１人当たりの診療単価を5000円とすると678人分，１日平均20人として33.9日分，約1.5月分の収入となる。

　「開業時にこのくらいの広告費用をかけるのが普通です」と説明されるが，裏付けとなる根拠や資料はない。

　開業時に特に重要である即効性のある折込み，ポスティングチラシの配布部数は２万部，配布対象範囲は診療圏を越える半径２kmで，費用96万円とあるが，診療圏（1.5km以内）に絞れば1.5万部となる。HPも内科の保険診療中心なので既成のフォーマットを利用するスタンダード仕様で十分と思える。とにかく全体的な見直しが必要である。診療圏優先，過剰と思われる点を指摘し，再見積するように依頼した。

　広告も様々である。まとめて依頼するほうが便利だが，（すべてを自前ではできないので）費用は高くなりやすい。

　これまで利用したことのあるB広告会社に連絡して価格を比較してみた。

　A広告代理店ではチラシの印刷料と折込み料を含めて１枚当り約12円だが，B社では１枚当たり９円という見積が出てきた。３円の差がある。それに配布部数を１万5000部にすると54万円で，差額は42万円。

　１枚当たりの費用差が３円でも，数がまとまると大きくなる。診療収入に置き換えてみると，わかりやすい。差額42万円は，１日当たりの患者収入の84人分となる。1人当たりの平均的粗利益収入は３割程度，1500円なので，280人分に相当する。

効果が見えない費用をかけるときは，こういう見方をすることもできる。見積を比較し，交渉すれば，経費削減できることも多い。

　また，A広告代理店の見積では，駅看板は効果が低いと思われる，ホームの端に近い場所であった。隣りの駅にも看板を出す内容だったが，2km以上離れた診療圏外にあり，費用対効果を考えれば最初から掲載する理由は見当たらない。持続性のある看板であれば目に触れる確率の高い場所に出すほうが効果が高いはずである。駅看板は途中でそれぞれ更新があるので，その時に再検討してもよい。

　また，電柱広告は，駅に近い立地で比較的わかりやすい場所にあるので，どうしても必要とは思えない。バスアナウンスは代理店を通さず直接バス会社に連絡を取ると，直接契約であれば価格が5万円安くなった。

　スタッフ募集広告も地域中心の折込みフリーペーパー等はネットへの掲載も合わせて媒体を利用すれば，2回で半額の10万円に抑えられた。パンフレットはあとで内容変更するケースが多いので，最小単位の500部とした。これでも1年はもつ。1部当たり80円で4万円。内覧会グッズは1個200円で4万円。HPは既製フォーマット使用で初期費用15万円，月額管理費用は1万円，初年度は27万円となる。

　特別な交渉はしなくても単純に見直すだけで，広告費総額は約150万円前後となった。費用を半分以下に抑えることができるのである。

　医療機関は広告規制があるため，費用対効果が限定され短期間に多くの費用をかけても一定以上の効果は期待できない。

　再見積を持って来た担当者は費用をかけるように勧めたが，患者獲得にどのくらいの効果が見込めるか質問すると，「それはその時に応じて変わる」と答えるだけ。一つひとつの広告について費用を下げられる理由を説明すると，担当者は黙ってしまった。

　どういうことでも実態がわかっていなければ，そういうものか，仕方ないと思ってしまう。手間はかかってもそれぞれ専門業者を利用するほうが，安いとわかれば変更したほうがよい。そういう風に指導してくれるのが開業支援業者やコンサルタントの役割でもある。

　A広告代理店を紹介してもらった医療機器メーカーの担当に連絡し，広告費用の見積状況を伝え，「他社より高そうなので安くならないと発注できそうにない」と回答した。数日後，再見積書が届き，費用は要望する価格まで下がった。さらにそのなかから必要と考えられる広告のみを発注した。費用は142万円。当初より197万円抑えることができた。

日頃まったく関わりのない広告は，効果や価格に関する情報がなければ，勧められるままに利用しようとすることがほとんどである。実態さえわかっていれば，業者も対応が変わる。チェックする役割を担うのが（開業支援）業者やコンサルタントだが，広告業者と連携しているケースも多く，注意をしなければならない。

　開業は，即攻性のある効果を期待する。患者の動向を考えると開業後の広告広報がより重要になる。診療圏外に広告費用をかけても効果は低い。患者が受診する一番の理由は「近くて便利」である。受診しやすい地域を中心に広告広報をすることが最優先となる。

　また，一定期間広告を継続すれば地域では十分に知られていると勝手に思い込んでしまうことが多いが，受診する方は病気にならなければクリニックを探そうとしない。また，診療圏の住民は出入りがあって流動することも理解しておく必要がある。

　持続効果のある広告や情報配信，SNSなど，地域での認知度アップの対策は，続けていかなければならない。開業している間は，常にクリニックを知ってもらう努力を続けていく必要がある。病気になるまでは，地域住民は無関心なのだから。

　通院したいと思わせるには，外部広告ではなく口コミが一番になる。外部広告は患者が受診するきっかけを作るだけである。最大の広告とは，医師の診療である。私が運営コンサルティングをしている内科クリニックのなかで，高収益を上げているベスト3の年間広告料は30万円未満である。HPも作成していない。これが何を意味するのかを理解しておく必要がある。

待ち時間を待ち時間と思わせない
有効活用で増患へつなげる

　多くの人は，患者が少なく「すぐ診てもらえるクリニック」よりも，待たされても「流行っているクリニック」を受診したくなるのではないか。そこで問題になるのが待ち時間である。長く待たされ診療がわずか3分でも，診療費は変わらない。納得できない気持ちになるのも当然である。患者が増えてくれば，必ずこの問題が取り上げられる。

　待ち時間の長さだけが不満の原因となるわけではない。医師の診療やス

タッフの対応など様々な要素を含めて評価される。つまり，医師への信頼感やスタッフのフォローがあれば，補える部分は多いということだ。

インフォメーションも大切だ。待ち時間の目安を教えてあげるだけでも，患者の気持ちは和らぐ。患者個々に応じての対応になるが，一定のパターンを決めて表示しておけば不満を減らすことができる。予約システムやアプリを利用する方法もある。

考えなければならないのは，誰でも時間は大切であるということだ。待ち時間を短くするという感覚より，時間を有効に使えるように配慮するという視点も必要である。

また，診療開始時間や昼休み時間を見直すなど，クリニックとして患者に配慮をしていることが伝わる方法も考えるべきではないか。それが増患につながるケースもある。

クリニックでは，医師のスタイルで1時間に診察できる患者数はおおよそ決まってくる。朝などの一定時間に受付患者が集中すれば，必然的に待ち時間は長くなる。また，診療科目によって繁忙期が異なり，季節によって患者数は変動する。来院患者の受付時間や曜日による受診動向や傾向を把握できれば，患者を誘導することも可能になる。電子カルテの導入によって，時間帯別の患者把握が簡単にできるようになった。

開業後3年も経過すれば，患者の1年間の受診傾向に一定のパターンができる。予測できるようになれば，繁忙期に合わせて診療受付時間を変更するなどして，時間を有効に活用することができるはずだ。

診療開始時間を早め，土曜や平日の半日診療日には診療時間を延長したり，デパートのように「季節繁忙期による診療時間」を設定するなど，患者に配慮した工夫があってもよいのではないだろうか。昼休みを，健診結果説明や診療相談に活用している例もある。

一般的に，連休前や休診日明けは忙しい。患者受付時間帯でも16時〜17時など比較的空いている時間があるはずだ。特定曜日や時間に慢性疾患患者を対象に予約制を導入する方法もある。クリニックが患者のために工夫してくれているとわかるようにすることが不満を減らすことにもつながる。

そのほかにも，待ち時間を長く感じさせる原因の一つとして，スタッフの対応が挙げられる。繁忙期や忙しい時間帯に余裕のない対応をすれば，患者はすぐに不満となる。待ち時間を患者が落ち着いて活用できるような細かい配慮がほしい。ちょっとした声掛けや誘導など細かい工夫の積み重ねが不満を和らげ，ほかのクリニックとの差になっていく。

また，診療前の問診や病状経過を聞く時間を設けたり，診察後の処置や会計に至る時間に関わるスタッフ数を増やし処理速度を上げる等の対策も考えられる。

　もちろん，こうした取組みはスタッフの質に左右される。気配りのあるスタッフであれば，患者氏名や病状を覚えて声を掛け，先を読む対応でスムースな診療を可能にする。そこで誰を中心に診療サポート体制を回すのか，あらかじめ相談し決めておく必要がある。

　「待ち時間をどう有効活用してもらうか」を考えるクリニックは少ない。テレビ，雑誌，新聞などを読ませることも悪くはないが，医療機関らしい考え方を取り入れてみてはどうだろう。

　患者が待合室に滞在する時間は，クリニックにとってビジュアル的な方法等で広告広報できる時間でもある。どのような医療機器や設備があって，どのような検査ができ，どのような病気を診てもらえるかについて，患者はあまり知識がなく，正確な情報をもっていない。クリニックを理解し，病気の知識を増やす時間にしてはどうだろうか。患者の混み具合や空いている時間，休診日や予防指導，健診，保険外診療等についての情報も与えることができる。患者にどういうクリニック情報を与えればリピーターになりやすいか，スタッフと共に考える必要がある。

　「待ち時間対策」とは，時間を短くすることだけではない。発想を変える必要がある。待ち時間を短くすること自体に限界がある以上，長く感じさせない，時間の無駄と思わせない有効活用法を考えることである。クリニックだからこそできる丁寧な対応や気配り，コミュニケーション，医療情報発信などを工夫し，楽しませるとまではいかないまでも，「有効に利用できる待ち時間」という考え方で対応すれば，増患対策となるに違いない。

開院当初には
"変わった患者" が集まりやすい

　開業すると，患者対応に苦慮することもある。"変わった患者" に出会うことも多くなり，そうした患者の場合はトラブルや「変な口コミ」につながることもあるので，より慎重な姿勢が必要となる。勤務医時代には対応しなくてよかった患者とのトラブルも，経営者として，全責任を負わなければな

らない。「この程度のことで，ここまで悩むのか」と思うこともある。その
プレッシャーは，勤務医時代とは比較にならない。

　開院当初は，受付で院長の経歴を聞かれることも多い。「どこの大学出身？」
「何歳ですか？」「何が専門ですか？」「どこの病院で勤務されていたのです
か？」など，偵察としか思えないことを聞いてくる。あまりにしつこいので「個
人情報なので院長に直接お聞きください」と話すと，嫌な顔をされることも
ある。

　とにかく患者は院長のすべてを知りたがる。表に出せる範囲で院長のプロ
フィールが入ったパンフレットを受付に用意しておくことも一つの方法だ。
患者が院長の情報を知りたいと考えるのは当然のことだが，明らかに変な患
者もいるので注意が必要である。情報を積極的に開示することで，患者の信
頼を得るように努めたいが，一定の制限は設けておきたい。

　開院して間もないうちに転院してくる患者にも注意が必要だ。転院には，
それなりの理由があり，今かかっているクリニックの不満を言うことが多
い。クリニックを転々とするケースもある。そういう患者は一定期間が過ぎ
るとまた移っていく。よくよく内容を確認すると，患者自身に問題があるこ
とも多い。他院の悪口を言う患者には，自院の悪口を言われる可能性もある
のでより気をつけたい。

　特定の薬を希望する患者，自分の受診都合ばかり主張する患者，家族がう
るさい患者，保険証のない患者，お金を持っていない患者など，様々な患者
がいる。

　症状も軽く，特に問題のない患者でも，さらっと流し過ぎると，「対応が
良くない」と言われてしまう。一方，ある患者から症状を聞き，診療を終え
ようとすると別の部位の話を始め，他科受診の話になり止まらなくなったた
め次の患者を待たせて少し時間をかけて説明したところ，「これだけきちん
と説明をしてもらったことがない」とお礼を言って満足そうに帰っていった
というケースもある。何が患者への信頼に結びつくかわからない。開業当初
は，患者との距離を見計らう努力が必要だ。

　長く診療をしていくと，注意すべき患者が見えてくる。医師が診療拒否を
できないことを知っていて受診するありがたくないクレーマー患者もいる。
開業時は，特にいろいろな患者が受診することが多いので，注意が必要だ。

　患者は外見だけではわからない。いつどんなかたちでクレーマー的患者が
来院するかわからない。最初は普通でも何がきっかけかわからないが，突如
クレーマーに変貌することもある。常に緊張感をもって患者に対応する必要

がある。そういう点はスタッフにも注意しておく必要がある。

　また，ネットの口コミサイトも気をつけたい。診療の態度や言動が気に入らなければ，想定しないようなきびしい評価を書き込まれることもある。心当たりがあれば改善のしようもあるが，自覚がない場合もある。どういう内容でも，確かめて診療や接遇に活かすようにしたい。

　調剤薬局や取引業者からの情報も活用したい。調剤薬局では，患者がクリニックで聞けない疑問や診療の不満，苦情を話していることもある。受診患者が多く利用する調剤薬局との情報共有も必要である。

　来院する患者は，基本的に他の医療機関を受診したことがある患者がほとんどである。クリニックを掛け持ちしている患者も少なくない。

　「話を聞いてくれない」「薬の説明がない」「いろいろな医療機関に通ったが治らない」など不満の多い患者は獲得のチャンスでもあるが，トラブルメーカー的要素をより多く含んでいる患者でもある。患者を抱え込み過ぎると想定外のトラブルになることもある。責任の取れる範囲での診療を心掛け，無理をせずに病院等に紹介することもクリニックを守る手段の一つである。リスク回避も考えながら，患者に対応する必要がある。

　開業して黒字になるまでは，積極的に攻めて患者獲得を目指すことも重要であるが，患者トラブルから守れる体制を整備しておくことも欠かせない。リスクの高い患者を上手に振り分ける考えも必要である。とにかく未然に防げるような対策も考えながらスタッフや周りの業者等と連携しながらトラブルにならない（ミスの少ない）診療ができるようにしたい。

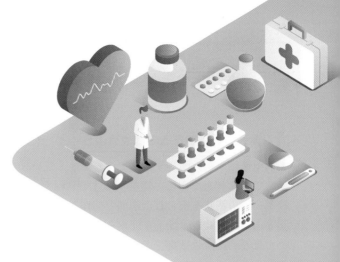

第3章

「3年で黒字化」
に欠かせない，
強力なサポーターの
役割

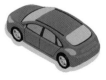

開業には相談できるパートナーが必要である

1 業者に頼りすぎるのはやめよう

　開業準備から，開業するまでのあらゆる業務を，医師やパートナーで対応することは困難である。開業するまでに関わる業種は，15業種以上に及ぶ。経験のない業務を限られた期間で問題なく仕上げるには限界がある。開業支援業者やコンサルタントがサポートするにしても，開業の成功を保証するものではない。所詮は第三者である。必要であるがどこまで信頼して任せればよいかわからない部分もあるが，やはりお金が絡む以上任せ過ぎてはならない。

　開業準備の段階から，サポート役として事務長を雇えば仕事量は減らせるが，資金が潤沢でなければ採用するのはむずかしい。また開業サポートした経験が少なければ，あらゆる点で知識も少なく，頼りにならないことが出てくる。医療業界で仕事をしていたとしても，クリニック経営や事務長の経験がなければ，思った以上に役に立たない。何よりも人を雇えば，費用がかかる。知識が少なくわからないことも多く頼りたいと思うのは当然である。頼りすぎてトラブルが発生して相談を受けることもある。トラブルを防ぐためにも任せる範囲を決めて目を光らせて付き合わなければならない。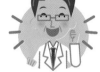

2 開業総費用は少ないほうがよいに決まっている

　どのような事業でも初めての開業は資金が潤沢にあるわけではない。何とか資金を工面し融資を受けて事業を開始する。開業時の設備投資（費用）は少ないほうがよく，運転資金に少しでも多く回したい。業者やコンサルタントのリードに任せて融資枠いっぱいに近い費用をかけ抑える工夫をしなければ，収入に限界がある以上，より多くのお金を多く残すことはできない。

　開業費用も借入金も少なく済めば，同じ収入でも早く黒字になり，手元に残るお金が増え貯まる時期も早くなる。どういう事業でも同様だが，軌道に乗り一定の黒字になるまで，余裕をもったお金の使い方などできるはずがない。黒字であっても経費とならない借入金の元金返済や税金の支払もあって，それを超える黒字になるまで手元で使えるお金はゼロとなる。手元に残るお

金がなければ，当然生活資金に回せる資金はない。

　こういう時期こそパートナー（配偶者や親族）と助け合う必要がある。お金の支出が少なくて済む労働力は貴重でもある。経営がきびしくなる時代にもかかわらず開業費用が増加傾向にある状況を考慮すれば，支出を極力少なくするよう努力しなければ，お金は残らない。黒字目標を達成したからと納税資金も考慮せずに浪費したり，節税対策と称し高額保険に加入したり，誘われるままに金融商品や不動産等事業外に投資するケースもみられる。開業時には騙されないように注意しようと思っていても，収入が増えると脇が甘くなり元金返済のことも忘れてついつい乗せられてお金を使ってしまうケースが意外と多い。不労所得を追いすぎれば簡単に増えないどころか損するケースも多い。

3 お金を残すには開業後5年間は支出のコントロールを意識する

　実際に個人で自由に使えるお金がどの部分のお金で所得によってどの程度残るかわかるようになるまで，一定の安定した黒字になって3年はかかると考えたほうがよい。2000万円以上の黒字になっても税金を支払い，元金返済して生活費に回して残るお金は予想以上に少ないはずだ。しかし使えるお金のパターンがわかり，上手に資金繰りを回せばしっかり預金することも可能となる。そういう点からも監視役として，財布を見張る役目をもつパートナーの存在は欠かせない。黒字になったからとすぐに高級車や趣味等事業に関係ない高級品を買い，派手に交際費を使うようなタイプの人は，お金を貯めることができなくなる。貯えに応じたお金の使い方ができなければ，所得が増えても本業以外のことでつまづくことが多い。わかっていながら止めることができなくなる。

　開業して5年間は収入の変化が大きく，支出のコントロールが重要になる。借入金残高と預金残高に常に目を向け，少しでも早く完済できるようにお金を貯めることを考えたい。

　借入金残高より現金預金が少しでも上回ったときが最初のハードルを越え成功の第一歩を踏み出したときである。そこから預金と借入金の差が広がり，目に見えてお金が残るようになる。開業して5年リース料と運転資金の返済が終わるまでは，よほどのことがない限り，費用を極力抑えるようにコントロールすることを意識してほしい。

4 開業後3年は診療に集中できる環境づくりを！ パートナーの活用を考えよう

　医師は開業すれば診療以外に家族やスタッフの生活も含めて全責任を負わなければならない立場になる。わかっていても，診療をしながら経営を細かくチェックするのはなかなかむずかしい。まして経理，税務，労務等の知識の少ない初めての業務ばかりが増えるのだから混乱するのも当然である。

　すべてを問題なく処理できることは不可能である。どういうかたちであれ，パートナーのサポートが必要になる。

　一緒に経営について学び，労務管理や金銭面，精神的にも院長を支えてもらえたら，これほど心強いことはない。経営者として多くのことに対応しなければならないのは当然だが，メインの仕事は診療である。すべてを院長に求めるには無理がある。そういう点も考えながら，事業の中の一部分でもパートナーに代行してもらえるようにできれば，精神的にも大きな余裕ができる。診療にも余裕ができることでミスやトラブルを減らし，クリニック全体にもプラスに作用することが増える。

5 軌道に乗るまでは警鐘を鳴らしてくれる パートナーやブレーンの存在が必要

　開業して黒字化するまでは，診療に集中できる環境作りをパートナーと共に意識して準備したい。周辺のブレーンも活用しながら運営していく方法を考えてほしい。診療ミスや患者トラブル，労務面等の問題が発生したときに相談できる相手がいることで，精神的負担も軽減され対応するにも余裕ができて随分変わる。トラブルや運営上の相談でこじれてしまっているときは院長の周りにサポートしてくれる人がいればと思うことは多い。どういう場合でも同じであるが，周りにイエスマンばかりが多ければ必ずどこかでつまずく。自分にとって冷静に相談できる相手は誰になるのか，どういうブレーンであれば意見を聞けるのか考えておくことが必要である。

　特にお金の使い方やスタッフへの接し方について浪費やトラブルを起こしそうになれば，止める役割を担う存在がほしい。「それはダメ」と警鐘を鳴らしてくれるパートナーやブレーンの存在は欠かせない。

6 開業はマイナスからのスタートだと認識せよ！ 腹を据えてすべてに対応しよう

　開業はゼロからのスタートに見えるが，借入金を考えれば実はマイナスか

らのスタートと言ってもいい。承継も含めて，患者見込みはあくまで推測にすぎず，何事も思いどおりに運ばない。開業がスタートすれば，業者や税理士，コンサルタントもより以上に頼りにしてはならないというのが実態である。アドバイスされたように進めれば順調にいくだろうと思ってもすべては開業してみなければわからない。見込みどおり患者が増えなければ周りの業者は距離をおくようになる。そのスタンスの冷たさを初めて知ることになる。

　一般的な店舗の開業は，同業種の既存店舗で修行し経営の基本的なノウハウを経験して開業することが多い。経営者が中心となって設備投資，採用等，すべてに関わりながら準備をしていく。ほかに頼りたくても，手持ちの資金が少ないから自分でやるしかない。

　医師は開業数カ月前まで勤務医として診療をしていることが多く，経営知識を得るのに十分な時間を取ることもなかなかむずかしい。どうしても業者やコンサルタントのサポートに頼る部分が多くなる。だからと言って開業後も同様に対応してもらえると考えていたら大きな間違いである。事業を開始したらすべてを自分で進めていかなければならない。開業してから泣き言を言っても始まらない。とにかく腹を据え前に進むしかない。

7　苦しいときに誰が頼りになるかを考え，パートナーに協力してもらえる部分を考えよう

　開業資金や生活費のことを考えると，開業前でもできる限り働き少しでも開業資金や生活資金を貯めたいと考えるのは当然のことであり必要でもある。

　開業準備に時間をより多く割くことはむずかしいので，カバーやフォローしてくれる存在は重要になる。（開業支援）業者やコンサルタントに一定の部分は任せられるが，すべてとはいかない。限られた時間を有効に使うためにも大切な資金の使用使途や自分の考え方を理解したうえで，それを業者やコンサルタントに伝えてくれるパートナー（や親族）の存在が重要になる。

　開業後の関わり方や運営方法にもよるが，業者支払や金銭管理，女性の多い職場でのスタッフ採用などの役割を担ってもらえると，安心して診療に専念することができる。女性のほうが現実的で金銭面等のやりくりには慣れている。すべてを管理しようとする医師もいるが，パートナーに少なくとも金銭管理やスタッフ対応や業者との打ち合わせの一部分を任せることができれば，精神的な負担も軽くなる。時間関係なく協力してくれるのはパートナーである。

　開業し安定した黒字になるまでは，まずは最も信頼できるパートナーに協

力を得られるように相談しておくことが必要である。

8 運営では士業やコンサルタントに任せる業務を明確にして利用する

　開業後の運営については，業務範囲が広く細かく手間がかかる。士業やコンサルタントを利用するにしても経験や能力等によって対応力に大きな差が出やすい。特に，患者や労務トラブル等の緊急時の対応には経験が必要なので限界がある。「何とかしてもらえるだろう」と裏付けもなく頼り過ぎると予想外の大きなトラブルになることもある。

　任せられる業務，任せられない業務を明確にして，経験のある対応可能な業務を中心に依頼することが重要である。クリニックに関係する士業等ブレーンやパートナーの協力を得て，できれば多くの人の知恵を利用しながら管理できるようにしたい。そうすることで視野も広がり，経営力を養うこともできる。経営者として一人前になるには，手間のかかる苦労をする時間が必要であることを忘れてはならない。

9 育てる気持ちがなければ事務長は採用しないほうがよい

　医薬品卸や医療機器メーカー等の営業担当者や勤務していた病院の医事課経験者を事務長として採用するケースもある。開業に関する一定の知識はあるだろうが，クリニック運営の実務経験がなければ能力としてほぼゼロからのスタートとなる。物を売ること，事務処理をこなすことと経営に関わる業務はまったく異なるので，勉強し成長していけるか見極めが必要となる。開業当初から経験ゼロ同士が協力して事業を開始しても，うまくいく確率は低い。

　増患対策，資金繰り，人事管理，患者トラブルや業者交渉など幅広い業務に精通するには，最低でも３年はかかる。少なくとも経営に対してある程度の知識をもっていることが必要である。一定の黒字になって余裕ができた段階で採用を検討することもできる。それに加えてどういう場合でも育てる気がないのであれば，採用するべきではない。

　どこまで何を任せられるかは，使ってみなければわからない。経理面中心なのか，人事管理，増患，事業展開が中心なのか，どういう目的で事務長を採用するのか，などを明確にしておく必要がある。少なくとも管理だけを任せることはできないのである程度の日常業務をこなせる人材でなくては意味がない。

　これまでに，事務長を採用し失敗した例を数多く見てきた。その理由は，思っ

た以上に医師の望む役割を果たせなかったことである。同僚の時は一定の距離があり，能力評価できるが，自分が使う立場になると新たに見える部分が出てくる。できない部分ばかりが気になるようになる。そうであれば事務スタッフや看護師等に人事管理や経理の一定部分を任せる方法もある。どちらにしても育てる意識と忍耐が必要になる。

10 現場の業務は自分たちで何とかするしかない。自力で（自由に）動かせるようになるには3年かかる

　外部の業者やコンサルタントが現場で直接実務に携わるケースは少ない。具体的な対策を求めても意見や提案，方向性を示す程度に留まることが多く，現場の対応を含めて最後の処理まで求めるのはむずかしい。そういう点から考えると，事務長がいてくれればと思うことは多い。しかし，人材面や費用等の面から考えれば，期待に応じた働きをしてくれるかわからず，開業当初から採用するのはなかなかむずかしい。

　それならば，パートナー（や親族）と，開業前から一緒に準備をしていくほうがよいだろう。準備段階の大変さを知ることで，パートナーらもやりがいを感じ，院長を理解しサポートしてくれる右腕となってもらいたい。

　いずれにしても，開業して黒字になるまでは周辺の業者やコンサルタント等を活用し，徐々に自立していくような方法を取っていきたい。とにかく初めて経験することばかりである。毎日の業務のなかで，失敗やトラブルを経験し解決処理していくスキルを一つひとつ身に付けていくという考え方が必要である。できる限り多くのことを経験し対応できるようになって，自力で自由に動かせるクリニックにしなければならない。そうなるには赤字から黒字になって先が見えはじめる3年程度が必要になる。黒字にならなければ自力で自由には動かせない。

11 お金を払うのは自分という強い考えで自由にさせないリーダーシップが必要

　数多くの業者が関わる開業では，交渉や判断の繰り返しが多くなる。誰にも得意不得意があるが，任せ過ぎてはならない業務もある。事前にどういうかたちで意思決定をしていくのか決めておくことが必要である。そのつど優柔不断にふらふらしていると，価格交渉や支払方法等でコントロールされトラブルになることもある。お金を払うのは自分であるという考えを強くもって業者やコンサルタントの自由にならないように役割分担を明確にしておき

たい。

　費用の発生や支払，資金繰り等，お金に関する部分は任せられる業務を確認しておきたい。開業までのスケジュールも含めて開業後1年までを想定し，お金の流れを追えるように知識不足や不得意な点を補える体制を考えておきたい。なかでも，融資，業者との購入価格交渉や取引業者選定，各種契約，支払方法等に関することは，業者やコンサルタント任せにしてはならない。自分のために使うお金であるという自覚をもち，一つひとつ確認を繰り返すことによってだんだん金銭感覚が備わり高い・安いや無駄等の判断力が磨かれていく。

　任せることは楽であるが，何らかのトラブルが生じたときに経緯がわからなければ泣き寝入り損することもある。知らなかったでは済まされない。お金に関わることは，明確な指示と自由にさせないリーダーシップが求められる。

12 パートナーとして自分に不測の事態が生じても補完できるように関わっておく

　開業後は，院長は診療中心，パートナーは金銭管理や人事労務を中心に業務分担することが多い。パートナーには，経営が黒字化し安定するまでは，事務長としての機能を担って支えてもらいたい。

　すべてをサポートするのはむずかしいが，取引業者やコンサルタント，税理士等，クリニックを取巻く人たちを活用し，パートナーとしての立場を大いに利用して運営にできる限り関わってもらいたい。

　特に金銭管理は重要である。融資や税務に関する対応についてもパートナーが関わることが望ましい。1人より2人で関わるほうが気づく点も異なり，チェック機能が働きやすい。そうやって関わっていれば，何かトラブルが発生しても落ち着いて対応できる部分が多くなる。

　かつて，院長の急病，急逝で予期せぬ事態が発生したケースで，クリニックの運営についてパートナーがまったくわからず対応に苦慮したことがある。借入金やリース等，債権債務に関わることについては税理士と関わりながら必要な内容を共有しておきたい。心配させたくないという気持ちも理解できるが，小規模事業である以上，お金に関わる部分や問題点の共有は必要である。

　人事管理，税務について関わっていれば，経営状況はおおよそ把握できる。不測の事態が生じても取引業者との相談もスムースに進めやすい。経営が安定して出勤回数が減っても，ポイントさえわかっていればスタッフの退職等

や緊急時でも対応できることは多い。パートナーとしてクリニックを補完できるように関わっておくことが重要である。

13 1つの目よりも2つの目を管理する

クリニックでは女性スタッフが9割以上占め，人事管理も簡単ではない。パートナーがスタッフを見る目は，角度も気付く点も異なり，院長よりきびしく優れていることもあるだろう。スタッフも心得ていて，パートナーに逆らうと退職につながりやすいと考える。1つの目でなく2つの目があることで管理しやすくなることも多い。内容によっては院長が管理するより効果的な面もある。

業務を回していくのはスタッフが中心だが，常に多角的に（二人で）管理できる体制を作っておきたい。そうして徐々に責任をもてるようにスタッフを教育し，能力のある者はリーダーとして一定の責任ある役割を果たせるように育成したい。しかし，より以上のことを求め過ぎると潰れることも大いにあるので限度が必要である。リーダーや役職に就かせてもスタッフは経営者側にはなれないことも理解しておく必要がある。

誰にも業務処理能力の限界がある。業務を与えすぎるとショートして退職につながることもある。何事も共有することが必要になる。パートナーと相談しながら業務を割り振りたい。周囲の協力を得ながら，パートナーが事務長として一定の機能をもち管理ができるようになれば，二人三脚でクリニック運営は安定しやすい。

14 パートナーにはどんな苦労があっても覚悟を決めてサポートしてほしい

パートナーとして手伝うと決め開業準備がスタートすれば，日々いろいろなことに追われるようになる。ほとんどが初めてのことや知らないことばかりである。迷ったり判断できなかったり，自分の能力不足を感じることもある。自分だけが苦労させられていると考えたくなるが，最後まで開業の成功を目指してパートナーにはサポートしてほしい。成功できれば，それなりの生活も可能となる。医療に関わった経験がなくても，数年すれば何とかできるようになってかたちもできてくる。そこには違ったやりがいを感じることもある。

手伝い始めても，わからないからと手を抜き，業者やコンサルタント，事務長に任せ過ぎれば，いつの間にかコントロールされ，経営に影響が出たり，

予想外のトラブルに巻きこまれることもある。どんな細かなことでもパートナーは決して油断してはならないし，隙を見せてはならない。院長とお互いに補完し合わなければ，他人に任せることで気付いたときには自分たちで手に負えない責任や解決できないトラブルに発展することもある。そうならないように，診療以外のお金や業者に関わることはすべてパートナーも目を通すくらいの覚悟を決めてサポートしてもらいたい。些細なことでも直ちに確認できるようにしなければならない。

15 パートナーには監視役，調整役が求められる

　パートナーやコンサルタントが業務を見ていれば，緊張感のある職場になる。業務が安定しパートナーが関わる部分を減らしていっても，いざというときにはパートナーが代わりに対応できるとわかっていれば，スタッフは手を抜かない。1人くらい退職しても問題ないという姿勢がスタッフを管理するうえで必要になる。スタッフは常に自分の立ち位置を確認しながら働いている。

　スタッフの家族状況や環境の変化についての情報は，院長には聞こえてこない部分も多い。パートナーであれば，直接確認したり他のスタッフを通して上手に聞き出し，相談対応できる関係を構築しておくこともできる。スタッフに対する早めの対応や辞めないスタッフ作りへとつながることになる。そういう役割を果たせるのは，事務長以外ではパートナーだけだ。クリニックでは，人間関係のちょっとした行き違いが退職につながるケースが多い。パートナーが上手に情報収集をしながらスタッフをコントロールする監視役，調整役となり，要望や不満を吸収しながら人間関係を良好にしていくことが，スタッフを長続きさせるコツでもある。

16 開業して1年間で経費の無駄をなくし資金に余裕をもたせることができるのは金庫番のできるパートナーだけである

　100件以上のクリニック経営に関わってきたが，開業して1年間での細かな経費の無駄が意外と多い。会計事務所も，開業して1年は赤字になることが多いので経費の流れを確認することが優先となり適正な経費がわからず，内容を細かくチェックすることが意外に少ない。また，比較的単価の安い消耗品等は，相見積をせず購入することも多い。

　開業後数カ月して患者が少ないにもかかわらず，余裕ある人員体制を維持しているクリニックも多い。適正な人件費は収入の3割前後だが，それに対

してどれだけ多くの人件費がかかっているかという認識に欠けている。こういう点の指摘を受け調整するのは，パートナーが行うべきである。パートスタッフの採用時には，患者状況による勤務体制の変更をあらかじめ理解をしてもらったうえで，患者が少ない期間は勤務数を減らすことを事前に説明しておきたい。事前の通告や相談もなく，突然患者が少ないからと院長が説明し勤務数を減らせばパートスタッフが退職する原因にもなりやすい。スタッフも生活がかかっているので配慮がほしい。

　開業して黒字になるまでの運転資金の管理は，特に目を光らせたい。運転資金は患者の増減，経費の使い方と支払方法で大きく変化する。赤字の時期ほどお金が大きく減らない工夫と小さな節約の積重ねが大切である。こういう点は，診療に専念したい院長に求めてもなかなかむずかしい。患者が少なくても運転資金に余裕があるとついつい使いたくなる。そうならないようにパートナーに使い道を確認してもらいたい。

　常に経営実態に即したお金の使い方をする必要がある。金庫番として役割は重要であり，資金をコントロールすることに特に焦点を絞ってもらいたい。少しでも安く購入し無駄を省くことで資金をプールすることを続ければ，年間にすればそれなりの資金が浮き，運転資金も当初の予定より長く持ちこたえることができるようになる。これは税理士にはできないことである。できるのは金庫番であるパートナーに限られる。

17 パートナーが不安になる院長を精神的に支えよう

　安定した黒字になるまでは，患者数によって院長は一喜一憂することになる。黒字になっても少しでも患者が減少すれば，何か要因はないかと気になる。周辺のクリニックの患者動向も気になる。診療圏内にクリニックが開業するという情報が入れば，影響がないかと心配する。

　事業計画と実際の患者数の差は特に気になる。ある程度は融資のためとわかっていても，事業計画より患者が少なければなぜだとか，上手に開業させられたのではないかと疑ってしまう。診療圏調査で一定数の患者数の予測があれば，周辺に強力なライバルがない限り，信頼される診療をコツコツ続けていれば患者は必ず増えていくのだが，そうは思わない。自分の診療はさておいて（棚に上げて），患者数の予測が甘かったと業者やコンサルタントのせいにして自覚しようとしないこともある。患者が予測通り増えなければ不安になり，すべてに対して疑心暗鬼となりやすい。

　こういうときにパートナーの力が必要となる。精神的に支えてくれると，

前向きに頑張れることが多い。苦しいときほど協力してくれるパートナーの姿勢は心強くありがたい。成功するには，誰もが精神的な孤独に耐えていかなければならない。そういうときの励ましの言葉は，何よりも大きな力となる。

18 経営は真似することから始まる。良いところを積極的に取り入れアレンジする

　開業して3年は試行錯誤，改善を繰り返しながらの経営となる。失敗だった，判断ミスをしたと思うこともそれなりに起こる。大きなトラブルダメージにならなければ良しとして進むことも必要である。成功しているクリニックのアイデアやノウハウは取引業者や税理士，コンサルタント等が見て知っていることが多い。活用できる情報はたくさんある。聞き出し，良い部分は積極的に取り入れる姿勢が必要である。真似しても盗んだとしても，患者にプラスになることであれば，当然のことそれでよい。

　患者を増やすための改善や工夫は，誰もが考える。その方法や手段を積極的に勉強する機会を捉え，より多くのノウハウや知識を身につけることである。

　開業し，5年，10年と安定して経営を続けていくのは，並大抵の努力では達成されない。お金の管理も重要となる。お金の管理法等は運営や資金繰りに強いコンサルタントや税理士等の専門家に聞いて真似すればよい。そしてアレンジすればオリジナルができる。何よりも自分流を作り上げることができれば，これほどの強みはない。

　最初からオリジナルを作るのはむずかしい。真似て改善を繰り返していくことが成功への近道である。

19 勉強し失敗しながら自分達流の経営スタイルを築き上げよう!!

　最近はクリニックの閉院情報や競合等もあって，経営を真剣に勉強する医師が増えている。開業にはより高い経営力が求められる時代になったと気づいている。

　開業する医師やパートナーのための開業セミナーがあちこちで開催されるようになった。年々増加傾向にある。節税や税務，経営に関するセミナーも多い。それぞれの仕事につながるようにコンサルタントや会計事務所，医療機器，医薬品卸，調剤薬局等が連携して開業セミナーを開催するケースも多い。パートナー（院長夫人）向けの開業，経営セミナーもあちこちで開催されるようになった。

　きびしい時代であり，将来を見据えて開業後も経営の勉強を継続している

医師も増えている。開業は業者やコンサルタントが付いていれば誰でもできるが, 経営はそうはいかない。同条件であったとしても, 診療方針やコミュニケーション力・経営努力によって所得に大きな差が出る。より高い経営力が求められる時代, 気楽な気持ちでスタートしてはならない。

ただ, セミナーを受講しても, 簡単に知識が身に付くわけではない。基本的なことを知って実態と比較し, 税理士やコンサルタントからのサポートも受けながら徐々に理解していくしかない。失敗することもあるが, 大きな失敗でなければ問題はない。スタッフ人事, 取引業者, 患者等との問題がまったくなくなる日はない。ときには重なるように連続してトラブルが発生することもある。そういう経験を繰り返しながら, 自分たち独自の経営スタイルを築き上げていくという考え方が必要である。

20 気付いたら即行動!! 応用した知恵を身につけることがノウハウになる

勉強会やセミナーで学んだように実行すれば成功するわけではない。あくまでもスタンダードな知識でしかなく, 個々に条件や内容が異なるので, それを応用していかなければ活用できない。診療科目によっても異なる対応になるのは当然のことである。

経営とは, 数字を把握することではない。お金を残せる実行力が伴わなければならない。患者を増やすことで収入につなげ, 経費は少しでも抑える努力を常にしていくことが大前提である。無駄が多くコストが高いと気付けば, すぐに変えなければならない。人もモノもお金もすべてにおいて, 工夫, 努力, 知恵が求められる。そういうテクニックは経験しながら個々が養うものであり, 決して本などには書いていないノウハウである。

専門的な知識がなくても, 工夫次第で経営力は身につけることができる。税理士やコンサルタント, 取引業者やメーカーからの情報等, 活用できるものは何でも利用するべきだ。質問しなかった, 知らなかっただけで, 結果的に税金を多く払うこともある。勉強しても, なかにはそのときには役に立たないこともあるが, その知識が後日生かせることもある。生かせなかったとしても, それはそれで選別できる目をもったことになる。

21 院長に近い立場をフル活用して新たな人脈ルートをつくる

パートナー(事務長)は, 院長に近いという立場をフルに利用することも当然あってよい。取引業者はそれがわかれば対応が変わり, より大事に接し

てくれる。また，立場を利用して院長の足りない部分を補う新たなブレーンや人脈ルートを知っておきたい。院長が診療で動けない部分を補うことも可能になる。経営上の問題やトラブルが発生したとき，いくつかの選択肢や情報収集等のできるルートをもっていることが解決に役立つことは多い。院長とパートナーという，少なくとも２つの立場の異なるルート作りができていれば，知識の幅と人脈は２倍以上に広がり，大きなサポート力となる。

22 パートナーにできるだけ取り組んでもらいたいスタッフ管理

　よく見られるパターンは，診療方針は院長が考え，パートナー（院長夫人）はそれを実現できるように業者や税理士，コンサルタントと協力して事務長的役割をもって経営をサポートすることである。そのパートナーの役割のなかでも，人事管理は大きな部分を占める。特にスタッフの教育指導は欠かせない。

　人を採用し使っていくのは簡単ではない。当初はほとんどが思うようにはいかない。退職，採用等で多くの失敗を重ねながら少しずつ，求めすぎず上手に使うことが大切だとわかってくる。最近は人材不足の時代であり，長く勤務してもらえるような雇用条件や職場環境も考えなければならなくなった。就業環境，有給休暇等の消化，就業規則等の整備，時間外管理対応など，労務に関する情報や知識も身につけることが必要になっている。

　法的には理解しても，実際に発生するスタッフ問題はルールどおりに解決できるほど甘くない。小規模事業所では，使用者目線が過ぎる対応は即退職につながりやすい。問題解決するにはベストでなくてもベターでもよいという考えがわかるようになる。まずは経験し，失敗することで多くのことを学んで，自分で解決する力を身に付けていくことである。大きなトラブルにさえならなければという考えもあってよい。失敗しても，長い目でみれば必ずプラスになる。そういう心構えで関わってほしい。

　パートナーのクリニックへの関わり方については，開院当初は少なくとも週に２〜３日はクリニックに出勤してほしい。スタッフの基本的な業務の流れを理解し，スタッフ個々に意思疎通を図りたい。能力について見極めるには３カ月以上はかかるので，その間にマニュアル等一定のパターンを作れるように指導したい。

　院長の目の届かない部分にも知る目を光らせる必要がある。院長の見えない部分でトラブルは発生しやすい。

　トラブルの発生や退職者が出れば，一時的に出勤日数を増やして，業務調

整を行う必要がある。女性が9割を占めるクリニックでは，院長にはわからないスタッフ同士の確執も発生する。常に個々のスタッフ情報が取れるような連絡網等の体制を作っておきたい。

23 パートナーならではの目線で 辞めたくないと感じさせる職場環境や働かせ方が大切である

スタッフの多くは，働き始めるときに辞めることを考えてはいない。誰もが長く勤務したいと考えている。しかし，能力や相性，職場環境によって短期間（1～2年以内）で辞めていくスタッフが後を絶たない。

採用する側も，できるだけ長く勤務してほしいと考えて採用するが，対応が伴わないこともある。そうであれば，より働きやすい辞めたくない職場をどのように作っていくかを考えなければならない。小規模なのでパターン化して対応するのではなく，個々に合うかたちで柔軟に考えることが必要だ。

女性で主婦層が多ければ，家庭と両立できるような工夫がほしい。一般企業でのパートの採用方法や勤務形態，勤務調整法，有給休暇付与や家庭の都合による休日の与え方等を知っておけば参考になるはずである。

パートナー（院長夫人）ならではの細かい目線で対応することで，スタッフ家族への配慮やサポートを感じさせることができれば，簡単に退職とはならないはずである。それどころかスタッフが足りないときや忙しいときなど積極的に手伝ってくれることもある。

女性が気にしやすい点や働きやすいと考える雇用条件とはどういうことなのか，理解する必要がある。クリニックをクライアントにもつ女性の社労士や医療機関で管理職等に就いている女性に意見を聞き，相談してみると，多くの情報が得られるので，そういう機会をもつようにしたい。

院長夫人実例インタビュー

医療法人よこやま内科小児科クリニック　横山実代 氏

■院長夫人が経営なんて寝耳に水!?

　クリニック経営において，院長夫人がどのような役割を担うかは，とても重要なポイントになります。

　本来なら，クリニックを切り盛りしてくれる事務長を雇い，ベテラン看護師にその役を兼任してもらうことが妥当なのかもしれません。

　しかし，コストの面や人材確保の点から，なかなかむずかしいのが現実です。そこで，どうしても院長夫人がやらざるを得ないのです。

　院長の奥様からしたら，「私は勤務医と結婚したはず，こんなの聞いてない！」「夫は何もやらないでいいって言っている」と思うところかもしれません。

　しかし，院長が1人ですべての責任を背負い，経営について十分な知識がないまま手さぐりで行っていることを考えると，黙って見過ごすのは気が咎めます。また，何よりも院長は奥様のサポートを必要としているのではないでしょうか。

　院長はプライドがあるため，自分からはなかなか言い出せないのかもしれません。そこを察して，奥様から歩みよってあげるのが得策のような気がします。

　もちろん，奥様からしたら，「そんなこと，やりたくない」というのが本音かもしれません。経営なんて考えたこともないし，まったく何もわからない。しかも，現場を仕切り，スタッフの問題などで，嫌われ者になる恐れもあります。

　ただ，実際のところ，クリニックの収支は家計に直結してきます。一般的に，開業される先生の年齢は40歳前後が多く，家庭においても子どもが生まれ，まだまだ子育てに手がかかる時期です。また，住宅ローンや子どもの学費にお金をかけたいなど，支出が増えてくる頃でもあります。

　こうなると，何としてでもクリニックを早い段階で黒字にしてもらい，

家にお金が残るようにしたいところです。院長1人に任せておくのも，不安が残ります。奥様が経営にはまったく関与しなかったために，家にいくら貯金があるのかさえわからないというケースや，院長が亡くなったあとに，膨大な借金が残ったというケースも聞きます。

　あとになって，「こんなはずじゃなかった！」と嘆くよりも，できることをこなしていったほうが，奥様としても安心を得られると思います。

　奥様が経営に携わっていくためには，覚えることがたくさんあります。もともと看護師等の医療従事者であれば，多少のことは理解できるかもしれません。しかし，収支を表す書類を見ることや業者との打合せや交渉などは，初めてのことになります。

■せっかくの機会を自分を成長させるために使う

　私は結婚してすぐに上の子ができ，ゆっくり子育てをと思いつつも，そう言っていられませんでした。夫は過去の神話，つまり「開業すれば，なんとかなるでしょ」という幻想を抱いており，近寄ってくる業者さんに対して，何でも言い値で購入してしまうような状態でした。

　あてにしていた業者たちは，自分たちの利益を優先させるようなありさまで，お金のプロである会計士でさえも，こちらが強く主張しないと無難な対応で済まそうとするのです。

　「自分のお金は自分でちゃんと守らないと」と思い，私も経営者になる覚悟を決めました。同時に私は妻でもあり，母でもあります。家のこと，子どものこと，親のこと，地域のこと，いくつものことを，すべて同時にこなさなければいけないのです。

　そこに，慣れない経営が加わるのですから，ときには限界にぶつかることもあります。しかし，逆に考えると，これほどの役割はなかなかやらせてもらえることではないとも言えます。そこで，ちょっと考え方を転換して，その状況を楽しむように心掛けています。

　「これは自分を成長させるための，絶好の機会をいただいているのだ」と考えることで，何でも前向きにチャレンジしていけるようになりました。

■がんばった分だけ，ご褒美がもらえるように

　私どものクリニックは，夫は医師会長を担っており，昼休みも夜も会合で慌ただしくしています。夫婦なのに，ゆっくり話す時間もないほどです。院長に確認したいことや，相談事があってもなかなか時間が取れず，ちょっとした合間を見計らって声をかけるなど，工夫が必要です。

　それでも，夫は集まってくる患者さんのために仕事をこなし，家族のためにがんばっています。

　そんな私たちのご褒美といえば，好きな車を買ったり，年に1回海外旅行に出かけること。まだまだ余裕があるとは言えませんし，まとまった休みもなかなか取れません。それでも，目に見えるかたちでご褒美を手にしたときや，家族が楽しそうにしている顔を見たときに，「やってきてよかった!!」と実感します。

　クリニックを多角化したり相続対策を考えたりと，この先もやることは山積みですが，できる限り地域に貢献しつつ，家族のためにお金を残せていけたらと考えています。

■1人では苦しくても仲間がいれば安心できる

　クリニック経営は競争が激化し，国の規制などにより，年々大変になっていきます。実際に，かつての私のように，どうしたらいいかわからず，途方に暮れている奥様も少なくないようです。

　私は今，院長夫人に対し，私が学んできたことをお伝えするセミナーを開催しています。ここで気づいたのですが，奥様が学ぶことで，少しずつ状況が改善されていくようです。

　何よりも，奥様の意識が変わります。奥様が変化することで，クリニックの雰囲気も良くなりますし，院長にも心のゆとりができます。心に余裕ができれば，スタッフや患者さんに優しく接することができ，その結果として，患者さんが定着し，収入が増えていきます。スタッフも気持ちよく働いてくれるようになり，勤続年数が長くなります。これらの一つひとつが相乗効果となり，良好なクリニック経営が実現できるのです。

　最初の一歩は，学ぶところから始まります。「こんなはずじゃなかった」「私は何もできません」というお気持ちはわかりますが，嘆いていてもどうにかなるものでもありません。それよりも，これを成長する機会と捉え，

新しいことにチャレンジしてみてはいかがでしょうか。

　家族で団結して乗り越えた分だけ，絆が深まりますし，思い出も増えます。もちろん，お金もしっかり残していけるようになります。

　この好循環を生み出すきっかけを作れるのは，奥様だけです。ご自身の家庭を守るためにも，ぜひ一緒に取り組んでいきましょう。

2 業者やコンサルタントに喰いものにされないためには，業者を使い倒すくらいの心構えがほしい

1 開業するまでには想像以上に多くの業者と関わる

　開業時に関わる業者はコンサルタント，不動産，金融機関，保険会社，医療機器メーカー，医薬品卸等，15業種を超える。業者は会社によって対応が異なり，同じ業者でも担当者によって対応に差が出る。何年も付き合いのある担当者でない限り，会って話してみなければどういう対応をしてもらえるかわからない。

　業者を選択する場合でも，多くの業務があるのであまり時間を割けない。担当者と直接面談し，勤務の合間を縫って限られた時間のなかで打合せし，開業準備を進めていくのは大変な作業なので，できる担当者でなければ意味がない。

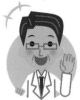

　関わる時間が少なければ担当者を思いどおりに動かし活用することはむずかしい。そういう点も含めてカバーできる（開業支援）業者やコンサルタントの活用が欠かせなくなった。

2 開業では，粘り強い交渉がカギを握る

　開業支援業者やコンサルタントに多くを任せることも可能であるが，実際はすべてにおいて判断することばかりなので，判断するための知識が重要になる。開業後に発生する業者とのトラブルは，交渉経過がわからないことや内容が理解できていないことによる部分も多い。業者同士の情報をコントロールされていることもあって適正価格かどうか判断もできない。値引を見て安いと言われて購入した機器が結果としてほかより高く購入しているケースもみられる。お金の絡む交渉は開業後の収益に大きな影響を及ぼすので，購入や価格決定までの交渉や選択方法等については，自ら積極的に関わり判断していくことが必要である。

　価格交渉に期間や回数の制限はない。購入価格を下げるための見積等競合させることが必要だとわかっていながら確認を忘れ，納品まで時間が足りないと急がされることもある。期限さえ決めて交渉すれば問題ないが，ついつい任せてしまうことになる。比較できる情報収集をせず任せてしまうと高くなると考えたほうがよい。（開業支援）業者もコンサルタントも少しでも収益

を上げたい業者であることをよく理解しておかなければならない。

　開業は医療業界のなかで大きな資金が動く1つの産業とも言える。1つのクリニック開業で，テナントでさえ3000万～7000万円ほどのお金が動く。開業を収益の柱とする業者は予想以上に多く，調剤薬局やメディカルモール等の開発も絡んで，いろいろな業種が参入してきている。

　開業中心で収益を上げる業者はできる限り短期間で契約し，業務を進め収益を確定し早く終了したいと考えている。そして売掛金が回収できれば完了，次のターゲットへ営業をかけるという姿勢だ。彼らは，「これ以上下がりません」「先生だけの特別値引きです」等の言葉を連発するが，こういう言葉を開業コンサルティングをするたびに業者から毎回のように聞くのだから，どういうことか理解できるはずだ。

　同業で負けたくない競合相手であれば態度も変わる。それなりの対応で粘り強い交渉を仕掛けてくる。そういう状況を作ることができれば，価格の面においても優位に運びやすい。競合相手を作り業者が根負けするような交渉や，簡単に発注してもらえない，価格に対してきびしい，侮れないと思わせることが交渉を優位にする。

　業者との粘り強い交渉は，経営力を養うための通過点として思い切り挑戦するくらいの意気込みが求められる。

3　開業に関わるメーカーや業者の担当者は開業情報やプラスになる知識をたくさんもっている

　開業準備中は，取引きしたい業者は発注してもらうために努力を惜しまない。こちらもその点を利用して，開業が成功するような知識を得られるように意識して話す機会をもつべきである。

　有能な担当者ほど，他業者とのつながりや，開業時のこれまでに関わった医師の増患テクニックや客観的な立場からの成功例，失敗例等の有益な情報をもっている。単に機器購入の窓口として接するだけでなく，担当者がもつ開業や運営に関する知識をできる限り吸収したい。そのなかでもより使えると思う担当者であれば，開業後も何らかの相談ができるように人間関係を構築しておきたい。

　なかには，経験の少ない営業マンを担当者にするケースもある。仕事ができないわけではないが，価格交渉でも値引きの幅や決済権限も少なく，交渉の窓口には適さないと思うケースもある。こういう場合は担当者を権限のあるベテランに変えてもらうか，上司を同席させるくらいの考えが必要である。

権限をもった経験豊富な担当者でなければ開業にプラスになる情報や知識，紹介してもらえる人脈も少なく，利用価値は半減する。機器等の購入のみではなく，担当者の経験，知識，人脈も含めて交渉するようにしたい。

4 成功しているクリニックのノウハウやアイデアは役立つことが多い。コンサルタントからできる限り引き出そう

コンサルタントが過去に開業に関わった経験や知識は大いに役立つことが多い。他の開業での経験やアイデア，特に運営サポートをしているコンサルタントは成功した医師に関わっていれば，多くの成功に至るノウハウを見てきているはずである。相談を受ける立場であれば，何らかの失敗も必ず見てきている。失敗も含めてわからない点や考え方，自分にプラスになると思うノウハウをすべて吸収するくらいの意気込みがほしい。

増患対策や同じ診療科の開業スタイルや開業後の経過を知ることができれば，開業に対する心構えや開業後に発生するトラブル等の予想もできるし準備もしやすい。

そう思えるコンサルタントであれば一時的に利用するのではなく，長く付き合えるような関係を構築できれば，なお良い。困ったときに相談できる意見の聞けるコンサルタントは何人いてもよい。

5 連携することが多い開業支援業者やコンサルタントにコントロールされ過ぎないことが開業費を抑えるコツ

開業支援業者やコンサルタントにも，いくつかのパターンがある。開業コンサルティング費用については有料と無料があり，無料の場合には業者が請負いたい業務を発注してもらうことが前提となることが多い。また，特定のグループを作って紹介し合う連携が多く，他社参入を妨げるケースもある。紹介し合う場合にはお互いに紹介料が発生することが多いが，それも価格次第，ある程度安く購入できるのであれば潤滑油のようなものと考えたほうがよく，より以上に詮索しないほうがよい。ただし価格をコントロールされるケースも多いので，十分注意が必要になる。

限られた業者やコンサルタントの紹介だけで相見積を取るケースは見積調整されることもある。少なくとも，購入業者を一定部分は自由に選定できるような状況は確保しておきたい。それがむずかしいようであれば，開業している友人や先輩等のルートで価格情報や相見積を取れるようにしておきたい。

なかでも費用の高い内装設備，高額医療機器等に関しては見積方法次第で

数百万円以上の差が出ることも普通にある。ここでの価格差は開業後の所得に影響するので,高い買物にならないよう十分に注意したい。

　開業支援業者やコンサルタントには,業者指定や価格交渉,見積方法等についてコントロールされ過ぎないようにすることが開業費用を抑えるポイントとなる。お金が多く動く部分ほど「よいしょ」が多い。誉め言葉に負けないように気を付けなければならない。

6 業者やコンサルタントは価格を下げる方法を知っている。そこにも利用価値がある

　開業に関わる業者やコンサルタントは,数多くの開業に関わってきている。そのつど交渉し,利益を確保する努力をしている。業者自体は仕入れや納入価格を抑える方法についてアイディアやノウハウをもっている。定価や標準価格は一応設定されているが,「定価などあってないようなもの」と思わせる値引きもある。そのノウハウを利用したい。彼らは扱う機器以外の他業者の情報をもっている。また,競合する業者と何度も相見積をしているので,相手の価格情報をもっている。価格交渉をするには,何よりも「いくらで買ったか」という情報が必要である。特に開業している友人や知人等からの情報収集は欠かせない。メーカー直接か代理店を経由するかで購入価格が変わることもある。これまでの経験では,交渉はメーカーと直接行うほうがどちらかと言えば下がりやすい

　特に費用のかかる建築や内装は,施工業者の規模や施工方法によって,坪単価が10万円以上違うことはよくあることである。見積内容も各業者によって自前や下請け利用等によって算出方法も異なるので,項目内容別に比較することが重要である。また,設計士やコンサルタントを通じて見積を出させるケースもあるが,業者間で調整されるケースもあるので,見積は設計士やコンサルタント等を経由せず,同日に直接提出させるようにしておくほうが良い。

　医療機器や電子カルテ等の価格にしても,定価の5割以上値引くことも普通にある。

　ただ注意したいのは,値引き額の多さだけで得をしたような気になるが,他の購入例と実際に比較すると高かったということもあるので,値引き率より購入価格を重視したい。こういう交渉はコンサルタントの腕の見せ所である。実勢価格と見積りなどでどういう違いがあるか,そればかりでなく,保守管理費などランニングコストはどうなのかを比較して,少しでも安くする

ための業者交渉のポイントを指導してもらうようにしたい。ここで積極的に関わるようにしなければ，あとで高かったと後悔することになる。

7 値下げパターンや定番トークを教えてもらって交渉する

「ほかの先生には内緒にしてください」「これ以上は限界です」というトークは，開業コンサルティングをするたびに多くの業者から何度も耳にする。ところが，ほかでの購入価格やライバル会社の価格が安いとわかると，「もう一度見積りをさせて下さい」と願い出る。このようなことは日常茶飯事である。価格を下げるには，値引きの権限のある担当者（上司）と交渉しなければ下がらない。お互いにライバル視する業者との競合となれば，シェアで負けたくないと，互いに価格競争を仕掛けてくるケースもある。価格を下げるには，下げたくなる状況を設定することが必要である。

ただ，価格交渉で気を付けなければならない点がある。価格交渉を何度も競わせ業者も値を下げることが4～5回以上続くと，開業後に担当者が足を運ばなくなることもある。価格だけでなくフォロー体制，保守等も考慮に入れて考えるべきだ。運営サポートをしているコンサルタントはそういう点をよく理解しているので，参考にするとよい。購入価格が安くても，アフターが悪ければかえって苦労することになる。

8 開業費用は業者やコンサルタント次第で大きく変わる

サポートする業者やコンサルタントによって，開業必要資金の組み立て方が異なる。運営サポート経験の多いコンサルタントは，開業後の資金繰りを重視する。開業資金の総額が高いほど，事業計画どおり患者が増えないときに資金繰りにその影響が顕著に表れる。運転資金は予想以上の早さで減っていく。こういう状況になると開業中心のコンサルタントへサポートを求めても，なかなか手助けをしてもらえない。

開業コンサルティング件数が多いほど，開業に関わる業者に対する影響力をもち，購入価格が妥当であるかどうかの判断材料ももっている。その経験をもとに事業計画を作成するが，開業費用を積み上げて事業計画を立てる出来高制と，診療圏調査等による推計患者数と診療時間から診療できる1日当たりの限界患者数を考慮に入れ収入予想をしたうえで開業必要資金を割り出し決める予算制では，費用総額に大きな差が出やすい。

開業コンサルタントがどういう目的で事業計画を作成しているかが，こういう点に現れる。開業資金が膨らみ，それを金融機関になんとか融資実行さ

せることが評価されるべきではない。どれだけ開業後の運転資金と資金繰り
を考慮して, より安全な事業計画を作成し, より少ない融資額で開業させる
かが評価されなくてはいけない。

　開業についてはわからない点が多いのでコンサルタントを頼るのは当然だ
が, 疑問点を投げかけ意見を聞いて納得できる回答をもらいながら進めてい
くことが必要である。情報共有と相談をより重視し, 業者やコンサルタント
の経験と知識を活用できるようにしたい。

　開業後からの運営コンサルティングの依頼を受ける場合, 開業資金総額の
高さに驚くこともある。開業にかける費用の考え方を, 開業支援業者やコン
サルタントと契約する前に確認しておきたい。

　開業後の運営についての相談先や紹介ルートをもっているかどうかも含め
た総合的なサービスも含めて選択しなくてはいけない。開業コンサルティン
グの有料・無料に関係なく, それぞれがどこかで利益を得て開業をサポート
する。開業後の運営にプラスになるような考え方をしてくれる業者やコンサ
ルタントと契約したい。

**税理士や社会保険労務士は教えてもらうだけでなく
使いこなせなければ意味がない**

1 利益が出て元金返済した残りが使えるお金。思った以上に残らない

　肝に銘じておかなければならないのは，個人事業である以上，一定以上の利益が出るまでは収入は「ゼロ」ということである。開業して所得を得るという意味を理解できていないケースも多い。事業用預金通帳に一定額の資金が残っていれば，借入金であるにもかかわらず余裕があると勘違いしやすい。あくまでも借りたお金であって，収入を得てすべての経費や税金を支払って残った分も自由に使えるお金ではないことを忘れてはいけない。

　勤務医時代と同様の収入で，確定申告で1500万円の所得になったと仮定する。それはそのまま手元に残る金額ではなく，勤務医時代の手取り額と同額にはならない。実際に使えるお金は，所得税・事業税・消費税等を支払った残りから借入金元金を返済した，その残りが使えるお金とな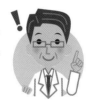る。翌期には住民税，予定納税もあるので，その分の資金も準備しておかなければならない。そう考えると，開業して一定の所得になるまでが意外に長く，5年間は資金になかなか余裕がない期間であることを理解してお金を使わなければならない。そのためには税理士の活用も考えたい。

2 利益確保とお金を残すために税理士の頭脳を利用する

　勤務医時代は，源泉徴収票による確定申告が中心となるため，住宅購入等特別のことがない限り税理士を利用することが少ない。しかし，開業となればまったく状況は異なる。可能であれば医療機関を5件以上クライアントにもつ，クリニックの経理や知識のある税理士を選びたい。

　開業時に税理士を決める場合，業者やコンサルタント，知人に紹介され税理士を決めることが多い。税理士によって能力や知識量が異なるが，有能かどうかは比較してみなければわからないし，実際に利用してみなければ自分に合うかどうか，わからないことが多い。

　これまで何十人もの税理士と申告や打合せや相談をしてきたが，皆それぞれ対応に違いがあり，能力にも確実に差があった。知識や経験等によって，

月次での対応や指導力，確定申告の準備や節税対策等，確実に違っていた。普段の業務処理力も事務所によって異なり，月次処理後に見せられるデータの説明も数字だけなのか，内容に触れて指導までするかなど，担当者の税務知識や経験，仕事の進め方にも違いが見られる。

　数字をまとめ，毎月の損益状況を確認するだけであれば税理士を利用する意味は少ない。税務のわからない点は積極的に質問しアドバイスを受けるようにすることが，お金を残すことにつながる。相手の能力を確かめることにもなる。税務調査で税理士の処理ミスが発覚し指摘されることもあるので，月次報告内容や確定申告についても十分に説明を受け，総勘定元帳等をチェックすることが重要となる。業務手順や担当者の経験をよく確認したうえで契約するようにしたい。

3 税理士は紹介されただけでなく複数のなかから話を聞いて選択すべき

　事務所の規模によって異なるが，医療機関のクライアントが多い事務所のほうが医業特性を理解しているので，業務も進めやすく，スムースである。とはいえ，全面的に信頼できて優れているとは限らない。

　前述したが，担当者の能力差もある。請求書や領収書の内容の疑問点も把握しようとせず，ただの経理処理となっていることもある。問題点と思われる内容の指摘や，節税等の対策についても相談機能を果たしていないケースもみられる。税務は内容把握が重要であり，わからない点や効果的な設備投資，資金繰り等を指導してもらうことがポイントである。担当者が事務所のメッセンジャーになっていては，タイムリーなアドバイスも求められず，顧問契約している意味もない。

　なかには，数カ月分をまとめて処理するケースもみられる。申告間際になって「あれがほしい，これも足りない」と求めてくることもある。こういう状況では修正点の確認が中心となって，節税対策など検討できる余地もない。また，税理士事務所の要求どおりに対応しなければ，税務相談や申告準備が進まないケースや，言うとおりにすることが一番である的な話をする税理士もいる。

　少なくとも決算月の2カ月前には決算予測を行い，税務対策等の検討ができるように進めるのが税理士事務所としての最低限の役割と考えている。

　こうした点を考慮したうえで，複数の税理士と会って話を聞き，相談しやすいクリニックに合った税理士を選択したい。

4 節税対策や指導を望むなら，きちんと月次資料を送るようにする

　クリニック側にも問題点はある。経理処理に慣れないうちは，資料提出や書類確認などがおろそかになりがちである。毎月の資料は遅くとも翌月中頃までに税理士へ提出し，翌月末までには月次データをもとに打合せができる状況を作らなければ，まともな税務と指導ができるはずがない。

　何度依頼されてもなかなか資料を提出せず，申告間際になって慌ててやっと資料を揃え税理士を困らせるケースも見られる。これでは，税理士の能力や知識等を活用できるはずがない。

　お金を残すには，月々の収支を把握し，どのような目標をもって日々の運営を行えばよいか判断して，資金管理をしなければならない。毎月定期的に月次データを確認し経営状況を確かめお金が残せるように工夫するなど検討したい。

　税務や会計処理はわからない点が多いはずなのに，わかっているふりをするケースも少なくない。それでは効果ある対策が取れない。また，申告時にだけ相談するようでは，節税対策も限られてしまう。忙しいからと経費処理や資料提出を後回しするようであれば，後日無駄な税金を払わされることもあるので十分に気を付けたい。やるべきことはパターンを決めて処理する習慣を付けたい。

5 税務を理解する努力がお金を残すことにつながる

　同じ収入でも運転資金が不足したり，お金があまり残らない理由が何か，それがわからなければお金は貯まるはずがない。税理士の知識をどう活用するかは，自分次第である。想定して積極的に指導，提案をしてくれる税理士は少なくない。とにかく質問することである。説明に納得できない場合には，セカンドオピニオンとして他の税理士に聞いてみるくらいのことも必要である。何のために税理士に依頼しているのか考えて利用しなければならない。

　開業当初は，税務や会計処理の仕組みなど，わからないことばかりである。経費に参入されない費用や，1年に経費として計上できる金額が決まっている費用もある。また，税務制度も毎年のように改正され，経費として認められる内容も変わる。税務に関する疑問や処理方法等わからないことは何でも質問し，理解できるまで教えてもらうようにしなければ，同じことを繰り返すことが多い。

　担当者のなかには「事務所に戻ってから調べて連絡します」と次回訪問時

まで回答がないこともある。こちらから追う姿勢がなければ, 担当者ペースになる。積極的に追わなければ忘れてまったく進まないこともある。

とにかく, 少しでも税務の知識を増やそうとすることが税理士を動かすことにつながるのである。

6 納得できないならさっさと変える決断が必要

セミナーやネットなどの聞きかじりの情報など, ほかから得た知識で質問することも, 担当者の実力を知るうえで必要なことである。

間違った認識や不足している知識を補い, 理解できるように説明指導することが税理士の役割でもある。

税務のプロがもっている知識を引き出し, うまく利用できるよう考えるのが経営者としての役割でもある。相談したいときに時間が取れなかったり, 知識不足や頼りにならないと感じることが多く改善が見られないようであれば, 紹介された税理士だとしても, さっさと別の税理士を探す決断も必要である。

7 経営経験の少ないコンサルタントに助けを求めるより 自分で責任をもつ姿勢が求められる

クリニックにおけるコンサルティングやサポート業務は, 開業支援を中心に行われることが多い。開業後も運営等の相談に乗ることもあるが, 実際に関与したことがない問題については頼りにならない。問題解決した経験が少なければ, 実務に則していないことが多い。

過去のトラブルの解決方法などの事例は参考になるが, 現場での対応に実際には携わっていなければ役に立たないこともある。実務経験が少なければ方向性や解決方法についてのアドバイスを求める程度で最後は自分で責任をもって対応するという考え方が必要になる。

8 クリニックは苦労しながら自分で作り上げるもの。 絶対に成功するアドバイスなど存在しない

クリニックは個人商店である。院長の経営方針で, 同じ診療科でも診療日時や休診日, 診療内容も異なる。また, 診療科目や立地条件によって, 運営方法も変える必要がある。実際, 経験してみなければわからない患者対策や人事管理のむずかしさもある。

経営の大変さや苦しさを知っているのは, 開業している先輩や友人たちで

ある。開業して5年以上運営しているクリニックには，トラブルや失敗の経験など多くのノウハウが詰まっていると言ってよい。

成功している医師ほど時間を惜しまず働き，想定外のトラブルや失敗に対応しながら，自分流の運営スタイルを作っている。

開業した以上，軌道に乗り安定するまでは，どんなに些細なことでも自分で責任をもって対応することが，経営力を養う基本となる。

以前，「失敗できないので，絶対に成功するアドバイスがほしい」と相談されたことがあるが，「そういう方法はどこにもありません」と回答した。直接診療に関わることのないコンサルタントに100％成功する方法が保証できるはずもない。事業はあくまでも自己責任である。

しかし，成功するための近道はある。それは，多くの経験をしている人たちのアドバイスである。過去のトラブル事例はトラブル発生の予防に利用できることが多い。正解とならないまでも，トラブルを最小限に食い止めるうえで参考になる。

9 士業等専門家は紹介される理由と 1年間にかかる費用を確認してから選択する

税理士等の専門家を選択する場合，業務内容や専門的な知識に詳しくないので，どの程度有能かどうかを見分け判断することはむずかしい。実務的にどこが優れているか，信頼するに値する知識や能力をもっているかを判断するにも，どのような質問をすればよいかもわからない。

また，業者やコンサルタント，友人の勧めである場合，具体的な理由が明確でないことが多い。よく見てくれる，使いやすいといった話なら当てにならない。クリニックのクライアントが多いとか経験が豊富という点は基準になるが，それだけで判断すると月次や申告の進め方を見て，合わない，失敗したと思うことも出てくる。

紹介者には，具体的な紹介理由を確かめたい。紹介者が利用したこともなく，ただ勧めるだけなら，それは紹介する理由足りえない。なかには紹介手数料目的の場合もある。

先輩やコンサルタント，友人に税理士を選ぶうえでのアドバイスを求めたい。そのうえで，あらかじめ事務所の人員体制や実績，月次報告フォーマット等の情報をもらい，実際に事務所に伺って面談したほうがよい。数人の税理士と会ってみて，内容をわかりやすく説明してもらえそうな，相談しやすい人を選択したい。大規模な事務所になるほど，担当者の経験と知識がより

重要であることを理解しておきたい。

　また，この頃は会計ソフトの導入を求めるケースも増えている。事務長のいないクリニックではパートナー（院長夫人）が入力していることもある。プライベートな部分も入るので，クリニックのスタッフが経営データを入力するケースは少ない。その点も含めて，できる限り自分たちに負担が少ない日常処理で済む事務所を選びたい。データ入力や整理等，細かな作業をやりたくないのであれば，ある程度顧問費用が高くなっても仕方がないと割り切るべきである。

　月額顧問料が安くても，別にソフト購入費や使用料等がかかるケースがあり，入力，記帳代行や事務費等を別に請求されることもあるので，それらの金額の確認は必ずしておくべきだ。もちろん他の事務所との比較も忘れないようにしたい。

10 事務所の規模ではなく誰が担当するかで税務は変わる

　税理士事務所の規模によっても対応方法が変わる。スタッフが5人以上いる事務所では，月次報告や連絡を税理士が担当するケースが少ない。税理士は決算時中心の対応となり，定期的な月次報告は担当者によって行われるが，節税の提案や資金繰り，コスト管理等についての指導やアドバイスを，責任をもって行うことができる担当者は少ない。事務所事情もあるが，経営的に軌道に乗るまでは，担当者がいてもできる限り税理士と相談できる機会を増やしたい。

　税理士資格を有しない担当者は知識が少なく，能力の差も大きい。会計処理や税務についての質問をしても満足な回答を得られないこともある。多くの顧問先を任されている場合，場当たり的で終始することもある。

　また，事務所によっては担当者の入れ替わりが多く，その場合，新しい担当者との引継ぎができず内容を把握できていないことがあって，トラブルやミスにつながりやすい。経費の科目処理方法，摘要の入力内容が変わることもある。説明する担当者と入力する者が違うケースもあるので，確認をしておきたい。

　開業当初はわからない点が多いので，軌道に乗るまでは時間をかけてフォローをしてもらえる事務所が望ましい。有名だからとか，医療機関のクライアントが多いからというよりも，クリニックのスタイルや規模，自分が使いやすい融通の利く事務所を優先したい。

11 社会保険労務士をパートナーとして活用する時代

「働き方改革関連法」が施行されたが，働き方改革は，小規模クリニックも例外ではない。医療施設においても労働時間や雇用条件等，様々な検討や改善が求められるようになった。

また，人材派遣（紹介）会社の増加は働き手の意識を大きく変えた。クリニックの雇用条件は，他業種に比べ決して良いとは言えない。パートスタッフの活用も不可欠である。クリニックでは，就業時間や勤務体制にも工夫が求められているが，最低賃金のUPや労働基準法上の特例が認められることも少なくなり，一般企業と同様の対応が必要になった。そうしなければ人材も集まらない。

労務管理に社労士が必要だと感じることが増えている。働き手の労働基準法に対する知識も増え，「このくらいなら問題にならないだろう」が通用しなくなった。医療施設の特異性や勤務実態に詳しい社労士はまだ少ないが，相談しながら対応することで補える点は多い。スタッフ個々の対応についても，社労士が関わることでトラブル防止の効果もある。

現場でスタッフに対して一緒に対応してくれる社労士の存在は，労務管理において精神的な支えになることも多い。

多くの医療機関をクライアントでもっている会計事務所と連携する社労士事務所や，実際にクリニック内に入ってスタッフと面談しながら業務を行うなど，現場に関わる機会を多くもってくれる社労士ほど，クリニック運営にプラスになるので活用したい。

12 社労士も使い方次第，まずは知識を学び自力で手続きをしてみることがプラスになる

社労士を活用するケースでは，開業時の就業規則や雇用条件相談，雇用契約書作成，労働保険，雇用保険等の手続中心にサポートしてもらうことが多い。月々の顧問契約をするのであれば業務量が少ないので，給与計算や人事管理対策のほかスタッフの採用面接のサポート，雇用契約更新等も含めて依頼したい。日常の人事管理業務については，何かトラブルや問題が生じたときに（基本的に）可能な限り自分たちで対応できるようにしておくほうが後々のことを考えるとプラスにもなることが多い。よく起こる労務問題の内容と関わりのある労基法について，最低限のことは理解しておきたい。クリニックはスタッフ数が少ないので，労働保険や雇用保険の手続はコンサルタントや税理士等の協力を得て自分たちでできるようにしておきたい。費用がかかること

なので, 社労士との顧問契約は患者が増えてからでも遅くない。

13 医療現場経験のある社労士や女性社労士の活用を考えよう

社労士と顧問契約をするなら, 医療機関を顧問先にもっている事務所を検討したい。医療機関特有の勤務体制や職種特有の働き方があるので, その知識が少なければ逆にこちらから教えることが増え, 対応できないと思うこともある。

一方, 一般の中小企業での業務経験が医療現場での労務管理に役立つこともある。事務手続きから採用面接, 就業時間設定, 退職, 解雇等の (実務) 経験は, 医療においても十分活用できる。

人材派遣 (紹介) 会社の増加や労基法改正, 働き方改革等, これまでの感覚では通用しない労務トラブルが年々増えている。雇用条件についても, 待遇改善を積極的に検討しなければ, 退職につながりやすくなっている。採用においても募集すれば選び放題だった時代は終わり, 人材確保がむずかしくなってきている。そういう点も含めて, スタッフを有効活用できる, 辞めたくないと思わせるような対策や提案をしてくれる社労士が望ましい。

クリニックは, スタッフの9割以上を女性が占める職場である。女性の立場や家庭環境, 働き方をより理解することが必要になる。そういう意味では女性の社労士を利用するのも一つの方法である。何より女性を使ううえでのポイントを知っていて, スタッフの細かな不満を理解し対応できる部分も多い。

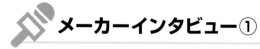 **メーカーインタビュー①**

■最初の接触から営業活動が始まっている！

　開業時に最も気になることの一つが，院内にどのような設備を揃えるかだと思います。それによって，開業時に必要になる設備資金が決まってくるからです。

　資金の大半は銀行からの融資になりますが，設備投資であれば銀行融資が受けやすいので，ついいろいろと揃えたくなりがちです。しかし，ここに落とし穴があります。

　銀行融資額は，毎月の返済額に直結します。まだどれだけ患者さんが来てくれるかもわからない開業前の段階で，過剰な投資をしてしまうと，後々返済が大きな負担となります。

　メーカーなど設備を提供する営業マンからすると，少しでも自分の売上を増やしたい気持ちは否めませんが，だからといって，開業時の先生に対して，過剰負荷になるようなものを提案することは望んでいません。

　私たちとしても，先生と長くお付き合いさせていただきたいと考えているからです。

　ただ，なかには，開業時の医師を狙って，高額な見積もりを提示し，それを実行させようとする業者もいるようです。開業時に最も大きなお金が動くことを考えると，そこに焦点を絞ってくる業者がいるのも仕方がないことなのでしょう。

　ある程度は仕方がないと思っても，それが度を越したものである場合には，しっかり拒否したり，内容を確認するなどの対処が必要です。

　ひどい業者になると，自社だけでなく，いくつもの業者と手を結び，お互いにマージンを分け合ったり，グルになって高値で売りつけようとするところもあります。そういった業者に引っかからないように，先生のほうでしっかり判断してください。

　開業を考えている先生方がよく活用されているのが，開業セミナーです。開業セミナーは，医療メーカーや税理士，コンサルタントなどが，様々なかたちで開催しています。

　どの開業セミナーに参加するかは，先生方の判断になりますが，開業

セミナーに参加した瞬間から，業者にとっては見込み客となり，営業活動がスタートします。

「なんとなく参加した開業セミナーで，業者さんに声をかけられ，そのまま開業まで流れていった」というのは，よくあるケースです。いい業者なら問題ありませんが，相手は営業活動の一環として接してきますので，うまい話に惑わされてしまわないように，注意してください。

■業者を見分けるポイント

高値で売り付ける業者を見分けるポイントを，いくつかご紹介します。

①自分に選択権があるか，業者がコントロールしようとしているか

開業時にどのような設備を導入するか，どの程度の資金をかけるかを最終的に決めるのは，経営者である院長先生です。融資も院長自身の名前で行いますし，クリニックを経営していくのも院長先生なのです。

だからこそ，院長が納得して決断することが肝心です。選択肢や決定権を操作し，院長をコントロールしようとするような業者は，クリニックのためになるとは考えにくいのです。

設備を入れるまでは親身になってくれたのに，融資がおりて，資金を回収した途端にさっさと離れていった……なんてことにならないように，注意してください。

②開業している先輩に設備の価格を聞いて，業者に提示する

業者の言い値だけで決めずに，相見積りを取ることが望ましいのですが，開業準備に奮闘している時期だとそれもままなりません。また，自分で他の業者にあたるといっても，目星がつかないということもあります。

そこで，すでに開業されている先輩に，開業時にかかった資金について尋ねてみることをお勧めします。どの設備にどの程度のお金がかかるのかを聞き，その金額を業者に提示してみてください。

それが妥当な範囲であれば，業者も値引きに応じる可能性があります。値引きが無理だという場合には，その理由をしっかりと聞いて，納得がいかなければ，他の業者にあたるのも一つの手段です。

③遠慮なく業者と価格交渉をする

一般的に，価格提示の際に，最初から最低価格を出す業者はほとんど

ありません。多少高めに提示して，交渉のなかで値引きをし，お互いに納得のいく金額にしていきます。つまり，言い値と許容できる売値には差があるのです。

　ですから，業者に対して価格交渉をすることに遠慮はいりません。

　ただし，何がなんでも値切ってやろうという姿勢では，相手との関係においてマイナスになることもありますので，あくまでもお互いに納得できる金額でまとめるという姿勢が前提です。

■業者を経営のパートナーとしてうまく利用する！

　私たちは，仕事上，いくつものクリニックの先生方と接しているので，日々，様々な情報が集まってきます。

　クリニックで診療をされている先生方はお忙しいため，なかなか外の情報と接する機会がもてない面もあります。業界の動向や，近隣のクリニックの情報など，クリニック経営に役立つことを業者からうまく仕入れるようにしてみてください。

　業者の営業マンは，クリニックを経営されている医師を応援したいという願望をもっています。私たちがお手伝いできることで，クリニックが活性化し，患者さんが満足されれば，これほど喜ばしいことはありません。そのためにも，院長のお役に立てることなら，できる限りのことをしたいと考えています。

　私がこれまで見てきた経験から言うと，開業後スムースに経営が軌道に乗るパターンの特徴は，院長先生の経営理念にかかってくるように思います。院長がどのような診療を行いたいのか，地域にどのように貢献したいのか，など明確な理念をおもちですと，目指すものに向かってまっすぐに進んでいけるようです。逆に院長に理念がなく，なんとなく開業するとか，データを見て良さそうだったからという理由では，問題が起こったときに，うまく対応できていないことが多いように思います。

　もし私たちにお役に立てることがあれば，どんどん活用してください。ただし，業者側もやはり人間ですので，あまりにも理不尽な扱いをされたり，無謀な値下げを要求されてしまうと，不信感を抱くことになり，いい関係を築くことができません。

　業者は開業時だけでなく，クリニック経営中も何かあったときにすぐ

に相談できるような，経営のパートナーとしてみていただけたら幸いです。

　クリニック経営に関するあらゆる業務を，院長が1人で対応するのは無理なことです。うまく外部の業者を活用することで，院長の負担を軽減し，診療業務に集中することが，クリニック経営を成功させる秘訣です。

4 安定した収入を確保するための患者誘致

　広告規制ガイドラインが施行され，注意喚起等の指導をされたケースも増えている。以前であれば，この程度であれば容認されるだろうと思うような広告も注意しなければならない。

　開業時の広告広報は，ホームページ（HP）等，年々媒体や広告手法が多様化し変化している。ところが開業時には，いまだに業者やコンサルタントからのパターン化された広告広報提案が多く，費用さえかければよいといった手法に疑問をもつことも多い。「広告費の高さ＝患者増」という図式はまったく成立しない。受診理由は立地条件や診療科目によって異なり，診療内容や診療日時設定によっても広告内容や方法は異なってくるのだから，ケースバイケースで広告媒体や費用割振りについてを十分に検討しなければならない。

　開業時はクリニックを地域に知ってもらうためにも，即効性のある広告が最優先となる。持続性広告は，効果がより高いと思われるものから順次進めていくほうがよい。

　とにかく広範囲にと診療圏を越えて広告することがあるが，受診するうえで利便性を優先することを考えれば，診療圏外と思われる看板や広告の費用対効果は当然低くなる。クリニックにより近い診療圏中心に検討することが必要である。

1 患者が受診するには何が必要か理由を考えて広告対策を立てる

　増患対策は，インターネット等の普及によって，以前の看板等の内容の変わらない固定媒体主体から，クリニック情報の公開・配信を中心とした更新していく広報へと変化している。特に診療方針や医療設備等，患者の知りたい情報をより多く開示することが，選択されるうえでのポイントとなっている。

　開業前から開院をアピールすることが必要だが，地域性や立地条件からどのような広告広報を選ぶべきか，患者が受診するときに何で知って何が理由で選択されるのか，そのためには何が効果的かを検討する必要がある。ワンパターン的な広告では効果が低く費用が無駄になることもある。広告会社やコンサルタント等にアドバイスを求めながら，時代のニーズに合った媒体を検討したい。

　広告会社も媒体を提供するだけでなく増患につながるコンサルティングが

できなければ利用価値は低くなるばかりである。誰でもできるワンパターンの広告なら，広告代理店を利用する意味がない。患者に記憶してもらうには何が必要かを考え，工夫し提案できる会社が求められる時代になっている。

初診時はSNS等ネット検索，HP等によってクリニック情報を集め，受診することが多くなった。ただ，リピーターを増やさなければ1日当たりの患者数は増えない。患者を増やすには，診療の口コミが一番有効であることに変わりはない。増患対策の基本は診療とコミュニケーション力であり，その評価が口コミへとつながる。広告・広報は患者を来院させるための「きっかけ」であり，続けて受診させるには，ビジュアルやアプリを使用するなど，知りたい，プラスになる情報を発信する等，持続性のある広告広報を考えなければならない。

地域で知られることと受診させることは異なることを理解しておく必要がある。

2 イメージ戦略もいいが, それが理由で受診する患者は限られる

最近は，クリニック全体を考えたイメージ戦略が多くなった。クリニックカラーを決め，ホームページ，名刺，診察券，看板やパンフレット等を含めて，トータルにデザインしてコーディネートしていく方法である。また，イラストなどビジュアル的に患者うけを狙うことも増えている。

確かにイメージ戦略としては有効だが，それだけで患者が多く受診し，リピーターとなり，口コミ等知人に勧めるわけではない。お金をかけすぎて自己満足にしか見えないこともある。なかには，勧められるまま百万円単位の費用をかけて運転資金に影響を及ぼすこともある。

広告戦略も，患者状況に応じて段階的に内容や広告媒体を変えながら費用をかけていくことが必要である。かたちばかりを気にしすぎても患者は増えない。

3 インパクトのない広告は意味をなさない。デザイン力のある広告会社を選ぼう

広告広報は「患者受診の入口」として重要である。差別化や専門性を求められるなか，これまでのような固定看板によるパターン化された広告では目立たない。また，駅では取付け場所によって他の看板や広告のなかに埋もれるだけで，患者に診療方針や専門性が伝わりにくい。文字よりもイラストや写真などを利用してインパクトを与えたり，医師の顔が見えるようなわかり

やすさが求められている。

　最近は患者がクリニックの情報を評価したうえで受診することが増えてきた。従来の広告内容や効果について見直す必要がある。センスが良くてもインパクトがなく何年も変化がなければ目立たなくなる。同じ広告料を払っていながら年々印象は薄くなり，費用対効果は当然減少していく。駅看板や野立て，バス，電柱等の固定看板は，設置場所によって効果は異なる。良い場所が空いていないからと出す看板の効果は低くなる。それなら効果があると考える他の広告に費用を回したり，良い場所が空くまで待つべきである。空きがないからと費用をかけるのは，まったく無駄である。業者やコンサルタントが勧めるからでなく，自分で見て考えて実施したい。誰もが利用したい，効果が高いと考える場所や広告から検討しなければならない。

　看板の効果は，デザインや見せ方，広告会社や担当者の手腕によるところが大きい。効果や特徴ある内容やデザイン等を相談できる広告会社と取引きすることが重要である。掲載されている広告を見せてもらえば，効果はわかりやすい。なるほどと思わせる広告会社を利用したい。広告料も代理店によって料金が異なる。また，広告も価格交渉できるので，割高にならないよう直接業者と交渉する必要がある。

4　いろいろな角度から情報発信する方法を考える

　クリニックの情報を手に入れる方法として目的別に考えてみると，見る（＝駅看板，電柱，バスなど），取る（＝パンフレットなど），探す（＝HPなど），読む（新聞，雑誌，ポスティング広告，折り込みチラシなど），聞く（＝バスアナウンスなど）等に分かれる。

　予算を決めて使い分けることも必要になる。同種類の広告を多く利用するより，分散させることが基本である。古い広告にならないようリニューアルや新しさを感じられるようにすることも必要になる。長く利用する固定看板等は，内容を定期的に更新したい。気づかれるような工夫と，時代に合った広告内容に変えていくようにしたい。情報を積極的に発信する時代となっている。

5　開業時ホームページ（HP）にお金をかけても患者は増えない？

　患者アンケートでも，ホームページ（HP）を見て受診する割合が増え，受診理由（きっかけ）の20％を超えるようになった。開業時の広告ツールとして欠かせなくなっている。

ほとんどのクリニックが開業時にHPを作成する。製作費が10万〜20万円のパターン化された業者のスタンダード版で済ませるクリニックもあれば，オリジナルデザインのHP作成に100万円を超える費用をかけるケースもある。診療科目や美容等自由診療の割合によっても異なるが，保険診療が中心であるなら開業初年度で100万円以上の費用をかけるのはどうだろうか。確かに受診時の情報を得るツールになっているが，速効性のある広告ではない。開業時の資金負担も考えて，スタンダード版でも十分であると言える。安定した黒字になってリニューアルしていく方法もある。

とはいえ，スマホ等の時代となり，診療予約や問診，会計が連動するシステムやアプリ等もどんどん開発されるようになった。既存の広告ばかりでなく，時代に応じて利用頻度の高い媒体へ広告・広報を変化させていくことも考えるべきだ。

6　更新できないHPなら作成しない

HPは，開院当初はできる限り情報を更新しようとするが，時間が経過し，診療に割く時間が増えるほど更新回数は減っていくことが多い。更新されず，情報量の少ないHPは，受診のきっかけとなるような広告効果は期待できない。だとすれば，更新サービスのついたHP業者を利用したい。特に休診等の診療日時の変更に関する情報更新は，受診する際に重要となる。受診しようとクリニックへ行って休診だったりすると，クレームの原因にもなる。患者に迷惑をかけないために随時情報配信をする必要がある。患者ばかりでなく地域住民にもプラスになる予防，検診，疾病，季節の挨拶やスタッフ紹介等の定期的な情報配信も考えたい。月に1〜2回も更新できないのであれば止めたほうがいい。費用が無駄になるだけである。

7　受診時にプラスになる気配り情報を　初診と再診に分けて配信することを考える

新患と再診では必要な情報が異なる。新患と再診に分けて，どういう情報があれば受診時にプラスになるかを考える必要がある。患者ばかりでなく地域住民も対象となる。初診を増やすには，地域へのクリニック紹介を意識した情報発信が重要となる。再診では，より具体的な受診情報（混雑状況，待ち時間等）を求められる。

症状による受診案内やどういう病気に対応できるかなどについては，専門用語ではない具体的でわかりやすい表現方法を考えたい。医療機器や設備に

ついても，どんな機器があり，どういう検査ができるのか具体例を挙げ，健康診断や住民健診，自由診療等の詳細などもわかるようにしておきたい。

デザインや仕様に多くの費用をかけても，内容が伴わなければ逆効果になりやすい。患者が受診するときにプラスになる気配り情報を随時更新し，患者とのコミュニケーションツールとして活用したい。

8 患者が増えるタイミングを考慮して広告する

広告や情報配信はタイミングも重要になる。マンションやアパートなど賃貸物件の多い住宅地では，年度末等に転居があり，住民が一定のサイクルで入れ替わる。つまり，クリニックを知らない住民が定期的に増えていく。また，診療科目別に疾病の流行等による患者の季節変動があり，患者の増減する時期が異なっている。同じ費用をかけるのであれば，そういう時期を考慮するだけでも効果は大きく異なる。患者に必要とされる時期に広告を出すほうが，費用対効果が上がるのは当然のことである。どういう広告にしても，ターゲットを明確にして効果の上がるタイミングを計って実施したい。闇雲にやっても費用が無駄になるだけである。

9 地域との交流を重視して忘れられない広告広報活動を意識する

クリニックのスタッフ募集や診療時間変更時には，専門外来新設，医師増員，医療機器導入等，診療に関するインフォメーションと広告を兼ねて折り込みやポスティングを実施する方法もある。地域との関わり方を考えた，忘れられない広告広報が必要になる。地域コミュニティ誌や商店会や自治会報での疾病予防や健康管理法の記事，生活習慣病予防教室，健康祭り，高齢者や主婦層，子どもも対象となるイベント等，地域との関わりが広がり，自然に存在をアピールできる広告広報活動が効果的である。

病気にならなければクリニックの存在を調べようとしないことを考えて，日頃から地域住民が集まるイベントや地域行事等で交流する機会をもちながら，地域に根ざしていく姿勢で広告広報活動を行いたい。

10 小さな要望やクレームへの対策をおろそかにしない

クリニックでは，地域の主婦層女性の評判が口コミに大きく左右する。特に住宅地域ではその傾向が強い。主婦を中心とした地域コミュニティは，幼稚園や学校や自治会等を通じてつながりが深い。地域で生活している主婦にとって，クリニックは具合が悪くなったときや家族が受診するのに必要な施

設でもある。だからこそ，院長やスタッフの対応を含めて診療内容等について話題になりやすい。特に子どもの受診する割合が多い診療科は，コミュニケーションに細心の注意が求められる。

　評判のいい口コミにつなげるためには，診療だけでなくクリニック全体のイメージ作りが必要である。常に完璧に対応するのはむずかしい。何がきっかけでクレームになるかわからない。だから院長だけでなくコミュニケーション力の高いスタッフの存在が重要になる。院長に代わって不満や要望を吸収できる相談しやすいクリニックというイメージが，増患につながりやすい。

　主婦が誰からどのような情報を得てクリニックを選択しているか考えたことがあるだろうか？　スタッフやスタッフの友人等に確認してみるとわかりやすい。「そんなことが？」と思うような意外な点を見落としていることもあるはずだ。

　特に家族や子どもの診療内容や治療費への不満に関する情報は，あっという間に広がりやすい。対応に納得がいかないことがあれば，すぐに仲間に「こんなことがあった」と伝え，受診しなくなる（書き込みされることもある）。受付で話される問題にはならないと思えるクレームや，たいしたことはないと思うような不満こそが重要になる。

　小さな要望や不満に対する改善策を講じ，患者にわかるように表示して変えていく姿勢が，より効果的である。多くの患者を診療し，要望や不満等に対応していくなかには，「こんなことまで？」と思うような内容もある。しかし，そういうことを放置して積み重なると，いつの間にか患者を減らす原因となっていることもある。そうした要望やクレーム等については，医師も含めて定期的にヒヤリハット対策等として会議を開き，「改善できるチャンスだ」と捉えて，そのつど対策を考え改善し続けることが大切である。そうした積み重ねが，クリニック全体のコミュニケーション力やスキルアップにつながり，クリニックのファンを増やしていくのである。

11 クリニックの待ち時間を有効活用，付添い人へのアピールも忘れずに

　クリニックに来院して帰るまでの時間を，広告・広報に利用することもできる。付き添って来た家族や友人は患者予備軍でもある。例えばテレビやファイル等を利用して，クリニックの医療設備や診療内容，健診情報，スタッフ等を写真や文章で紹介しているクリニックもある。かかりつけ医として気軽に利用してもらうためのこうしたツールを準備し，インフォメーションの時

間として有効活用したい。待ち時間をチャンスと捉え，「受診してみたい」と思わせるような対策が求められる。

　患者の付添人は受付対応や，患者とスタッフとのやり取り，スタッフ同士の話し声など，クリニックの隅々まで目を凝らし耳をそば立てて聴いていることが多い。目に見えないところで評価されることを意識しなければならない。どう評価されるか，自分がクリニックを受診する際にはわかることも，働く側になると意識できるスタッフは少ない。院長の目が届かないところでのアピールは特に重要である。時間を有効活用するには，「どうするべきか」という明確な方針と指示が必要である。

12 受付はクリニックの顔，クリニック独自の定期的な研修は欠かせない

　受付は「クリニックの顔」であり，どのように患者と接するかでクリニックの雰囲気がつくられていく。能力の差も世代の違いもあってなかなか統一した対応や接遇ができないこともある。したがって，繰り返しの接遇研修や業務確認が必要になる。講師を招いての研修も利用したいが，パターン化された接遇研修だけでなく，院長が教育したい内容を実践的に教えることが重要である。クリニックには，それぞれの独自の業務パターンができている。挨拶から保険証の受渡し，問診表の説明等，どうすれば印象が良くなるか，どういう配慮が必要か，マニュアル等を作成していつでも確認できるようにしておきたい。

　ヒヤリハット会議等で事務的な単純ミスやスムースにいかなかったこと，患者との些細なトラブルをノート等に記載して情報共有し，対策を考えているクリニックもある。どういう対応をすればミスを防げるか，患者から評価されるか，また変わった患者にはどういう対応が必要か，未収金が発生したらどうやって回収するかまで，定期的に確認し改善を繰り返しているが，5年以上経ってもミスや対応の不備はなくならない。なくならないことを理解して研修等対策を立てる必要もある。

　小さな改善が患者に評価され，それが口コミにつながる。常にスタッフ全員で検討し，定期的に自分たちで研修をしながら改善を繰り返すことが必要である。

13 患者リストをどう増患に活かすかを考える

　これまでは顧客管理という考え方で，患者データを増患へ活用するクリニッ

クは少なかった。そういうなかでも顧客管理を行い患者サービスに活用したクリニックは次々と進化を遂げ，いち早く地域で評判のクリニックとなっている。

最近はレセコンや電子カルテになって，患者データを増患対策として活用しやすくなった。スマホの進化は疾病管理等のアプリ開発につながり，患者獲得ばかりでなく診療対策としても利用されている。予約システムを導入することで患者への情報配信ツールとして利用することもできる。SNS等を活用する方法もある。一般企業では顧客情報は1件当たり2000～3000円と言われる時代だが，クリニックは年間数千人単位で患者登録されていくにもかかわらず，十分に活用できていなかった。

顧客である患者への情報配信を考え，時代に合った手法で地域ニーズに合った対策を取るようにして，増患へつなげたい。競合時代，何の対策もしなければ患者は増えず自然に減っていく。

14 開業して3年は患者動向を分析して増患を図る

患者が少ない期間，特に開業して3年は患者変動の多い期間でもあり，受診動向がつかみにくい。そういうときこそ患者分析は重要である。競合時代，ただ単純に日々の診療を続けるだけでは患者も簡単に増えないし，成功するまでにより時間を要する。患者の住所や疾病等，受診動向を分析して傾向をつかみ，広告広報に活用すればより早い増患が可能となる。

どのようなデータが役立つのか，どういう診療を広げて行くべきか，どの地域に広告を出すべきか，考えて手を打たなければ効果は上がらない。アンケートによる受診理由や患者年齢層，診療圏内の患者分布，患者の多い曜日や時間の流れを具体的につかむことが必要である。

患者分析によって実施できる増患対策が見えてくる。患者が少ない曜日や時間帯は健診等の説明や予約を入れるなど，空き時間対策も実施できる。診療圏での患者分布がわかれば，診療受診率の少ない地域をターゲットとして優先的に広告広報を行うことができる。試行錯誤しながら患者データを利用して少しでも早く増患を図りたい。

15 地域や患者ニーズに合わせて診療を変化させることが求められる

いかに専門性や技術力が高くても，開業当初はその技術を活かせる患者が少なく，幅広い患者を診療することが多くなる。専門外で診療できない患者でも門前払いするのではなく，一応話を聞いて他院を紹介することなどが必

要となる。患者対策を考えて複数の診療科目を標榜すると，主ではない診療科目の患者が増えることもある。

　自分のやりたい医療を求めて開業するが，地域ニーズによっては望むような医療ができないこともある。しかし，経営を軌道に乗せるためには，ニーズの高い診療は将来を見据えて充実のためにも対応する努力が必要となる。どういう患者が多いかがわかれば，それに対応していくことが患者を増やすコツである。

　開業時は慢性疾病の患者が増えることを望むことが多いが，すでに治療している患者は現在通院して管理をしてもらっている以上，よほどの理由がなければ転院するはずがない。そこで，患者を増やすには新たに地域ニーズの高い疾患や新患で慢性疾患を見つけられるような診療を考えることも重要になる。

　問診表等を利用した診療への要望等患者が求めるニーズは，特に重要である。受診する患者からしか得られない情報があるからだ。そのように，角度を変えて診療ニーズを含めた患者データを収集して分析し，患者目線に立って，コツコツと診療体制や診療内容を変えていく姿勢が求められる。そういう努力を続けられる医師ほど，早く成功する確率が高くなる。

16 自分勝手に手応えを感じてしまうときが危ない。患者をコントロールした時点で勢いは止まる

　患者が多く人気のあるクリニックでは，待ち時間が長くてもクレームが少ない。また，HPがなくても口コミで患者が次々と受診してくる。納得信頼される医療とは，医師の診療を中心に，患者とのコミュニケーションとスタッフの接遇等によって，クリニック全体で作り上げていくものである。決して媚びを売るような対応ではない。

　患者に興味をもたせる広告・広報も重要だが，何より求められるのは診療内容である。常に納得できる医療を提供しようとすることは並大抵の努力ではできないことだが，診療を中心とし様々な角度から，患者が満足しやすい対策を継続していく努力が求められている。患者が増えたから自分勝手に患者に信頼されていると感じて，安易に対応を変えたり診療時間を調整し患者制限等に走ると危ない。

　開業して3年が経過し安定した黒字経営が見え始めると，なぜか地域では十分に認知されたと勘違いしやすい。繁忙期は増えて当たり前で，簡単に持続しない。どこも多くなる時期の患者数に惑わされないように努力を続けな

ければ，患者数の伸びはそこで止まってしまう。患者が増えたと安心して増やすことを意識しない，効率や上手に患者をコントロールする診療を続ければ，患者は徐々に減っていく。気付いて増やそうと思っても，すでに患者への印象は定着し，なかなか簡単には戻らない。

大事なことは自分で勢いを止めないこと，上り詰めたと思われるまで一気に攻めていくことが早く成功へつながる道である。自分で診療コントロールを始めた時点で患者の伸びもクリニックの成長も止まってしまう。常に増やす努力があって初めて患者数が維持されていくことを忘れてはならない。

17 競合が進出してきたら3年間はとことん戦う姿勢で臨もう

安定した黒字経営になっていても継続的な顧客管理による増患対策が必要な理由の1つは，競合医療機関の進出である。成功したと思える患者数でも，診療圏内に新たな競合施設が開院すれば確実に影響が出る。相手は診療圏内の患者ニーズに比べて医療機関が少ないと考え開院するのだから，十分に患者を増やせると考えている。先に開業しているほうが有利であることに変わりはないが，信頼されているから大丈夫と考えているとそうはいかない。一次診療圏に競合施設が開業し半年もすると5〜10%の患者が減少することもある。競合相手が自院より診療日時が広ければ，さらに影響が出る。

開院し5年も経過すれば，周辺環境も変わっていく。突然のメディカルモールの進出により予想以上の患者減少で閉院に至った例もある。そうならないように影響を最小限に食い止めるための対策が必要となる。相手が開業して一定期間が経過してから対応策を考えても，巻き返すのはむずかしい。競合相手が安定しないうちに，診療日時の再検討や新たな専門外来，医師の増員等の積極的な工夫をしなければ流れは止められない。競合相手が開院してからの3年がお互い勝負となる。手強いと思わせる臨戦態勢で対抗しなければ閉院に至ることさえある。

18 開業して10年は走り続ける。成功しても緩みが出れば予想以上に収入への影響が出る

成功したと言える黒字になり患者数のピークが数年続くと，気分的にも緩みが出始める。上手に稼ぎたい。少し楽をしたいといった考えで診療時間や受付時間等の調整を行えば，徐々に患者数が減り始める。そういう時期が一定期間続くと，患者は一定数減少したところで固定する。診療時間に応じた収入となる。その結果競合医療機関が進出してくる理由にもなりやすい。いっ

たん短くした診療時間を元に戻すには，スタッフの雇用条件や就業時間等のこともあり簡単ではない。

　患者の流れが変わり始めると，取り戻すには何倍もの努力が必要になり，元の状態に戻すのはむずかしい。事業は生き物である。日々の積み重ねがすべてであり，楽をしようとすればそれなりの結果となって戻ってくる。開業している間は，患者が離れないように手を抜かないようにすることだ。常に地域ニーズを意識した診療内容や診療体制，患者への情報配信等を見直し，これまでの経験を活かした患者対策を続けなければならない。開業して10年より前に理由のない患者調整をするようになれば，先は見えなくなっていく。成功を続けるには，資金的に十分な余裕ができて，体力的にも限界を感じる段階になって調整することだ。それまでは日々前向きの進化が求められる。

19 広告やHPに頼らなくても 流行っているクリニックはいくらでもある

　今でも広告やHPをあまり利用せず，成功しているクリニックはたくさんある。そういうクリニックは，診療圏内に競合医療機関が進出してきても影響は少なくびくともしない。

　それがどういうことか考える必要がある。広告は，受診のきっかけとして必要であるが，その効果は限られる。診療日時の設定や利便性，口コミこそが大きな役割を果たしているのである。友人や家族に紹介したりリピーターとなる患者がいるということは，診療への評価と信頼の証しでもある。患者の信頼は診療によるものであり，広告によるものではない。広告広報やホームページなど，目先ばかりを考えた利用方法を続けると，広告費ばかりが増え，所得を減らす原因となることもある。

　患者数を増やす一番の方法は何かについては，適宜見直す必要もある。診療に大きな問題もなく患者が一定以上増えない理由は，立地条件や周辺環境など開業時の判断ミスという部分もあるが，多くは診療方針や診療体制，診療日時によるところが大きい。成功したければ，どういう診療方針と診療体制が必要かを，患者ニーズに合わせて変化させていかなければならない。業者やコンサルタントの勧めるままに開業すればなんとかなる時代ではない。何を変えれば増患につながるかを，実践しながら積み上げていくことが重要である。そういうことが不向きであるなら，開業で成功することはできない。開業する以上は，必要であればこれまでの診療スタイルを100％変えるぐらいの気持ちがなければ成功するのはむずかしい。また，患者やスタッフを味方

につける必要がある。気分次第で態度が変わったり高圧的になったりスタッフに当たるようでは, 開業しても成功するはずがない。

20 心地よい環境を考えることは必要だが, 内装設備等に費用をかけ過ぎるのは間違い？

ホテル並みのデザイン設計や素材まで重視して内装費用をかけたり, かけさせられるクリニックが増えている。ホスピタリティを全面に出した高級感のある内装は確かに患者にとって心地よいが, ホテルとは違って具合が悪くて受診するのだから, 健常人が利用する美容や健診等の自由診療中心でなければ, 豪華にする理由はどこにあるのだろうか。自己資金が十分にあればお金をかけても問題ないが, そうすることでより多くの融資を受け事業収支を圧迫する原因となるのであれば, それは違う。

事業計画どおり患者が増えなければ, 運転資金が減って資金繰りに影響が出てくる。そのときになって初めて過剰投資であったと気付くことが多い。だからこそ初期投資の考え方が重要になる。テナント内装費用でさえは年々高くなる傾向にあり, 坪単価50万円どころか60万円を超えるケースも普通に見られるようなった。

よく例として挙げるのが, 一般的な戸建て住居である。坪当たりどの程度かかるのだろうか。もちろん業者の規模や使用する素材によっても費用が変わるが, テナントであれば費用対効果を考える必要がある。素材を重視することが収益につながるのだろうか。どこまで必要であるのかを, 考えなければならない。

まずは, 比較しなければわからない。安い素材と比較して差がわかればどの程度のお金をかけるべきか理解できるはずである。お金がなければないなりの開業を考えることが必要である。内装設備に費用をかけて見栄を張っても喜ぶのは業者であり増患対策の決め手にはならない。

21 何もない平面図だけで坪50万円（?）からという不思議な世界？

開業するに当たって簡単な平面プランをお願いし, 「どのくらいの費用がかかりますか？」と確認すると, テナントにもかかわらず戸建てのような感覚で「内装は坪当たり50万円からとなります」と回答されることもある。過去の事例から考えてのことだろうが, 不思議に感じてしまう。医療施設を専門とする内装業者は, 特にその傾向が高い。過去の経験から言えることだが, 空調や設備, 広さによってもかかる費用が異なるはずである。設計士がどう

いう設備や素材を指定するかでも金額が変わるものだ。施工業者の規模によっても見積り内容に違いが出る。見積もりを数社に依頼すると，坪当たり10万円以上違うケースは普通に見られる。業者がどういう下請けを利用できるかでも費用は異なる。見積内容を詳しく比較せず，安いからと決定すると，に追加費用を100万単位で請求されることもある。

　費用が高くなる部分は慎重な対応が求められる。プロでなければ素材の良し悪しはわからず，我々も患者にもわからないことが多い。同じように見えるなら，安い素材で十分である。そういう点を理解して，医師の立場になって考慮する設計士もいれば，やたらに素材を追求したがる設計士もいるので注意が必要だ。

　内装が高ければ患者が増えるのだろうか。デザイン効果はあるが決め手にはならない。感覚的な部分でもある。坪40万円と50万円の違う理由は何か。素材の差はどういう効果や意味があるのか。そのようなことも考えてみる必要がある。設計士や内装業者への過去の施工価格確認も重要になる。高くなる納得できる説明がなければ，仕様を落として再見積をする等，考え直さなければならない。もちろん追加工事の負担が出る可能性や，途中での仕様変更による見積増減についても確認しておきたい。

22 コンサルティングも兼ねる設計事務所や施工業者は 価格交渉ができにくい？　お金をかけるとキリがない

　設計事務所や内装業者，内装を兼ねる不動産業者がテナントを見つけて開業コンサルティングを請け負うケースもある。そういう場合は内装，設備について指定されていることが多く，価格交渉があまりできず価格コントロールされやすくなる。指定される場合はテナント契約する前に，進め方について十分協議しなければならない。相見積を取ることや価格決定方法についても確認が必要になる。

　いかにハード（院内環境）面が素晴らしくても，ソフト（診療）面が評価されなければ患者は増えない。内装設備は安定した黒字になれば再投資できる。開業時に無理して多くの借入をしてまで，普通より高い設備投資をする例は他業種では見られないことである。

　お金をかければキリがない。夢を追う開業だが，安定した収入を得るには3～5年はかかる。そうであれば先を見据えて設備投資を慎重に検討しなければならない。経営がきびしくなると誰もが予測しているなかで開業時の設備投資は年々増加傾向にあるのだからおかしな話で，考えを変える必要があ

る。

　開業時の過大な設備投資は，患者数が事業計画より少ない状況が1年以上続けば，資金繰り悪化を招く最大要因になる。軌道に乗るまでに通常は3年を要するのが一般的だとすれば，2年以内に少なくとも黒字にしなければ，軌道に乗るにはさらに数年の時間を要することが多い。そうなれば運転資金は底を突き，もちこたえられず経営危機に陥りやすい。

　自己資金に余裕がなければ，借入金を抑えられるように工夫してベストでなくベターまたはノーマルの設備投資に徹するべきだ。設計士や内装業者は，一定の費用のなかで作り上げるプロであり，そういうノウハウも十分にもち合わせている。見た目が同様でも，安価な材料はいくらでもあるはずだ。予算内に収めるという姿勢が開業後の運営を左右し，開業時における経営手腕（交渉力）が問われる時代になっていくだろう。

　業者を選択するときは，過去の施工例や費用総額（坪単価等），そして費用を下げる方法等を確認することを忘れてはならない。

　患者が好感をもてる院内環境とは，具合の悪い患者が診察の順番が来るまで落ち着いて待てる配慮のある環境であり，ここは優先して整えなければならない。自由診療（人間ドック等）や会員制，美容系の医療機関でなければ，スタンダードな雰囲気があれば十分ではないかと考える。

　費用を抑えるにはいろいろな工夫ができる。待合の椅子や備品等はアウトレット品でも利用することができる。見栄を張っても増患にはつながらない。どういうものでも，少しでも安く購入する姿勢が大切である。

23 一定期間が経過したらリニューアルも考えよう。ちょっとした工夫を患者は見ている

　一方でよく見られるのは，開業後は内装等にまったく費用を掛けようとしないことである。壁紙が破れても補修するだけ，汚れてもそのまま，椅子に穴が開いても余程でなければ買い換えない。そういう点こそ考え直さなければならない。考え方にもよるが，リニューアルは上手にクリニックのイメージを変えるチャンスでもある。

　開業時にはわからなかった使い勝手や動線等について修正改善できることも多い。継時的な劣化については，気付いた時点で小まめに手を入れていくことが必要である。患者はクリニック内の汚れや不備な点ばかりに目が届く。傘立て，コート掛け，荷物置など，ちょっとした工夫で患者にとってより心地良い空間を創ることが可能になる。

雰囲気も意識したい。スタッフ全員が患者に配慮する視点や声掛けするなどの患者対応することで心地よい雰囲気の空間となる。リニューアルはハード面だけでなくソフト面も合わせて行うことが重要になる。院内環境にはスタッフ力も含まれるということだ。

24 地域へのアプローチ ——診療圏調査とは異なる患者動向をつかんで増患へつなげる

どのクリニックにも診療圏がある。クリニックに自転車や徒歩で来院する患者は，半径1〜2kmまでが対象となる。車で通院する患者は，半径3〜5kmくらいまでが対象となる。

患者動向は，開業当初の診療圏調査の予測と異なることがある。診療圏内から均等に受診するのではない。受診する交通手段や道路（電車，バス等）によって地区によって差が出る。多く受診すると思った地区からは少なく，期待していなかった地区から多く受診することもある。患者をただ診療するだけではなく，診療圏をしっかりと捉え，広告広報に活かす必要がある。地域医療が中心であるクリニックは，周辺住民や診療圏で働く人々へのアプローチが最重要課題であり，増患対策も患者データによって見直す必要がある。

どのような地域にも様々なコミュニティが存在する。自治会，商工会，老人会，婦人会など小さなコミュニティの集まりが多い。口コミや受診につながるように，開業前後に挨拶に出向くなど，積極的な姿勢が必要である。可能であれば顔見知りになっておきたい。何がきっかけで患者紹介に結びつくかわからない。何か困ったときに相談に乗ってもらえることもある。

信頼されるには時間がかかる。長い付き合いを前提とした交流方法やアプローチが求められる。商店会，自治会の加入なども一つの方法でもある。地域行事や神社のお祭りなどの協賛も考えたい。予防接種や健康診断などは地域への還元と捉え，割引する方法もある。

25 公的機関とのつながりは特に重要である。何かのときのためにもルートを作っておこう

開業して15〜20年は，その地域で診療し食べていくことになる。そう考えれば，早いうちに地域で顔の見えるつながりをもっておきたい。特に役所等の公的機関や消防，警察との関わりも重要となる。

長く診療を続ければ，人を助けるだけでなく必ず何らかのかたちで助けられることもある。患者トラブルやスタッフの事故などもあり得る。地域で良

い関係を築くにはそれなりの付き合いも必要になる。地域に根ざしていくためには周辺との付合いは欠かせない。「町の先生」と認識されるには，地域社会に貢献する姿勢が求められる。

　超高齢化社会を迎え，医師には，看取りを含めてより多くの地域社会との関わりが求められる時代になった。地域包括ケア，かかりつけ医，在宅・訪問診療，介護等，周辺との関係を意識しなければならない。開業で成功するには，積極的に地域に入り込む姿勢を心掛ける必要がある。

26 開業前の売込みは怠りなく

　土地勘のある地域でもそうでないところでも，開業前の地域とのコミュニケーションはとても重要である。最低限の挨拶回りは必要だ。開業といっても事業である以上，積極的な売込みは当然のことであり，やるとやらないでは印象も認知度も変わる。

　開業1カ月前から近くの商店街や消防署，交番に挨拶回りをし，地域の雰囲気を知ることも必要である。患者獲得のためと割り切って行動しなければならない。院長が挨拶に出向けば，より喜ばれる。クリニックのオープンを知ってもらうために，名刺やチラシやパンフレット等を持参してみると地域の反応もわかりやすい。1人で行くのに抵抗があるなら取引業者の担当者やコンサルタントと一緒に回れば気分も楽になる。どうしても時間が割けなければ，スタッフに協力してもらえばよい。パンフレットを持って挨拶周りをするだけでも，良い印象を与えることは間違いない。

　インターネットやスマホが普及し，言葉を交わす機会が年々少なくなっている。オンライン診療が認められたとはいっても一部分のみで，診療は顔と顔を突き合わせ会話を交わすことから始まる。最近は患者との一定の距離を保つスマートな開業も増え，開業後は地域や人との直接的な交流を避ける傾向が高まり，地域との関係が希薄になりつつある。その一方で，高齢化社会となり，地域包括ケアシステム等，地域に密着した連携がより求められるようになった。医療は会話なくして信頼されることはむずかしい。こういう時代だからこそ，相談しやすいクリニックが求められていることを考える必要がある。求められる部分に手を差し出すのが地域医療ではないだろうか。

27 医療も介護も連携を意識して様々なトラブルを防ぐ時代

　都市部では，自宅と開業地が離れているケースが多く，開業地域との関わり方も希薄になりやすい。安定した収入や患者を確保するためには，地域に

密着した積極的な交流が不可欠である。連携の時代，周囲の医療機関や介護施設との連携も欠かせない。すべてを自院で対応するのではなく，お互いに紹介し相談もできる関係を構築したい。

　患者は年々医療に関する知識が増えて，診療行為について疑問をもつ患者も増えている。自院だけで患者を抱え込み多くのことに対応するにも限界がある。何でも1人で対応するのではなく，連携できる開かれたクリニックになることも自院を守る手段と考えて行動したい。トラブルメーカーや変な患者は他のクリニックでも問題を起こすことが多い。診療方針に合わない，コントロールできないと考えるのであれば，上手に紹介しあうことでトラブルを防ぎたい。

28　地域へのアプローチは継続しなければ意味がない

　最近は，地域との関わり方にもいろいろと工夫が見られるようになった。取引業者や広告会社を活用した健康祭等のイベントや，調剤薬局と合同での病気予防セミナー等，地域住民と幅広く接する取組みが増えてきた。

　できれば，地域行事やお祭り等への参加も心掛けたい。地域の自治会等の会合にはどこへでも出かけるくらいの姿勢がほしい。地域医療である以上，地域へのアプローチは閉院まで続けなければならない。そのような取組みのほかに，地域での認知度を上げるためにはどのような対策が効果的か考え実行し，進化していかなければならない。これまでの経験から言えば，地域で認知度を上げるには，診療日時の設定が一番有効であった。単純に周辺の競合医療機関があまり診療していない時間に診療すれば，競合クリニックとの違いが明確になり，地域への貢献度も高くなる。特に夜間の時間帯や日曜日などに診療ができれば，地域での認知度は一気に上がる。自分や家族との時間も削られるが，安定した黒字になって患者がしっかり付いてから診療時間を微調整していく方法もある。考え方次第であり，何を優先させるかである。患者を増やすのは医師のやる気次第でもある。

　医師のやりたい医療優先だけでは受け入れられない。かかりやすい信頼できるクリニックとはどのようなクリニックか，地域ニーズに応えるにはどういう部分を変更していけばよいかを考え，1つひとつ実行していけば，必ず患者は増えていく。

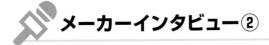
メーカーインタビュー②

　開業の際には，業者との関係が大きく影響してきます。そこでどのように業者を選ぶのかが，非常に大事になります。

　例えば，東京都内の場合，クリニック数が増えていることもあって，新規に開業しようとしても，希望の物件が希望する条件でスムースに見つけられることは少なくなっています。

　そのため，1社だけの言うことを鵜呑みにするのではなく，いくつかの業者に声をかけて，最も良い条件の提案をしてくれた業者を選ぶケースが増えてきました。

　最近の傾向としては，周辺にクリニックがあることを，あまり気にしなくなってきました。以前は商圏を考慮して，近くに同様のクリニックがあるところは避けていましたが，逆に考えると，クリニックがある場所は，それだけ需要があるということになります。

　1つのクリニックで診きれなくなってしまえば，その近くに開業することで，溢れた患者を取りにいくことができるからです。

■業者を選ぶポイントを見極める

　業者を選ぶ際のポイントは，単に開業時のことだけでなく，その後の経営についても考えてくれるかどうかが大切です。開業時には大きなお金が動くために，どうしても業者はこのときに集中する傾向があります。開業後の経営については知識や経験がないという業者も多く，開業後はさっさと姿を消してしまうところもあります。

　私のような卸業者ですと，開業後も継続してクリニックとお付き合いしていくことになります。開業後も長く続けてほしい，そのためにもたくさんの患者さんに来てほしいと考えていますので，積極的に提案を行います。薬に関することであれば話せても，クリニックの運営についてまで院長に直接アドバイスをするのは，立場上どうしても抵抗があります。とはいえ，クリニックの運営に関心がないというわけではありません。正直なところ，開業後3カ月が経っても患者が増えなければ，心配になります。

スタッフが患者が来ないことで将来を不安視し辞めていくケースも出てきます。こうなる前に手を打たないと，挽回するまでの時間が長くなってしまいます。

■広告に運用費を使い込んでしまうケースに注意

開業すると，広告の営業が来るようになります。駅の看板や路線バス，地元紙のスポンサーなど，様々な媒体の広告があります。患者数が安定するまでは，院長も不安になり，多少金額をかけても頼むケースがあります。

ところが，実際にその広告から，どれだけの患者を誘致できたのかというと，その実態は把握できません。クリニックの名前を知ってもらっても，実際に来院してくれるかどうかは別問題です。

このように，効果が曖昧なのに，月に数十万，年間数百万のお金を注ぎ込んでしまうのです。これは運営費についての意識が欠如しているためでもあります。開業当初は融資のおかげで手元に現金があります。運営費は確保しておかなければいけないのですが，不安が後押しし，つい広告に手を出してしまうのです。しかし，私の経験から言うと，成果のわからない広告に高いお金を払うよりも，目の前にいる患者に丁寧に接して，口コミを増やしていくほうが健全です。

例えば，内覧会で，来訪した人から健康相談を受けることがあります。「ほかのクリニックに通っているが，先生がちゃんと話を聞いてくれない。先生は話を聞いてくれますか？　と不満をもっている患者もいます」といった内容です。このような相談に対して丁寧に答えていくだけで信頼につながり，クリニックに来てくださるようになります。口コミを起こしていくには時間がかかりますが，費用対効果は圧倒的に高いと言えます。

■業者は情報が集まるところ。使いこなす価値あり！

業界には，様々なコンサルタントが存在しますが，高い設備や内装の仕事を業者に紹介し，マージンだけ取るコンサルタントもいます。マージンを取ること自体が悪いとは言えませんが，手数料を引き抜くだけの業者もいるので，注意が必要です。自分の息のかかった業者を指定して

くるコンサルタントもいます。相見積もりを取るのが理想ですが，コンサルタントの息がかかった業者に見積もりを出させて，うまく調整されているケースもあります。

　見分け方のポイントとしては，高いものばかりを先に決めたがるコンサルタントには要注意です。自分の利益を優先している可能性があります。

　開業には先生方の様々な考えが詰まっているため，先生の意思に従うしかありません。無謀な投資だと感じても，先生が実行すると決めたら，それに合わせて動いていくしかありません。そういう点からも，業者やコンサルタントの言うことを鵜呑みにしすぎず，ご自身で判断する目を養うことが大切です。

　我々は毎日数々のクリニックと接していますので，いろいろな情報をもっています。客観的な立場でクリニック経営を見ていますので，業者からの情報やアドバイスには有意義なものもあります。

　多方面から情報を集め，冷静な判断を心掛けるだけで，かなり無駄な支出が防げるように思います。

　我々のような卸業者の話にも経営のヒントはあると考えています。

　耳を傾けてくれるとありがたいです。

物件決定？
立地選定にゆらぐ心

　診療圏調査をもとに，競合医療機関情報や人通りや交通機関などを総合的に判断し，内科として十分に成功できると判断して，Y医師に開業を勧めた。商店街のメディカルモールで，すでに眼科医が契約している。

　Y医師から「内科・小児科で開業したいので，耳鼻科や小児科を入居できないように交渉してほしい」と要望があったので，早速テナント業者に連絡し，耳鼻科と小児科についての了承を得た。

　建築中のため，まだ正式契約はできない。申込金として10万円を支払い，入居申込みを完了した。半年後に竣工である。

　テナントの平面図を手に入れ，基本となる簡単な設計図を元に事業計画を作成し，収支について検討を始めた。事業計画もおおよそまとまり始めた矢先，突然Y医師から連絡が入った。「他の開業コンサルティング会社から物件紹介があったので検討したい」というのである。

　まだ正式な契約は結んでいない。今回の物件より良い物件であれば，変更は可能だ。「どうぞ，検討してみてください」と返事をした。以前に登録していた開業コンサルティング会社からの紹介物件だという。居抜き物件であり，開業費用が安く済むという情報に興味をもったようだ。

　内科開業は基本的に競合する。開業する医師の心境として，よほど気に入った物件でない限り，比較したい気持ちが起きるのは当然である。少しでも立地条件やメリットのある良い物件が見つかれば乗り替えたいと考えるだろう。候補地が見つかる前からコンサルティング契約を締結し，他に変わらないように確定させる業者も多いようだが，正式に物件契約するまでは選択権は医師にある。

　仮契約でも他物件を選択すれば違約金が発生する場合もあるので注意したいが，大きな支出でなければ問題にならない。どういう立地でも絶対に成功するという保証はない。

　Y医師から，「一緒に見学に行ってもらえませんか？」と連絡があったので同行することにした。大学病院の近くであり，大きな幹線道路に面している。最寄り駅から続く商店街は人通りも多く賑やかだが，競合する内科クリニックもある。

その商店街を抜けると道が分かれ，人通りは少なくなった。物件前には仲介する不動産業者の担当者が待っていた。「表通りは幹線道路で，道路から看板が見えます。裏通りは駅へ続く通り道となっていて人通りが多いです」と説明するが，そうは見えなかった。

　物件は2階で，入口の狭い長方形のテナントである。一階は一般の事務所で人の出入りは多そうではない。裏通りは，平日の午後であったが，業者が説明するほど人通りは多くない。表通りは片道3車線の幹線道路で交通量は多い。クリニックの前に簡単に車を止められるような場所ではない。

　「大学病院の入口から見えるし，患者紹介も期待できる」とY医師は言うが，そうは思えない。Y医師の出身大学でもなく，この周辺で仕事をしたこともない。周辺はマンション等の高層住宅は少なく，低層のアパートや戸建が中心。幹線道路という分断要因もあって，一次診療圏の対象となる人口はさらに限られると考えられた。特徴のある専門的医療で大学病院等との連携等ができない限り，患者数は多くても1日30人前後だろう。

　居抜きだというので，紹介した開業コンサルティング会社に前クリニックの状況を確認してもらった。内科で，開業して4年目で閉院。理由は家庭の事情ということだった。患者は1日当たり40人程度というが，本当にそんなに患者がいたのだろうか。

　正直，よくこの場所を選んで開業したものだと感じていた。内装は劣化も少なく綺麗だし十分利用できる。医療機器等も揃っているので，すぐにでも開業可能である。

　Y医師の「どう思いますか？」の問いに，「診療圏調査をしてみないとわかりませんが，一般内科診療で多くの患者数を期待するのはむずかしいかもしれません」と応えるのが精一杯であった。

　物件見学後，Y医師と周辺の医療機関や人の流れを確認してみたが，居抜きというメリットがなければ新規開業物件として適さないと考えられた。再度「ここではむずかしいですか？」とY医師から確認された。居抜きとしては，賃貸条件が安いほうである。

　「診療圏が幹線道路で分断され，人通りも思ったほどでなく，外灯も少なくて夜は暗い。一定以上の収入を上げるにはむずかしい場所かもしれません。とにかく診療圏調査をしてから考えましょう」と話した。

　開業コンサルティング会社紹介だったが，不動産業者はとにかく決まりさえすれば，経営等のことは二の次という感じである。現地調査を行い，この物件でどう収入を上げていくかを考えると，診療圏調査では予想どおり推計

患者数は1日平均20〜25人程度であった。Y医師に結果を報告した。

　数日後，Y医師より「物件を断った」という連絡があった。立地条件や人の流れ等を考えたことの少ない医師の感覚は，数多くの開業案件を扱ってきた我々とは大きな差がある。立地条件が良く費用が少なくてメリットがあると勧められると，その気になってしまうこともある。知らないことを逆手にとって，上手に勧める業者も多い。

　流行っているクリニックには理由がある。立地，診療内容，専門性等の特徴をもっていることが多い。冷静に状況を把握して判断しなければ，費用面で条件が良くてもリスクの高い物件となるので注意しなければならない。

　その後も，物件探しが続いた。そのつど，診療圏調査と現地調査を実施して検討した。そのうえで，最初に勧めた物件が他より総合的に上回っていると判断し，この物件で良いと確定したのはそれから2カ月後，物件が完成する3カ月前であった。

　開業地の選択は，成功を大きく左右する。開業場所を決めるには相当の勇気と決断が必要になる。自分が納得できる材料を見つけることが必要である。開業すること自体や開業時期ばかりを優先させ，デメリット等を確認しないで進めていくとリスクが高くなる。

　業者やコンサルタントの進め方が強引だと感じたら，直ちに立ち止まる。不安になったらセカンドオピニオンに相談をする。物件を決定し契約するまでは，他の業者や他の物件を比較検討し続けることだ。コンサルティング契約内容を検討し，業者等すべて指定されるようであれば，本当にそれでよいのか，一歩引いて判断しなければならない。

　ハンコを押して契約が成立するまでは，どこまで自由に選定できるかということを確認したうえで検討するようにしたい。物件の選定には納得できるまでしっかり時間をかけること，自分一人の意見だけで決めないようにすることが，成功への近道でもある。

仲介業者なのか？　ブローカーなのか？
医師に寄って来る危ない人たちに要注意！

　調剤薬局から紹介されたテナント業者から，メディカルモール計画の情報が入った。1年後に竣工予定で，簡単な立面図と平面図が送られてきた。内科の診療圏調査をした結果，1日推計患者数も40人以上見込める。立地条件としては悪くない。内科で開業希望のB医師に紹介したところ，早速現地確認に行ったようである。「駅から少し離れているけれど，隣地にチェーン展開しているスーパーがあり，駐車場も利用できる。人の流れも多いので建築されるのであれば申し込みたい」と連絡が入った。

　メディカルモールプロジェクトの場合，入居申込状況によって着工が決定されるケースもある。実際に着工が確定するまで時間を要することも多く，安心できない。また，開業物件情報として幅広く募集しておきながら，入居申込状況や賃料条件設定等でオーナーとの調整ができず，計画自体が頓挫するケースもある。開発業者やテナント業者は，建築を決定させるため「すでに数件の入居申込がある」とか，「早く決めなければ次の先生に決定します」等の話をしておきながら，入居申込の段階で再度確認すると，具体的なテナント入居が1件も決まっていないケースもある。

　賃貸条件についても建築が最優先になるので，オーナーに有利過ぎる入居条件になることもある。更新時の条件や退去時の設備更新，原状回復，医療法人設立時の賃貸契約等でトラブルになるケースもあるため，賃貸借契約書や重要事項説明書の事前確認は特に重要である。メディカルモールに多い定期賃貸借契約については，借主にデメリットのある条項もあるので，更新や賃料，中途解約に関する内容等を十分に確認したうえで，一方的に不利な点がないよう交渉し，契約しなければならない。

　今回のメディカルモールについては，正式に着工決定されていないが，違約金が発生しないことを確認したうえで入居申込書を提出し，1階平面詳細図を送付するように依頼した。図面を確認すれば進捗状況が判断できる。入居者の募集をする以上，少なくとも実施設計はスタートしていると考えられる。詳細図がなくても基本設計は出来上がっているはずだが，2週間しても届かない。あまりに遅く連絡もないので，テナント業者の担当者に連絡を入れてみた。すると「図面の変更があるのでもう少し時間をください」とのことだった。

「先生も心配しているので，いつ頃入居できる予定かだけでも，教えていただけませんか？」と確認すると，「いつ頃，開業希望ですか？」と逆に質問してくる。

　「内科なので10月〜11月には開業したい」と返事をすると，「そこまでには開業できるように準備しますから，図面はもう少しお待ちください」とのことだった。普通であれば進むことがなかなか前へ進まない。いつもと違う状況が続く場合，何か障害が起きていると考えなければならない。このような場合はオーナーとの調整ができていないことが考えられる。

　「あまり進まないようであれば，テナント申込みをいったん取り下げます」と，釘を刺した。

　それから2週間，ようやく担当者から連絡があった。「オーナーが先生とお会いしたいと言っているので，調整できませんか？」という話だった。

　「図面はどうなったのですか？　賃貸条件はどうなるのですか？　ある程度の条件を明確にしてからでないと不確定要素が多過ぎて，お会いする段階ではないと思いますが」と返事をすると，「至急，図面と賃貸条件案を準備しますので，何とか会えるように手配をお願いします」と話す。

　オーナーの要望に応えようとするのは理解できるが，正式なテナント申込みをするうえで必要な情報もなく，こちらの要望に対応しようとする誠実さもない。のらりくらりとかわしておきながら，自分たちの要望だけは通そうとする。建物が着工されているなら別だが，賃貸条件もわからないままオーナーに会わせようとするのはどういう状況を意味するのだろうか。B医師の不利にならないように，手順をきちんと踏んでいかなければ，このままでは上手に利用されかねない。

　それから1週間，何も郵送されてこない。「まだ届きませんが」と連絡してみると，「これから郵送しようと思っていたところです」とのこと。どうもスムースに進まない。オーナーとの条件交渉が上手く進んでいないなど，大きな障害があると考えられた。

　慎重な対応が必要である。数日後に届いた賃貸条件と契約書案は，定期賃貸借契約書で契約期間は20年となっていた。できれば一般の賃貸借契約が望ましい。すべてが業者ペースにならないよう，訂正変更してほしい箇所や賃貸条件についての要望を文章にまとめて，担当者に返送した。

　要望を出して2週間，何の返事もないまま，入居予約契約書が郵送されて

きた。これでは進め方が一方的過ぎる。テナント業者の担当者に連絡を入れ，会うことにした。

「入居不履行時の違約金500万円は高くありませんか？　我々の要望も，特別ではなく，ごく普通だと思いますが」と話すと，「わかりました。再度，オーナーと交渉します」と話した。とにかく一方的でスムースに進まない。B医師に状況を説明し，これ以上の一方的な要求が続けば，撤退することを確認し，注意しながら交渉を進めていくことになった。

数日して，テナント業者の上司から連絡があった。「実はオーナーとの間に入っている別の業者がいて，『10日以内にオーナーに先生を会わせてくれないと，入居申込みはなかったことする』と言うのです。どうにかなりませんか？」との相談があった。要するに，テナント業者直接の物件ではなく，オーナーとの間に他にコーディネートしている業者がいて主導権を握っているようなのである。それにしても何か変だ。

「そのような業者がいるとは，これまで一度も聞いていません。担当の方は御社の直接物件だと話していました。契約条件についても，要望を出しても返事さえなく，どうなっているのですか？」

「説明不足で申し訳ありません。何とかなりませんか？　お願いします」と平謝り。文句を言っても前には進まない。B医師も気に入った物件である。

「10日以内と日程を切って先生に調整をお願いするのは無理ですから，日程をお聞きしますので，その日程のなかで調整してください」と要望した。少しでもこちらの意向が通るかどうかも確かめたい。

ようやく日程を調整することができた。2週間後にオーナーへ挨拶に行く運びとなった。

当日，最寄り駅の喫茶店でB医師と待っていると，テナント業者の担当が，間に入っている業者を連れてきた。名刺には医療介護施設のコーディネーターと記載してあり，代表であるが会社組織にはなっていない。

名刺交換後，「宅建はおもちですよね？」と確認すると，「もっていますが，登録していません」，「えっ？　契約書に名前が記載してありましたが。そうすると，重要事項説明などはどなたが担当されるのですか？」，「重要事項については，宅建免許をもっている友人に説明してもらいます」

ブローカー？

さらに「20年契約って，長過ぎませんか？」と聞いてみた。「いや，この契約条件で入居申込したいということですよね？」，「契約書に仲介者と記載されているので仲介する立場にあるのではないのですか？　お互いの要望を調

整するのが，仲介者の役割ですよね？」と確認すると，「私はオーナー側ですから」と一言。

　そういうことか。それならと，「私は先生側ですから，契約書に関してはこちらからの要望が伝わっていないようですから，再度お話しさせてください」と言って面会を終了した。

　そして，その後オーナーとの面談時には，さらに建設業者まで絡んでいることが判明した。面談自体は良い雰囲気で進んだが，このままでは後々いろいろなトラブルに巻き込まれる可能性が高い。オーナーに直接連絡し，医療介護コーディネーターの排除を要請し，賃貸借契約についても，再交渉することを条件に進めることになった。その結果，当初のテナント業者・医療介護コーディネーターと建設業者は排除され，オーナーの紹介する不動産業者が窓口となって再交渉することになった。

　このケースのように，開発や建築が絡むとブローカー的業者が入り込もうとすることがある。口利きをすることで手数料を取ろうと画策するのだ。普通は間に入らない業者が関わろうとする場合は整理する必要があるし，ときには排除しなければならない。そこが変わらないのであれば，立地の良いテナントであっても，トラブルになる確率が高くなるので入居してはならない。

　入居したいのであれば，オーナーに直接会って意向を確認することも必要である。今回のような医療介護施設コーディネーターという変な肩書をもつ人物は，内装や医療機器の購入についても関わろうとしてくる可能性がある。

　また，メディカルモールのテナント契約の場合，賃貸借契約以外に指定業者等何かと付帯条件を付けられるケースがある。その結果，開業費用総額が増え，収益を圧迫することがある。窓口となる業者が開業コンサルタント等と連携しながら，手数料等を得るため，開業費用がより高くなりやすい。

　単純に進むべき話が停滞したり，進めていくなかでまったく関わりのない業者が介入してきたり，業者選択について指定が多い場合には注意が必要である。どういう場合でも，ある程度自由に選択，価格交渉できることが，開業費を抑える大きなポイントとなる。おかしいと思ったら立ち止まり，セカンドオピニオンや他の業者等に相談し，見極めなければならない。強引に進めようとされるときほど要注意である。入居申込や賃貸借契約等については，必ず経験のある第三者やコンサルタント等に内容を確認してもらいたい。上手に騙そうとする人はどこにでもいると思わなければならない。

老獪なテクニックに騙されない!!

　開業において，建物や内装の次に費用がかかるのは，医療機器や電子カルテ等の機器備品である。購入ルートは医薬品卸総合商社，医療機器等販売会社，メーカー直販──等おおよそ3つのルートに分かれる。

　それぞれのメーカーと個別交渉する場合は時間もかかるので，医薬品総合商社等1～3社を窓口として購入することが多い。同じ機器であればどのルートでも購入価格に大差はないと考えるが，利用方法や交渉次第で購入価格に予想以上の差が出ることが多い。

　D医師に「医療機器販売業者はご存知ですか？」と確認すると，「現在勤務している病院の取引業者がいるので，事務長から紹介してもらえるかもしれない」とのことであった。

　1週間後，「病院の取引業者が見積を出してくれることになった」と連絡があった。

　勤務先の取引業者で，担当者も顔見知りであれば優遇してもらえるかもしれないと思いつつ，不安もよぎる。開業する地域営業所が異なれば，同じ会社であっても別の担当者になる。また，病院とは取引額がまったく異なるので，病院同様に優遇してもらえるとは限らない。

　その後，D医師より見積書がメールで送られてきた。確認すると，初回としては妥当な金額だが，交渉する余地は十分にある。

　クリニックでは必要ないと考えられるハイクラスの機器もある。病院とは，対象患者も診療内容も異なるため，クリニックを対象としたスタンダードな機種で十分である。ハイクラスの高い機器を購入しても，算定できる点数が同じであれば費用対効果の面からしても採算が合わない。

　D医師に「担当者に，私のほうへ連絡するようお伝えください」とお願いした。

　翌日，担当者A氏より連絡があった。

　「見積書のなかの○○機器は病院クラスですか？」，「そうですが，先生からの希望でその機種になりました」，「クリニックで導入しているケースはありますか？」，「私が担当したなかではありません」，「メーカーの担当者も含めて打合せしましょう」──となった。

使い慣れた機器で診療するほうが良いと考えるのは当然だが，クリニックで通常導入する機器の2倍ほどの価格である。収益に影響が出るので，できれば避けたい。

　D医師には，あらかじめ銀行に提出した事業計画書に記載した設備投資を超えると融資の見直しになるという理由を説明して，A氏と価格等について交渉することの了承を取りつけた。

　待ち合わせ場所に，医薬品卸商社のB氏が一緒に付いて来た。声を掛けていない。A氏とB氏は担当が同じ地区で，以前から知っているらしい。B氏が見積内容を確認しながら，A氏に指示をしているように見える。

　クリニックではまず導入しないハイクラスの機種の見積り理由を聞くと，「D先生が，リースが終了する5年後にはグレードの高い機種に替えたいと希望されたので，買い替える予定であれば，開業当初から導入しておくほうがよいと考え，勧めました」と，A氏が答えた。

　「デジタル機器は進歩が早く，5年後には新しい機種が出ている可能性が高い。リース終了時に替えたいと思えば，その時点で検討するほうが効率的ではないですか？」と話すと，「そうですよね」と窓口でもないB氏が返事をする。関係のないB氏が同席しているこの状況では進めることができないと考え，「先生に機種について相談するので，クリニッククラスの機種の見積書提出をお願いします」と話をし，「価格については，詳しいのでもっと頑張ってもらわないと困ります」と釘を刺した。B氏が「はい，わかりました」と答えて終わった。

　その後，医療機器メーカーの別地区の担当者に連絡して，対象医療機器のだいたいの価格情報を確認し，A氏とB氏の会社の取引状況を聞いてみたところ，A氏の会社は医療材料中心で，医療機器については取引実績が少なく，機種について詳しくないとのことだった。そういう状況であれば，医療機器はメーカーと直接取引したほうが早いし，価格が下がるはずである。

　新たな見積書が提出された。D医師には，紹介者であり先輩でもあるS医師に状況を説明して，クリニック用の機種で十分であると説得をしてもらい納得してもらった。数日後，D医師より連絡が入った。「A氏が，『価格が限界で利益がほとんどありません』と泣きを入れてきた」という。が，調べた価格より明らかに高かった。D医師に泣きを入れればどうにかなると考えているのだろう。

　「病院ではよく動いてくれた人だから，ほどほどでお願いします」，「他のク

リニックより何十万以上も高く買ってもよいのですか？」,「えっ，そうなの？それなら価格交渉お願いします」——という話になった。

　思いどおりにコントロールできないとわかると，付き合いが長いので何とかできないかと泣き落とし作戦？　しかし他より高く購入する理由にはならない。少しでも安く買おうとするのは当然のことである。早速A氏に連絡を取り，価格が高いことを告げ，再度見積書を提出するよう依頼した。

　が，数日しても見積書が届かない。連絡しても「わかりました」と返事が返ってくるだけである。さらに数日後，D医師より再見積書が届いたと連絡があった。要は，私と交渉したくないという意志表示である。価格はあまり変わらなかった。それならそれでやり方がある。

　市場価格より高く買わないように，できれば安く購入できるように進めていくのが，コンサルタントの役割である。数日後，メーカーのC氏と交渉したところ，C氏は開口一番，「紹介してもらったA氏，B氏の会社それぞれに手数料を支払わないといけないので，この価格が精一杯です」と説明し始めた。

　購入窓口となっているA氏の会社が利益を得るのは当然だが，途中から勝手に口利きをしたB氏の会社にも手数料を支払うとのはおかしな話である。

　「そのようなことはこちらに関係ないことであって，納得できない。所長と会えるように手配してください」と話すと，「決済を取ってきましたので」と押し切ろうとする。「とにかく，できる範囲でいいから，再検討して本日中に見積書をメールしてください」と伝えた。

　その結果，10万円値引きした見積書が送られてきた。それでも他地区の情報からすれば高い。D医師に状況を説明し，許可を得て，同種の医療機器を販売する対抗メーカーに見積書を依頼した。

　様子をうかがうためにわざとB氏に連絡すると，C氏からすでに情報が伝わっていた。

　「見積書の件だけど，対抗メーカーに確認したら，○○○万円くらいで納入できると話があったので再検討することになった」と話すと，「えーそうなのですか！　でもそこまで安くなるはずは…」,「直接そのメーカーの担当者に連絡して確認したので間違いありません」,「いや，絶対そこまで下げられないですよ」,「わかりました。話したとおりの価格だったら諦めてください。何とかできそうであれば，A氏に話して明日10時までに再度，見積書をメールするよう伝えてください」と言って話を終えた。

　B氏も，長年この業界で仕事をしてきている営業のプロ。私もコンサルティング等を請負ってきたプロである。必要のない会社を絡ませ，手数料を稼ぐ

ために価格を調整するのであれば対抗策を考える。

　翌日，A氏より連絡が入った。「○○○万円でどうですか？」

　「わかりました。先生に見積書を提出してください」

　「これ以上下がらない」と譲る気配のなかった価格は，最終の見積書より20万円以上の減額となった。

　少しでも多く，少しでも高く，ここぞとばかりに，あの手この手で営業をかける業者。彼らも営業成績を上げることに必死である。しかし，「これ以上下がりません」，「先生のところだけ特別です」などのような話は，開業サポートをするたびに聞かされる。

　そのような老獪なテクニックに騙されないようにしなければならない。必ず競合させる状況を作り，交渉しなければ価格は下がらない。「この程度でよいだろう」と思うような2，3回の交渉では，思ったほど下がらないことが多い。

　医療機器購入は，メーカーと直接交渉できる機会を作っておきたい。交渉ルート次第で購入価格が10％以上異なることも普通にある。業者やコンサルタントから「この先生はきびしい」と思われるくらいの交渉をする心構えが必要である。

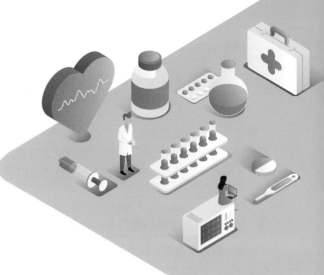

第 4 章

心身も
お金も消耗する,
スタッフ問題

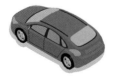

1 スタッフが働きやすい職場とは

　働き方改革が推進され，医療現場もその例外とはならないが，きびしい労働環境で働くことが当然だった医師の既成観念もあって，採用したスタッフに対する雇用条件や職場環境への配慮は，他の業種に比べ遅れていると感じることが多い。

1 働く側は労働者の権利をより主張するようになっている

　転職で新たな職場を探す場合，人材派遣（紹介）会社を利用することも多くなった。そのため，紹介会社の手数料にもつながることもあり，担当者が給与条件をより高く交渉することが増えている。以前のように1カ所に応募してその結果でほかを探すのではなく，職場環境や雇用条件等を複数比較し，天秤にかけるようになっている。

　また，医療に関わって人の役に立つ仕事をしたいという考えから，自分の働くスタイルや家庭環境に合う職場で働きやすさを優先する傾向がより強くなっている。職場を決めるうえでの優先順位が明らかに変わった。特に事務部門では，適度な業務で精神的にも負担の少ない職場を求める傾向が見られる。

　「自分に合う時間帯で効率良く働いて稼ぎたい」，「有給休暇も一定以上消化できて，友人や家族と旅行に出かけるときには連休も取りたい」——年代が若くなるほどそういう職場を求めるようになっている。

　スタッフ10人未満のクリニックでも，労働基準法上の医業に関する特例措置は少なくなった。一般企業と同様の産休・育休等の対応が求められ，希望があれば，取得させるようしなければならない。以前は，勤務や待遇について不満を多く口にするスタッフがいれば，入れ替えることを考えたが，人材不足の時代ではそうはいかない。一定の雇用条件アップやスタッフ補充等のスタッフ対策も重要になっている。

2 女性パートスタッフを上手に活用することがクリニック運営に求められている

　クリニックでは，増患等を考えて診療日時を設定することが増えてきたが，それに伴い，正職員だけで勤務体制を組むことがむずかしくなり，パートス

タッフの採用が不可欠となっている。パートスタッフには, 正職員に求めるような業務責任を求めるのはむずかしい。仕事中心に考えて働いているわけではなく, 子どもの教育費や生活費のために少しでも収入を増やしたいと働き始めることが多い。

　また, 配偶者手当がもらえる, 扶養範囲内での就業を望む割合も多い。これまでは就業時間について要望の多い人材や未経験者は採用しなかったが, 人材不足の時代, 未経験や限られた時間でも上手に雇用機会を与え, 勤務調整できるように採用するケースが増えている。

　子どもの学校行事や諸用等の休みも上手に与えることができれば, 働きやすいと感じ, 勤務が続きやすい。スタッフ退職等の緊急時にも協力を得られやすく, パートによる業務補充体制さえできていれば, 正職員の安定にもつながる。扶養範囲内であれば, 法定福利費負担も少なくて済み, 経費的にも助かるので, パートを上手に育て, 長く勤務できる雇用条件や人員体制が求められている。

3 人材派遣（紹介）会社には過度の期待をすると失敗する

　人材派遣（紹介）会社によると, 年々医療に関わろうとする事務系就業希望者は減少傾向にあり, 人材確保にはこれまで以上に募集費用がかかり, 派遣スタッフでも時給もアップしなければ人が集まらなくなったという。

　能力の高い経験者は紹介派遣でそのまま就職することも多いが, 業務や人手不足を一時的に補うかたちで派遣スタッフを利用する場合には, どういう業務にも対応できる人材は非常に少ないと考えておくべきだ。レセプト等の重要な業務を任せられるケースは少なく, 経験があっても診療科目や電子カルテ等の違いによっては, 知識や経験が足りないケースも多い。即戦力というより3カ月から6カ月かけて育てる感覚をもっておく必要がある。

　派遣者が, 能力が低いにもかかわらず, 直接雇用のスタッフより時給が高くなることがある。業務能力や待遇を知って, 直接雇用のスタッフが不満をもつこともある。採用がむずかしくなった今, ある程度は家庭環境や要望に合わせていく姿勢も求められる。

　また, 派遣での勤務歴が長く, 1〜3年未満で勤務先を数回変わっているような人材は勤務を続けられない理由があると考えて, 一定期間にとどめるなど上手に活用するようにしたい。気に入らなければ人材を変更できるのが派遣だが, 希望しても代わりの人材が簡単に見つからないことも頭に入れておかなければならない。

人材不足の時代，紹介派遣で来た人材でさえ自ら更新を望まず，働きやすく雇用条件の良いところへ移動するケースも増えている。患者に評判の良い安定したクリニック運営をするには，長く働いてくれるスタッフの存在が不可欠である。

働かせるではなく，働いてもらう時代なのだということを理解する必要がある。

4 産休・育休を終了したスタッフを積極的に活用しよう

採用時にはスタッフ同士の年齢構成を考えることが多い。20代から30代の若いスタッフを中心に採用するのであれば，将来に備えて産休や育休への対応も考えておかなければならない。

これまでは，スタッフの少ないクリニックでは産休，育休時のみの期間限定スタッフの採用はむずかしく，お互い話し合って退職してもらうことが多かった。しかし現在は，労働基準法も改正され，産休・育休にも対応が必要になった。復帰を前提としたスタッフ体制と人員補充が求められる。正職員を採用するにも，様々な面を考慮しなければならず，働き方改革に準じた就業体制や雇用条件を見直さなければならない。

新たに採用するスタッフは，戦力となるまでには一定の教育期間を要し，費用もかかる。そう考えると慣れたスタッフに時短やパート勤務として働いてもらうほうが，運営上メリットがある。慣れたスタッフであれば，パートであっても業務を任せることができる。補完できるような役割をもたせながら活用することも可能なはずである。

産休・育休で復帰を要望するスタッフが多くなり，期間限定の産休や育休要員が必要となるが，補充スタッフは簡単に見つからない。そういう状況を考え，人材派遣（紹介）会社の利用方法も検討しておくべきだろう。直接採用するばかりでなく，様々なかたちでパートスタッフや総合人材会社を活用できる方法を考えておくことが，クリニックの人材安定につながり，結果，退職するスタッフも減っていくことを理解しておきたい。

5 業務マニュアルには，退職を防ぐ効果がある

スタッフの少ないクリニックでは，人が入れ替わるときに業務を新しいスタッフに引き継ぎ，業務に支障が出ないように指導するのはむずかしい。限られた人数で余裕がもてないため，退職時期の延長交渉等も必要になる。限られた時間ですべてを引き継ぐことはできないというのが実態である。不十

分な引継ぎはミスやとラブルにつながることもあって，そうならないような工夫が必要になる。

　その方法の一つとして基本的な業務マニュアルの作成を考えたい。開業時に考えた業務の流れやミスを防ぐチェック方法等，パターン化している業務でさえ，診療体制の変更や時間の経過とともに変化していく。わからないうちに徐々に変わっていく業務もある。

　特にスタッフ退職による引継ぎでは，お互いの知識や能力によって引き継がれる内容に差が出やすい。スタッフ任せの引き継ぎは，どこまで正確に引き継がれたかわからない点も多い。そうしたことを少しでも防ぐためにも，基本業務マニュアルを作成しておけば，引継ぎによる差も少なくできる。特に未経験者やパートを採用する場合には有効である。就業前にマニュアルを渡して準備をさせることもできる。業務の流れを少しでも理解できていれば，よりスムースな引継ぎも可能になる。教え方や指導方法によるトラブルや退職も防ぐことができる。せっかく採用した人材が，数カ月で退職しないよう，業務上のルールやマニュアル等で働く環境を整えることが重要である。

6 意見を押し付けようとすれば退職者が増える，個々の知識や能力差をどう埋めるかを考える

　クリニックの運営スタイルは，診療科目や診療方針によっても様々である。院長の強力なリーダーシップによる運営方法もあれば，スタッフと相談しながら，作り上げていくケースもある。

　「言うとおりにしろ」的に強引に枠にはめ込もうとすれば，知識や能力にバラツキの多いクリニックでは，業務が偏ったりして脱落するスタッフも少なくない。押し付けるだけでは，マイナス効果となりやすい。院長中心の会議だけでなく，スタッフ同士のミーティングも，パートが多いクリニックでは意思疎通や業務連携のためにも重要になる。定期的に業務改善委員会等を開催して，業務改善を図り，ミスやトラブル等を確認し，認識を一致させることが必要となる。

　クリニックでは，スタッフの知識や能力の差が大きい。マニュアル的に型にはめるやり方では，スキルアップはむずかしい。人がいないから早く育てようと詰め込む体制や，要望や不満を伝えにくい雰囲気があると，息苦しいばかりで働きにくい職場となり，早期退職につながっていく。

　スタッフの知識や能力によって人員体制の変更も必要になる。特定のスタッフが優れていても，他のスタッフのレベルアップができなければ業務改善は

できず，クリニックの評判につながらない。できるスタッフに業務が偏ることで，特定のスタッフの増長につながることもある。クリニックだからこそ教育は，個々のスタッフレベルに合わせることが必要である。

スタッフ同士の勉強会なども有効である。診療内容や疾病に関する知識を増すことで防げるミスもある。

7 忙しくなるほどミスが増える。外部を利用した定期的な業務チェックを活用しよう

患者が増え，診療が忙しくなると，スタッフの働いている状況や患者対応に目が行き届かなくなる。一定のルールを決めてあっても忙しくなると疎かになりやすい。こういうときにミスやトラブルが発生する。定期的な会議やミーティングなどで意思疎通を図り，業務連携や院長への伝達方法等についても確認し合うことが大切だ。

ミスは必ず発生するという考え方も必要になる。その対応策と改善方法を積み重ねてマニュアル化し，そこに至った経緯を含めて確認させることで，よりミスを防げるようにしたい。どんな小さなミスでも書き出し，改善方法を積み重ねていくことが求められる。

ただし，内部チェックや改善だけでは効果は限定されるので，外部講師を招いての研修や業務評価も必要である。客観的評価は，業務の見直しや不足している部分を気付かせてくれるとともに，新たな知識を身に付ける良い機会である。患者に評価されるクリニックほど，外部講師の視点を入れることでクリニック全体のスキルアップを図り，スタッフの目標を明確にすることでモチベーションアップにつなげている。年に2～3回くらいは，外部講師を利用して自分たちを見つめ直す機会を作り，新たな業務目標を掲げることが必要ではないだろうか。

8 スタッフが不満で退職しないよう定期的に要望や意見を吸い上げる機会をもとう

忙しくなるほど，お互いに意思疎通を図る機会が少なくなりやすい。日々問題なく業務が行われていると安心していても，ある日突然退職願が出されることもある。その理由を聞いて「そういう不満があったのか」とあとから気づかされることも少なくない。

どんな小さな職場でも，院長に話しにくいことや運営上の問題点，スタッフ同士の人間関係，個々のモチベーション等，不満や退職につながるような

ことは多々発生する。特に人間関係に関する問題は，早めに把握し芽を摘むことが重要で，表面化したときはすでに手遅れになっていることが多い。

　女性の多い職場は業務上，些細な問題と思っていてもその裏には違ったトラブルがあったりするので，それぞれ話を聞く機会をもつことが必要である。人によって一つのことでも受け止め方が異なるので確認が必要なこともある。どのようなことも個々に一つひとつ改善し解決していく姿勢が求められる。

　スタッフの入退職や勤務体制の変更等，クリニックでも働く環境の変化は常に起こる。それによる大小様々な不満や要望は誰にでもある。どういうかたちでも良いのでスタッフと言葉を交わし，話を聞く機会をもつことが重要である。そのうえで，パートナーや社労士やコンサルタント等を利用しながら，対策を考えていく必要がある。これは，閉院するまで続けなければならない。

9 スタッフが安定するには黒字になってから３年かかる

　開業し，ある程度経営が安定するまでクリニック経営も試行錯誤が続く。開業当初に採用したスタッフ全員が３年間１人も退職しないケースはほとんどない。スタッフの入退職が予想以上に発生し，苦労することも多い。また，勤務調整や雇用条件の変更，スタッフの家庭環境の変化等，当初想定しなかった問題への対応で苦慮することも増える。「こんなことまで対応しなければならないのか」と思うようなトラブルも経験する。仕事に欠かせない戦力で絶対に退職してほしくないと思うようなスタッフが，院長の不用意な言動や行動であっさり退職していくこともある。パートに至っては，家庭の事情で急な退職や就業時間の変更等があり，なかなか思うように働いてもらえないことも増える。

　院長自身，人を使うことにあまり慣れていないケースが多い。これまで自分が働いてきた環境を押し付けてもスタッフには通用しない。スタッフの退職が繰り返されて困ることが増え，自分の対応に原因があることを理解するまでに数年かかることもある。また，経営に余裕がなくなると，スタッフに対する配慮に欠けるようになる。その雰囲気が伝わり，スタッフが安定しないことも多い。

　そう考えると，スタッフが安定するのは黒字になって３年かかると考えて対応したほうがよい。辞めてもらいたくないスタッフが辞めていく苦い経験を通して，段々とスタッフを使いこなせるようになっていく。誰もが通る道と割り切って対応することだ。後には戻れない。人はより以上に求め過ぎ追い過ぎるとかえって失敗につながることが多くなる。そのことを理解して，次の手を打つことが求められる。

10 退職者による業務の引継ぎに期待してはならない

　スタッフの入退職による業務の引継ぎは，クリニックの運営上，特に重要である。中途採用したスタッフに対してベテランスタッフが指導できればよいが，指導できるスタッフがいなければ引継ぎもできず，業務が停滞し，ミスやトラブルが急増するケースもよくみられる。こういう場合，当初決めていたルールもその場の業務処理を優先し，いつの間にか手順が変えられることが多くなる。ルーチン化していた業務も忘れられ，「いつから？　なぜ？」と思うようなことも出てくる。レセプト請求や未収金の回収等に影響を及ぼすこともある。

　辞めるスタッフが丁寧に教えていくケースは少ないと考えるべきだ。退職理由にもよるが，大まかな内容しか引き継がれないと考えておいたほうがよい。何かしらの不満をもって退職するスタッフが，退職後のクリニックの体制や業務のことまで考えてくれないのは当然のことである。退職するスタッフに「引継ぎは順調か？」と確認すれば「問題ありません」と答えるが，引き継ぐスタッフに確認すると「細かくは教えてもらっていません」と食い違うことはよくある話である。

　こういうことを少しでも防ぐには，退職するスタッフに引継ぎノートを作成してもらい書面に残すようにすることである。また，引継ぎが適当にならないように謝礼を支払う等，工夫するなど，退職者に配慮することも必要となる。

11 マニュアル作成は引継ぎを前提に考えて作成しておこう

　クリニックでは人数的に余裕もなく，新人や転職してきたスタッフに時間をかけて育てることができないことが多い。そのため新卒を採用するケースはあまりなく，どうしても中途採用が中心となる。採用するスタッフによってこれまでの職歴や経験が異なり，患者とのコミュニケーションの取り方にも差があるので，その引継ぎや教育も簡単ではない。また，教えるほうにも問題があることがある。教育できる中心的なスタッフがいればいいが，複数のスタッフから教えられることによって混乱するケースも見られる。

　こういった事態を避けるため，基本的な業務手順や業務処理についての注意や，よくあるミス等を記載したマニュアルを作成すべきである。業務を引き継ぐ前に予習してもらえば，一連の業務がスムースに習得しやすくなる。

　マニュアル作成の注意点は，未経験者やパートスタッフでも業務をこなせるように，わかりやすく作成しなければならない。未経験者が前提である以上，

誰もが担当できる業務を中心に細かく手順を示すようにする。同じ診療科目の経験者でも，クリニックの診療方針や医療機器の機種が変われば，手順や管理方法がまったく異なることもある。

　病院経験者だから多くの知識と経験があると考えがちだが，組織体制がまったく異なるのでそうとは言えない。クリニックではスタッフ数が限られるため多くの業務を兼務することが多い。部分的に関わることが多い病院とは異なり，経験したことのない業務もあって戸惑うことも多くなる。クリニックでは院長の診療方針のもとに，独自の診療手順や患者導線を作り上げていくことも多い。だからこそ，クリニックではマニュアル作成が求められる。

12 院内ルールなどチェック機能を備えたマニュアルが効果的

　スタッフ数の限られるクリニックでは兼務する業務も多く，それが理由によるミスやトラブルも発生しやすい。大きな問題に発展しないよう，お互いにチェックする仕組みが重要になる。よって，マニュアルもチェック機能を備えた内容にしたい。

　基本的な業務手順ばかりでなく，院内ルールや患者や業者への対応など，幅広く活用できるものがよい。また，ミスやトラブルが起きやすい点について記号やマークを付ける等，注意する点がわかるようにしたい。マニュアルは一度作ればよいというものではなく，新たな業務やミスやトラブルが発生したつど見直し，変更していくものである。よって，ミスやトラブルが起きた点や内容についてはすぐにわかるようにしておきたい。赤字や太字等でわかりやすくしておけば，新しいスタッフにはここが間違えるポイントだとわかる。さらに診療方針や接遇に関する注意点も明記しておけば，基本的な業務マップとしての機能ももたせることができる。

　病院では，勤務開始前に就業規則や業務等についてオリエンテーションを行う。クリニックでも開業当初は実施するが，忙しくなりスタッフに余裕がなくなれば，そこまで手が回らないことが増えてくる。また，事務職等，国家資格のないスタッフは，他業種からの転職組も多く，医療に従事するという意識が低いケースもみられる。医療と一般企業では身だしなみや患者個人情報の取扱いも多く，認識の甘さからトラブルやミスにつながらないよう指導する必要がある。わからないことによる自分勝手な行動や解釈はトラブルの原因にもなる。

　それを防ぐためにも，医療に関わるうえでの求められる規則や常識がわかるような内容をマニュアルに付け加えておきたい。そうすることで，医療を

知らないスタッフへの周知徹底が図りやすく，教育や指導もやりやすくなる。

　診療がスタートし，患者が増えるほど，院長の目はスタッフ全員に行き届かなくなる。スタッフが自分勝手に判断し行動しないようにするため，院内ルール等をまとめたマニュアルを業務的にも余裕のある開業後3〜6カ月以内に作成しておきたい。

13　ミスやトラブルは絶対になくならないが，なくす努力は続けよう

　これまで医療施設運営に30年以上携わってくると，変わった患者や危ない業者からクリニックを守ることがいかに重要かがわかるようになる。どういうクリニックでも，人が関わる以上様々なミスやトラブルが発生する。どれだけゼロにする努力をしてもゼロにはならない。なかには意図的に仕掛けてくる患者や業者もいる。ミスをなくす努力と，できる限り小さなミスになるような努力が必要である。

　クリニック内の研修だけではミスやトラブルを防ぐ一定のスキルを長く維持させるのはむずかしい。そのレベルを維持していくには，外部研修も含めた方策が必要になる。

　院長が診療行為に集中できるようにするためにも，パートナーや責任感のあるスタッフを育成し，ミスやトラブルに対する自覚をもたせ，発生したときの対応策や連絡方法も検討しておく必要がある。スタッフに定期的に研修する機会を与えながら，日々継続して注意喚起していく姿勢が必要である。医療経営の雑誌等に掲載されているトラブル事例や対策，ビデオ等を利用するなどいろいろな角度から検討できるようにしておきたい。

14　人事労務管理は，院長の悩みのタネ!?

　どんな小さなクリニックでもスタッフを思いどおりに動かすことはむずかしい。これまで診療中心に携わってきた医師が，スタッフを採用し，管理しながら上手に使っていくのは簡単なことではない。

　患者が少ない時期は，スタッフが仕事をしていない時間が気になる。無駄話をしていれば，その時間の給与がもったいないと感じてしまう。そんな時期が一定期間続けば，給与を支払う大変さが身に浸みてわかるようになる。

　逆に，患者が増えて診療が忙しくなると，今度はスタッフの対応や業務に目が行き届かなくなる。いつの間にか業務分担や手順が変更されていたり，思いもよらないミスやトラブルが発生することもある。

　そうして初めて，スタッフの言動や行動に目を光らせることがいかに重要

であるかがわかってくる。こうしたことは誰もが経験することだが，当事者はそうは感じない。自分だけがどうしてと思うこともある。しかし，誰でも経験することと，割り切らなければ先に進めないこともある。悩むことは当然のことだが，どこかで線を引き，最終的に経営者として成功すればよいという心構えで対応していくことが必要になる。

15 スタッフへの安易な期待は禁物。期待に応える人材は少ない

　社労士やコンサルタント等，複数で面接し，良い人材だと期待して採用することもあるが，人材だけは，実際に仕事をさせてみなければわからない。それほど期待に応えてくれる人材は少ない。一方，自院で使えないと思った人材がほかで十分に役割を果たす例も少なくない。要は使い方次第ということを理解しておく必要がある。

　リーダーを中心にスタッフ同士で話し合い，経営にプラスになる改善・修正案を提出させると，患者の視点や安全管理などは考慮せず，自分たちの仕事がやりやすい方法ばかりを提案してくることもある。経費節減や効率化を求めても，口うるさく言わなければなかなか継続することはむずかしい。楽に上手に働くことが優先で，経営のことまで考えてくれるスタッフはほとんどいない。

　ミスやトラブルが発生したときの対応一つで，そのスタッフのレベルが把握できることがある。院長の判断を仰がない対応や，トラブルから逃げる行動などが，多々発生する。何か問題があった場合，院長が管理責任を負わなければならないことが理解できていないスタッフも多い。医療機関でのミスやトラブルの怖さを知らない他業種からの転職組には，特に注意が必要だ。業務内容や目標を院長が明確に指示しなければ動かないし，動こうとしない。気配りや先を読んでの対応など，多くは求められない。同じミスの繰返しや，まさかと思うような判断やトラブルが発生する。

　クリニックで人を使うということは，できる人材を使うのではなく，ミスやトラブル一つひとつへの対応を指示しなければ動かない人材と向き合っていくことである。

16 スタッフの人間関係は壊れやすい，お互いに業務をカバーできる体制で安定を図ろう

　スタッフ同士の人間関係にも注意が必要だ。その関係はすぐに変化し，付いたり離れたりを繰り返すことが多い。この程度のことと放っておくと，

ちょっとした業務トラブルが原因ですぐに退職ということにもなる。1年以上かけて育てた労力や費用はあっという間に水の泡となる。

　一から人を育てるには，大変な労力を要する。開業当初は希望もパワーもあり，診療方針に合わず能力の劣るスタッフは退職していただき，新たに育てていこうと頑張ることもできる。しかし，年々同じ繰返しで人を育てることに疲れてくるようになる。クリニックは少人数体制で，多くの業務を兼ねカバーし合うことが前提となる。なかにはこの業務はやりたくない，ここまで責任を負いたくないと要望するスタッフも出てくる。重要な業務は任せられない，というスキルアップできないスタッフも出てくる。

　業務能力や業務量がスタッフ同士のトラブルに発展することもある。お互いにコミュニケーションを取れるように，どのスタッフでも可能な範囲で兼務できる協力体制を整えたい。そういう体制を作り，誰かが休みを取りたいときなどにカバーできるよう業務ローテーションを行い，誰もが一定の業務をできるようにしておきたい。そうすれば，スタッフ同士のトラブルも減少しやすい。

17 スタッフとのコミュニケーションを定期的にもつ

　業務に関する不満や，勤務条件など，最低1年に2〜3回は何らかのかたちで，スタッフから直接話を聞く機会ももたなければならない。忙しいからと放っておくと，突然の退職につながることもあるし，あるいはスタッフ同士で話し合って団体で勤務条件を交渉してきて，労務問題に発展することもある。

　女性中心の職場である以上，小さな不平不満が積み重ならないような手立てがほしい。パートナー（院長夫人）や事務長，コンサルタントや社労士などの協力も得て，話を聞く機会をもつようにしたい。コミュニケーション不足による退職は意外と多く，あとで理由を確認すると，そんなことが原因だったのかと思うこともある。コミュニケーションをもつのは福利厚生として職員旅行や食事会，忘年会等を利用する方法もある。スタッフ同士の関係や様子を伺いながら，気にかけているとわかるように配慮することも必要である。

18 リーダー育成はクリニックの課題

　クリニックで人事管理をするには，リーダーの育成が重要になる。院長の意向を理解し，スタッフの間に入ってくれる中間管理職的な存在は心強い。スタッフ間の調整役としての役割を担わせることができれば，診療以外の精神的負担も軽減することができる。しかし，期待してリーダーとしての役割

をお願いすると，「自由に休みが取りたい」「責任を負うのはいやだ」などと
断わってくるケースもある。とはいえ，管理しやすくするためには，スタッ
フのなかで中心的役割を果たす存在は必要不可欠である。

　不満が聞こえてこないからと放っておくと，申し合わせて続けて退職者が
出るなど，痛い目に遭うこともある。そういうことも含めてスタッフ情報を
収集する必要があり，人間関係や家庭の問題等も相談しやすいリーダーがい
てくれれば事前に対策を打つこともできる。

　スタッフ同士の人間関係は常に流動的である。1人のスタッフの退職が引
き金になって，スタッフのバランスが崩れることもある。辞めないから，不
満が出てこないから問題が起きていないと思うのは早計である。リーダーを
介して規則や院内ルールの見直しや，スタッフ体制や採用について相談でき
るようにしておきたい。スタッフとの間の緩衝材にもなるし，院長の見方と
リーダーの見方で異なる点があれば，今まで気付かなかったことに気付くこ
ともあり，それが冷静な判断につながることもある。一定の能力をもってい
ることや，他のスタッフとの関係を見極めながら，リーダーを育成すること
ができれば，運営に大きなプラスとなる。

19　辛抱強く育てる覚悟を決めて採用する

　教育によって期待どおりの成果を上げスキルアップさせることはむずかし
い。人材不足の時代，レベルは低下傾向にあり，採用や研修には時間と費用
がよりかかるようになった。度重なるスタッフの入れ替わりは，患者への信
頼にも影響が出る。そういう状況を考えれば，いかに我慢して育てていくか
が問われてくる。

　知識と経験と能力のある人材を採用するのはむずかしい。多少のミスや覚
えが悪い程度で，スタッフの入れ替えを考えるのは早計というもの。

　誠実で勤務変更にも柔軟に対応してくれて，普通に仕事をこなしてさえく
れれば，使い勝手がよいと考えなければならない。繰り返し教育しながらレ
ベルアップを図っていくしかない。とはいえ，そう簡単にスキルアップはし
てくれない。気配りが足りないと指摘しても，感覚的にわからないものは変
えようがない。

　能力を優先すれば働けるスタッフがいなくなる。長く働いてもらうために
は，教育や研修を繰り返しながら使っていく姿勢が何よりも大切になる。多
少の問題や能力が少し劣ったとしても，長く勤務できるような方法を考慮し
ながら辛抱強く育て使っていく必要がある。

20 パートスタッフを積極的に活用する時代。魅力ある条件で採用しよう

　常勤者だけで運営するクリニックは少ない。常勤者の有給取得や病欠，急な欠勤や季節による繁忙期に対応するには，パートスタッフの採用が欠かせない。また，パートを有効利用することで勤務体制に余裕が出れば，常勤スタッフにとっても安心感が生まれ働きやすい職場となる。

　法定福利費の面を考えれば，週20時間未満のパートを採用すれば，経費的にも少なくて済む。常勤者の退職時には，大きな戦力にもなる。

　パートスタッフの勤務条件は，それぞれの家庭事情等によって異なることが多い。勤務条件が折り合い，仕事と家庭の両立が上手にできれば，長く勤務してもらえる可能性が高くなる。3年以上勤務してもらえば，大きな戦力となる。常勤者や繁忙期の補完が基本的な役割となるが，特に午後5時以降や土日に働いてもらえる人材は貴重な戦力となるので，雇用条件を優遇してでも確保しておきたい。5時以降の時給アップや日曜手当等の工夫が必要となる。常勤者の時間外は25％増となるが，その程度の条件アップは当然ではないだろうか。そのようなパートスタッフを複数名，上手に組み合わせて採用することを考えたい。人が集まりにくい時間帯には魅力ある条件にしたい。

21 パートスタッフは働き方や収入等の要望が多い。急に退職しても問題のない体制を考えておこう

　パートスタッフは，採用後，就業時間に変更が発生しやすい。採用面接では午後5時以降の時間帯や土曜出勤などが可能と話しておきながら，働き始めて試用期間終了後に「遅い時間や土曜は働けない」と申し出るケースも多い。面接時からこうなるとわかっていたと思うこともある。話が違うと問い詰めれば，退職となるケースも少なくない。他の応募者を不採用としたうえで，採用したその人に対して研修を行い，ようやく使える目途が立ち始めた時点での就業時間の変更要望は大きな痛手だ。状況によっては退職してもらうことにもなるが，時間と費用をかけて教育したことを考えれば損失は大きい。

　パートで働く場合，就業時間に制約が多いことは当然でもある。本人や子どもの年齢，働く目的によって働く姿勢に差がある。したがって，採用時には，希望収入と働ける時間について十分な確認を取ることが必要となる。口答で聞き取るのではなく，面接前の記入表等に事前に記載させるようにしたほうがよい。無理であろうと思われる就業時間は記載しないよう，念を押すことも必要である。面接時には，途中で就業時間を変更する場合は，双方の承諾

がない場合にはできないこと，それが理由で就業時間が合わなければ退職してもらうこともあると確認しておきたい。また，業務内容についても具体的にできる業務，できない業務を明確にしておきたい。この場合において，本人が自信をもってできると言ったこと以外はできない業務と考えたほうがよい。また，自分で自信があると言っても実際はそうでないこともある。

　人材派遣で働くパートスタッフも増えている。派遣に慣れ，仕事に対する向上心があまりなく，上手に稼げればよいという考えをもつ人も多い。一定の業務さえこなしていれば責任の度合いも低く，気楽でよいと話す人もいる。

　収入を増やしたいと考えるパートスタッフは，ダブルワークや勤務時間を増やす要望が聞き入れられないと，さっさとほかを探して退職することもある。そういうスタッフは，常に自分のことしか考えていないので，引き留めないほうが賢明である。パートスタッフは就業時間や収入等の要望が多く，就業後にトラブルが発生しやすいため，採用時には1人くらい退職しても問題ない体制を考えて多めに採用しておきたい。

22 慣れたパートスタッフを辞めさせないためには手当や有給消化等，就業条件を緩和する工夫を

　10年くらい前までは，スタッフ募集をすれば一定数の応募があり，必要な勤務時間に働ける人材が高い割合で採用できた。時給も他業種より低くても，安定業種という印象もあって，こちらの希望条件を通せることが多かった。しかし今は人材不足の時代であり，1人採用するまでに，時間と募集費用が数倍以上かかるようになっている。

　そのため，採用した人材が「辞めたくない」と思うような雇用条件や職場環境を整えることがより重要となった。時給や有給休暇の取り方などの雇用条件が原因で，簡単に他のクリニックに転職されない工夫や見直しが必要である。

　パートでも働きやすいと思えるような就業条件を設定して採用するようにしなければならない。働く側に合わせるという考え方も必要である。パートスタッフ採用が常勤者の雇用安定にもつながることから，パートスタッフが「長く勤めたい。辞めたくない環境」とは何かを考え，クリニック全体の雇用安定につなげたい。

23 多様化する働き方に対応していくために個々の要望を採り入れた雇用条件，雇用形態を考えよう

　クリニックの競合に起因し，会社帰りの人を対象とする遅い時間帯や日曜

の診療など，地域ニーズや周辺環境に応じた工夫が必要になった。そのため，スタッフの就業時間にシフト制を採用することも多くなり，就業時間に融通を利かせることも必要となった。個々の要望によっては雇用条件や雇用形態そのものを変えるケースも見られる。

人手不足のため，そうした要望を受け入れざるを得ない場合もあることを認識しておきたい。スタッフが働きやすいように譲歩することも必要な時代となった。

雇用契約書に「勤務時間や就業日の変更がある」と記載してあるにもかかわらず，変更に応じないケースや，労働基準法の特例で認められている週44時間労働は雇用条件が悪いと考えられるようになっている。

就労時間が週40時間未満であっても，就労時間が少しでも増えると，雇用契約書に記載してあっても不満になるケースもある。勤務条件の変更の可能性については事前に相談する機会をもつなどして，多様化する働き方に対して柔軟な姿勢をもって対応しなければならない。

24 雇用契約書は社労士等と一緒に説明する

「働き方改革」をはじめ，今後も労働基準法の改定や就業環境の変化に随時対応していかなければならない。しかし，医師1人で対応するには知識不足もあり，軽々な判断が労務トラブルの原因にもなりやすい。

雇用条件等の説明を行う際は，社労士やコンサルタント等に相談したうえで同席してもらうことを勧めたい。採用時に説明していても，自分が少しでも不利になるようなことについては，「聞いていない」と答える者もいる。特にパートスタッフにはこのような話が多い。言った，言わないなど，つまらない理由で退職になってしまうのは，あまりにもったいない。採用や研修にかけた費用が無駄になる。これを防ぐには，第三者を立ち会わせる方法がよい。お互いに雇用契約内容について確認する作業を行いたい。変更の可能性等がある部分には補足説明文を準備するなどの工夫も必要だ。

25 最低賃金等労働基準法の改定に応じた対応は臨機応変に，昇給や給与改定は年1回ではなく状況に応じて行う

この数年で，最低賃金の引上げが度々行われた。以前採用したスタッフの時給が中途採用する者より低くなる場合もあって，そのつど対応が必要となった。また，人材派遣（紹介）が増え，その採用条件は最低賃金より10〜15%程度高いため，その影響もあってパートの時給が上昇している。その時給上

昇に対応しなければ，当然，応募者は少なくなる。人材紹介で紹介期間を過ぎて直接雇用しようとしても，時給が下がる場合は採用に応じないケースもある。そういう点も考慮して昇給方法や手当等の見直しが必要になっている。

　労働環境の変化によって雇用条件をアップしなければ人が集まらなくなった。その結果，採用して数年経過しているスタッフ給与と，新たに採用するスタッフ給与のバランスが崩れないように調整することも必要になっている。人材派遣（紹介）会社の増加は，人材確保と待遇面の両方に大きな影響を及ぼしている。特に都市部のクリニックでは，雇用条件の改善が大きな課題となっている。

　就業条件や賃金については，これまでの考え方を変える必要が出てきた。有給休暇は極力消化できるような対応を取らなければならず，そのための人員確保も考えなければならなくなった。賃金については，年1回，同一時期に昇給するだけでは労働環境の変化に対応できない状況も見られるようになった。状況に応じた昇給や手当の変更等を検討する必要も出てきている。中途採用の多いクリニックでは，昇給時期が来るまではそのままという考えでは，不満をもたれて良い条件のところへ転職されてしまうことも予想される。個々の雇用時期に応じた対応も考えたい。

　スタッフ評価も忙しさや勤務状況によって手当を付ける等，評価できる材料があれば賃金として評価する姿勢がほしい。

　働く側が他の医療機関と比較したときに優遇されているとわかるような対応が，安定的な人材確保につながる。ただ，注意しなければならないのは，時給と手当は別と考えていることが多い。継続する手当であれば，時給に換算して評価するほうがわかりやすく，トラブルになりにくい。

26 試用期間を延長できる制度を利用して雇用のミスマッチを防ぐ

　何度経験を積んでも，採用時に人材を見極めることはむずかしい。とにかく実際に働いてみなければ，性格や能力，対応力等もまったくわからない。複数で面接し誰もが良いと評価しても，実際に働かせてみると，評価が大きく食い違うこともよくある。試用期間が終了したとたん，それまでの従順な態度を変え，自分勝手な休みの希望や，他のスタッフに配慮しない要求を繰り返す者もいる。これまでの経験から言えば，特に3年未満で転職を繰り返している者や人材派遣中心で働いてきた者に，自己主張が強く協調性に欠けることが多いように思われる。そのような人材は他のスタッフとトラブルを起こしたり，チームワークを乱す行動をとるなど，思いがけない影響を与え

ることがある。

それを防ぐためには，試用期間の見極めと運用が重要になる。

試用期間は一般的に3カ月に設定しているケースが多いが，雇用契約書に記載してあれば，試用期間の延長も可能となる。延長する場合には説明が必要となるが，延長する理由と試用期間中の勤務態度によっては，本採用されない場合があることを事前に伝えておく必要がある。職場の雰囲気を乱す言動や患者とのコミュニケーションに問題があるなど，トラブルの原因となる行動が見られたら早めに結論を出し，本採用しないことを通告したい。ミスマッチはお互いにマイナスとなるので，このような2段階，3段階のミスマッチ対策を検討しておく必要がある。

27 試用期間の終了後，あらためて雇用契約を締結する

試用期間は，誰もが本採用になるよう緊張しながら仕事をする。人によっては差し障りがないような態度で本性を隠して勤務する者もいる。試用期間が終了し，本採用になったとたんに要望や不満を口に出すこともある。少なくとも試用期間終了の1カ月以上前に面談する機会を作って，業務や勤務状況についての評価を伝え，試用期間終了後の業務内容や勤務体制について再度確認しておきたい。人柄を知るためにも，この時点で要望や不満等があれば聞き出しておきたい。

試用期間中は試用期間用の雇用契約書とし，本採用する場合には，新たな雇用契約書を交わすようにしておきたい。本採用するときには，勤務条件の再確認等を含め変更がないことや，途中から勤務条件の変更を申し出る場合は契約解除の対象となり得ることも伝えておきたい。特にパート採用の場合には希望する枠内で融通をきかせて勤務調整することも必要だが，土曜や遅い時間帯の勤務が可能と申告したので採用したにもかかわらず「平日の午前中心の勤務にしたい」と申し出てくることもある。そういう変更に歯止めをかけておくことも必要になる。

クリニックでは，開院から安定した黒字になるまでは，余裕のあるスタッフ体制を作るのはむずかしい。ギリギリのスタッフ数では，有給休暇取得や欠勤，退職者が出たときや繁忙期などに困ることが多い。その対策として，患者が増えれば勤務コマ数を増やすという条件でパートスタッフを採用することも可能である。少しでも余裕を作っておくようにして，緊急時でも対応できる体制を作ることがクリニックの安定運営につながる。

2 安定した人材を採用確保するための考え方とテクニック

1 募集しても応募者が少ない理由は，医療現場の働きにくさにある

　近年，都市部では，新規開業のスタッフ募集でさえ応募者が減っている。看護師はゼロ，医療事務は未経験者のみということもあり，人材紹介または派遣会社に頼らざるを得ないケースもめずらしくなくなった。拘束時間や勤務体制の点で，クリニックの雇用条件は，他業種と比べてよくはないということを理解しておく必要がある。

　やはり就労時間の問題は大きい。平日夕方の遅い時間帯や日曜診療を取り入れるケースが増え，その分，昼休みを長く設定するクリニックもある。だが，昼休みが1時間30分以上あって，自由に使えるといっても，働く側は拘束されていると考えることが多く，拘束時間が長い割には給与等で優遇される面が少ないと考えることも多くなった。

　一方，雇用側は有給休暇や連休を取得する場合，人員体制に余裕がないため希望どおり取得できないこと，雇用側の意向を取り入れて休暇申請することが当然だと考えてしまいがちである。しかし，20〜30代の人材を採用するにはこういう点はマイナス要素となる。人員体制や有給休暇が取りたいときに取れるような体制であること，また家庭の事情等による勤務時間変更や調整に相談に乗れるなどということが，スタッフ募集の際にも配慮がわかるようにしておきたい。休日の多さ，拘束時間の短さ，有給休暇の要望どおりの取得など，自分の時間を作るためにどのように融通してもらえるかが応募するうえで重要な条件となっているので，その点の配慮が必要である。

2 社会保険，厚生年金加入が正職員採用のハードルとなる

　クリニックを開業する場合，ほとんどが個人開業となる。社会保険の強制加入は常勤者5人以上が対象となるので，当初は医師国保と国民年金の適用となる。一方，社会保険，厚生年金に加入した場合，法定福利費は少なくとも1人当たり平均で2〜3万円の負担増となり，正職員が数人いれば，年間の負担額は100万円を超えることも予想される。

　経営者として，費用負担は少ないほうがよいと考え，十分負担できる所得

となっても社会保険に加入しようとする医師は少ない。確かに以前は，医師国保には受診時の自己負担額や保険料等に利点があったが，今では保険料も高く自己負担分は社会保険と変わらない。傷病手当金等加入者に有利となる手当も少ない。だとすれば，医師国保，国民年金は，社会保険よりも福利厚生が劣っていると思われても仕方ない。スタッフ採用時に社会保険未加入が支障になったケースをこれまで幾度となく経験してきた。社会保険や厚生年金の問題は採用に大きな影響を及ぼしているのだ。加入しないのであれば，その代替案を考えたい。医師国保や国民年金の半額負担や厚生手当の支給，民間の福利厚生制度への加入，退職金制度の活用等，いくらでも方法は考えられる。

　現在，クリニックの約50％は個人事業である。医師国保，国民年金では一般企業より劣っていると言わざるを得ない。福利厚生面でも医療法人との差は意外に大きく感じられる。社会保険に加入しないのであれば，それと同等に配慮がされているとわかる対応が求められている。

3 採用にコストと時間がかかる時代になった スタッフ採用には斬新な対策を考えよう

　採用における環境の変化は著しく，直接雇用するのに募集費用がこれまでの数倍かかるようになっている。ハローワークや新聞折り込み広告募集ではなかなか応募者がなく，ゼロのときもある。インターネット募集や人材派遣（紹介）会社等，広告媒体や募集方法自体を見直さなければならなくなった。その結果，採用するまでに最低でも2～3カ月を要するようになっている。

　また，特に事務系では応募してくる人材の能力や知識レベルも派遣で働いたり電子カルテの影響もあって年々低くなる傾向にある。即戦略となる人材の確率は10人に1人程度といわれ，採用し育てて使う時代となった。能力ある人材はより良い条件で待遇し，転職されないようにしなければならない。即戦力となる経験者を採用することがむずかしくなったので，スタッフや友人からの紹介や，働き先を探しているという情報があれば積極的にアプローチすることが必要である。これまでの採用方法とは異なる，ヘッドハンティングや人材派遣（紹介）会社の活用等，採用にコストがかかることを前提に割り切った方法や高待遇で勧誘するなど，離さない手段を考えたい。

4 人材派遣や紹介会社を利用した採用も考える時代

　都市部を中心に人材派遣や紹介会社が増え，勤務先を探す方法として利用す

るケースが格段に増えた。しかし，なかには人材・スタッフ確保や受注競争に負けて合併や買収され，消えて行く会社も少なくない。担当者の入替えも多く，FAXや電話対応で振り回されることもあるので気を付けなければならない。

　営業方法も様々だが，電話のみの対応で担当者が顔をまったく見せないケースや，電話窓口の担当者と応募者の担当者，クリニックとの契約担当者がすべて別の者でクレームを上手く避けようとする場合もあるので，システムをよく理解したうえで利用するようにしなければならない。なかには職安や求人誌を見て，求職情報を自社サイトに掲載するために，希望者がいるように見せて情報だけを取るような巧妙なケースもあるので，注意が必要である。顔の見えない電話のみの対応や担当者が会うことを嫌がる会社には，安易に募集情報を流すのは避けたほうがよい。情報を利用されて終わることが多い。

　医療機関への紹介は，事務系は紹介派遣，技術系は紹介のみとなることが多い。紹介派遣は2～3カ月の派遣期間を設定後，お互いにニーズが合えば派遣期間後，紹介手数料として年収の約20～35％を支払って採用する。紹介のみは派遣期間はなく，採用となればすぐに勤務開始となる。紹介手数料は変わらない。採用決定するまでは，人材紹介会社を利用しても3～4カ月を要することが多い。紹介のみの場合は，採用した時点で紹介手数料が発生するが，短期間（3～6カ月未満）で自己都合により退職した場合，一定の返金制度が設けられている。手数料や返金割合は会社によって異なる。パートの場合には，年収によっては定額となるので確認が必要になる。

　ダイレクトメールやFAXにて勧誘してきたものの，紹介できる者の匿名リスト等を示すだけで人材の状況がまったく見えないケースもある。また，「紹介できます」と話しておきながら連絡がなく，まったく紹介がない場合もよくある。利用する場合には，必ず担当者を呼んでシステムや契約書，紹介手数料，返金制度等書面で確認しておきたい。手数料等の契約書を交わしておきながら，紹介者が決まりそうになると紹介手数料アップの要求をしてきたり，紹介者がいないにもかかわらず，足元を見て紹介手数料アップのみを要求してくるケースもある。大手だからといって安心とは言えない。担当者や会社の方針が変われば紹介方法や契約内容を変えることなど平気なので，十分に注意が必要である。

　こういう状況から，人材紹介会社を利用する場合は，必ず紹介できる保証がないことを理解して，複数の会社に声を掛けて，比較しながら利用するようにしたい。人材紹介会社でさえ紹介できる人材の質や確保に苦労している現状を理解しておく必要がある。

5 一握りのできる人材より，普通の人材でクリニックの基盤を作ろう

　人材確保がきびしくなるなか，採用する人材に対する考えを変える必要もある。事務系では経験やスキルも重要だが，経験が少なくても人柄や勤務できる状況を重視し，長く勤務できる環境にある人材を採用するようにしたい。

　スタッフに余裕の少ないクリニックでは，即戦力となる人材が欲しい。しかし，診療科や診療方針，診療内容によって求める技能や知識が変わってくる。すぐ対応できる即戦力を求めること自体に無理がある。そういう点も理解したうえで募集内容や採用基準を検討したい。

　クリニックでは能力の高い人材を採用できる確率は低いのだから，普通に業務ができて，勤務の融通を考えて協力してくれる人材をまずは確保するほうが現実的である。そうしなければ，いつまでたっても望むような人材確保はできない。普通の人材でクリニックの安定基盤を作っておき，優秀な人材の登場を待つようにするほうが，運営していくうえでは合理的である。いつ応募してくるかわからない優秀な人材を待つより，普通の人材で運営していくのが当然と割り切って考えたい。

6 スタッフは使い方次第，意欲をもたせ育てる義務があると考えて取り組むほうがよい

　人材採用するうえにおいて，院長やスタッフとの相性も考慮しなければならない。誰でも好みがある。相性が良ければ仕事もやりやすい。クリニックで雰囲気が合わず使えないと判断され退職した人材が，他のクリニックで十分な戦力として働いているケースもある。スタッフに対する業務の求め方や勤務体制，休暇の配慮次第でスタッフの意欲が変わることも多い。やる気があるかどうかわからなかったスタッフが，他のスタッフの退職がきっかけで期待され大きな戦力に変わるケースもある。

　どのクリニックでも，採用後に採用者の選択を失敗したと思うことは一度や二度ではない。理由もわからないまま短期間で退職されたり，協調性が足りず他のスタッフとトラブルを起こされたり，そのたびに人を採用するのはむずかしいとつくづく考えさせられる。

　そのような失敗を繰り返すと，業務を覚えるまでに多少時間を要しても，誠実で真面目な人材が良いという結論にたどり着く。短期間でできないと判断するのではなく，コツコツと教えて人を育てようとする姿勢があって初めて，それが相手に伝わり成長していくものである。経営をしていくには人を育てる義務があると考えて取り組んだほうが気が楽になる。

7 面接では誰もが失敗する。応募してくる人材に多くを期待してはならない

　採用面接では少しでも良い人材を採用しようとするが，簡単ではない。面接を経験するたびに，人を見る目のなさを痛感させられることが多くなる。誰もが太鼓判を押すような人材は稀である。面接者のなかからなんとか採用できる人材はいないかと考え，妥協を重ねた末に採用すると，思いどおりどころかまったく使えず，トラブルの原因にもなる。どうしても採用しなければならないという状況での面接の判断はあてにならない。

　知識や能力は面接だけではわからない。パートとして採用するにしても，不安がある場合はアルバイトとして試してみる方法もある。

　病院との大きな違いは転職者中心に採用する点である。いくつかの職場を経験すればそれなりの処世術を覚え，自分の見せ方を心得ている者がいる。そうした人材は期待しているより能力が劣ることが多い。時間をかけて見つけようという考えがなければ，安定した人材確保に結びつかない。期待が大きいほど期待外れによってきびしく接しパワハラ的になり，労務トラブルへ発展することもある。思うように使える人材など，10人に1人くらいの確率で当たればよいほうである。そういう考えをもって面接してほしい。

　人手不足だから取りあえず採用しようという考えだと失敗しやすい。面接で要望や細かい質問が多い人材は，自己主張が強く，避けたほうがよい場合もある。大切なことは，「どうかな？　合わないかもしれない」と思う点があるのなら無理に採用しないことだ。許容範囲を広げ過ぎるとトラブルの原因となる。再度募集をかけて，より納得できる人材を採用するようにしたい。

　病院を退職してクリニックへ転職する場合には，それなりの理由があると考えなければならない。理由次第では，採用しないほうがよいこともある。また，看護師の場合，職歴が重要になる。それまで介護施設等で働いていたり，診療科によっては医療行為に関わるケースが少ないので，採血や点滴注射等の技術を確認することが必要になる。過去の業務内容によって，技術的に期待できないケースもあるので注意しなければならない。

　転職歴の多い人材は，仕事に対する責任感が低く早期退職もあるので，これまでの退職の具体的理由や業務内容をより細かく確認することが重要である。

8 面接で「自分なら使いこなせる」という考えが失敗につながりやすい。転職歴と知識，技術は詳細な確認が必要

「仕事ができそうだから採用したが，周りのスタッフとトラブルを起こすので，辞めるように話をしてほしい」というようなケースはよくある。

面接は，できる限り複数で2回以上実施したい。社労士やコンサルタントなど，面接の経験が豊富な方に同席してもらうようにしたい。一緒に働くスタッフの印象も重要であるため，スタッフにも同席してもらうことで，知識や技術レベル，職場に合うかどうかの判断もしやすい。

これまでの経験から，院長の判断のみで採用するのは避けたほうがよい。多少個性があっても，自分なら使いこなせると思ってしまうことがある。しかし，院長と接しているときは特に問題なくても，他のスタッフと協調できるかどうかはまったく別である。他のスタッフとの退職トラブルに発展し，スタッフ崩壊につながったケースもある。

面接では，必ず退職理由と経験した業務内容を細かく確認することが重要である。経験年数と能力は別であり，経験したことと仕事ができることは別である。採用側と働く側との業務に対する認識の違いは大きい。また，「採用されたい」と思えば，少し経験した程度でも「できる」と回答することもある。業務経験の細部まで聞き出すのは基礎知識がなければむずかしい。同職種であれば，業務内容を細かくチェックすることができる。したがって，業務知識のある者の複数の評価で判断するほうが失敗する確率は低くなる。

過去の勤務状況も重要だ。少なくとも1カ所に3年以上勤務したことがある人材が好ましい。3年未満で転職を繰り返している人は，どこかに問題があり続かない理由をもっていることが多い。また，人材派遣で3年以上働いている人材は，知識や技術，責任感にもバラツキがあるので，注意が必要になる。

面接前には必ず面接前記入表を作成し，記載させ，勤務希望や基本的な業務レベルを確認できるようにしておきたい。不安のある業務には○をつけてもらうなどすれば，面接時に確認しやすくなる。

9 ミスやトラブルの責任の所在を明確にする書類を提出させる

クリニックは転職者中心の採用となる。どういう人材が入ってくるかはまったく予想がつかない。スタッフによるトラブルを防ぐため，ミスなどの責任の所在が明らかになるような管理が必要になる。ほどほどでよいといった考えをもって接していると，いざトラブルが発生したときも，誰も責任を感じない無責任体制となり，何一つ解決しないケースも出てくる。

　管理するためには，一定の書類提出を求めたい。給与をもらって働いている以上，業務に対する最低限の責任は負わなければならない。その自覚を促すためにも，個人情報秘密保持等の誓約書，身元保証書，業務ミスやトラブルに関する報告書，始末書などの書類を準備しておくべきである。

　院長として，良識に欠けるスタッフからクリニックを守るという意識も必要である。社労士やコンサルタントの協力を得て，トラブルが発生することを前提にした書類作成を行い，採用時に提出させるようにしたい。

　クリニックでは，勤務医時代には関わることのなかった患者トラブル，物損や紛失，業務や労務トラブルなど，想定外の大小様々なトラブルが発生する。

　トラブル等が発生した場合に，責任の所在が明確になるようにインシデント報告書等の準備をしておきたい。医療に従事しているという認識の低さで起きるトラブルが増えていることも理解しておく必要がある。

　過去の事例では，盗難や高額機器の破損，スタッフ同士の金銭の貸し借り，同僚に対する嫌がらせ，クリニック車両での交通事故，患者との交際，経歴詐称，業者への情報漏洩など，様々な問題が発生している。どのような事態が想定されるか，過去の事例をもとにあらかじめ想定しておく必要がある。最も危ないのは，スタッフの自己判断によるミスやトラブル処理である。どういうことでも院長に報告する義務を課し，ミスやトラブルについては報告書として書面に残す対応をしなければ，クリニックを守ることはできない。

10　診療方針や服装規律を含めた院内規則を作成して管理する

　従業員10人未満のクリニックは，労働基準法で就業規則作成の義務が定められていないため，就業規則を作成しないことが多い。最近は開業時に就業規則を作成するケースも増えているが，労働基準法の改定に沿って整備して運用しているクリニックは少ない。

　「働き方改革」に伴う労働基準法の改定等もあって，採用する側も改正に応じた対応が必要となり，知らなかったでは済まされなくなった。一方，働く側の労働基準法に関する知識も増え，働く意識の変化もあって，労働者の権利を主張してくるケースも増えてきた。トラブルの発生やスタッフの質問のたびに社労士等に相談する場当たり的な対応では，スタッフの管理はできない。不測の事態はいつでもどこでも発生する。トラブルに発展させないためには，院内規則等何らかのかたちで一定のルールを定めトラブル発生を少しでも防げるようにしておきたい。

11 中途採用者にクレームを言われないようにルールを作っておく

　院内規則を作成するにあたっては，大きく2つの考え方がある。病院と同様の就業規則として細かく定めるケースと，クリニックの規模に応じて，問題の発生しやすい服務規律，採用，勤務，退職，解雇，罰則等を中心に院内規則を定めるケースである。

　クリニックでは，患者動向によって診療日時や勤務体制を変更することがあるので，まずは院内規則形式を勧めたい。その場合は，定めのない事項は労働基準法に準ずることになる。

　クリニックでは，転職組等の中途採用者が大半を占める。人材派遣会社等で長く働いた経験のある人材を採用することもあるし，他業種からの転職組も事務系には多い。そのため，面接時には時間外勤務や有給休暇取得，連休取得等についても説明を求めてくることが多い。院長が「この程度は考慮してくれるだろう」と軽い気持ちでスタッフに昼休み等の留守番等を求めると，「労働基準法上は休み時間ではないですか」と拒否されるケースもある。

　細かなことでも労働基準法上問題にならないようにルールを確認しておくことが大切である。スタッフ管理は思いどおりにならないことや精神的苦労が伴うことを理解して，社労士等を活用するなどして解決することも考えたい。

12 勤怠については大目にみてはならない
自分に都合よく解釈し交渉してくるスタッフもいる

　少しでも自分に有利に，少しでも楽に働きたいという意識が強いスタッフもいる。自分に都合のいい解釈で，給与や勤務条件の交渉をしてくるケースもある。どう考えたらそのような解釈になるか戸惑うこともある。

　当初はこの程度の遅刻ならと院長が大目にみていたところ，指摘されないことで，襟を正さないどころか，エスカレートしていく者もいる。退職されると困るからという理由で優遇したことが，他のスタッフにもれて，スタッフ同士のトラブルに発展することもある。

　自分中心にしか考えないスタッフは，自分の行動が周囲に迷惑や影響を与えていることなどまったく考慮していない。そういうスタッフだとわかるのが試用期間終了後であることも多い。クリニック側の不備な点や労働者としての権利ばかり主張し，自分の非はいっさい認めず，改めようとはしない者もいる。辞めてほしいと思っても，辞めさせることは簡単ではない。自分勝手な部分を増長させないためにも，遅刻，早退，欠勤，休暇取得等，勤怠に

関することは大目に見てはならない。一定の規則に則って運用することが肝心である。

13 必要最低限の労働基準法は勉強しておこう

　労務トラブルの原因の一つに，院長の労働基準法に対する認識不足が挙げられる。医師は労働基準法に守られることが少ない職業でもあるため，労働基準法違反になると説明しても，「どうしてそういう時間も給与を払うの？」「パートも有給休暇が必要なの？」などという言葉が返ってくる。

　しかし，「働き方改革」が進み，労働者の権利を尊重しようとする時代，経営者の一方的な考えが通用しなくなったのはもちろん，認識不足や無知も許されなくなった。

　院長も経営者である以上，採用や就業時間，時間外計算，有給，退職，解雇など必要最低限の項目についてはポイントは理解しておかなければならない。知っていれば防げるトラブルも多い。不得手であれば開業前に社労士やコンサルタントに相談し，パートナーと一緒にアドバイスを受けながら対応するようにしたい。

　「そのような法律があるのか」と驚くケースも多い。従業員に関する無駄なトラブルを防ぎたいのであれば，労働基準法について最低限の知識は必要である。

14 労働基準監督署を賢く利用し安全な対応をしよう!!

　スタッフとの労務トラブルが発生した場合，雇用側が労働基準監督署（労基署）に相談すると指導を受けることになるから相談しないほうがよいという話を聞いたことがある。クリニック名を名乗って相談すると調査されると考え，匿名で相談しているケースも多いようだ。しかし筆者自身，いろいろなケースで相談をしていくうちに，労基署は働く側の話のみから一方的に判断するのではなく，双方の話を聞いて判断することがわかった。内容によっては経験の少ない社労士に相談するよりも，労基署の担当者に教えてもらうほうがより確実であることもわかった。それからは，就業規則や法律の運用方法について不明な点は労基署に確認するようにしている。スタッフに対しても，労基署で確認したうえでの回答であることを伝えると納得してくれる。

　就業規則等を作成する際にも，どういうかたちで就業時間や勤務体制を作りたいか労基署に相談することで，雇用側の考え方の間違っている点や注意すべき点について指導してもらうことができた。トラブルが発生したときも，

相談することで雇用側の間違っている点が明確になったことがある。

　多くのトラブルを経験した労基署の担当者の回答は納得できることが多く，非常に参考となる。何より，労基署は利用してもお金がかからない。

15 正職員とパートスタッフの違いを理解しておく

　正職員の雇用条件は，地域や個々のクリニックによって異なる。賞与も院長の考え方次第だが，年棒制にしても問題はない。賞与を支給する場合は，年間で基本給の2〜3.5カ月程度が多い。同じ正職員であっても病院とは待遇に差がある。また，個人（事業）か医療法人でも雇用条件に差が出ることが多い。医療法人は原則，社会保険，厚生年金加入だが，正職員5人未満の個人事業であれば，医師国保・国民年金（特例あり）となる。

　医師国保と社会保険では，傷病手当金などの補償制度も異なり，社会保険では雇用主負担が大きくなる。また，個人事業と医療法人では給料の額面が同額でも，自己負担分が増えるため手取額は1〜2万円は少なくなる。医療法人化した場合には，何らかの手当てを考えないとスタッフの不満につながることもある。

　パートは時給制であり，週の労働時間の4分の3以上働かなければ原則として社会保険に加入できない。パートの場合は週20時間未満の扶養範囲内（103万円未満）で働こうとする主婦層が多い。週20時間未満であれば今のところ法人・個人に関係なく雇用保険加入の対象にならない。賞与も対象外にすることが多い。正職員の有給休暇取得や繁忙期や忙しい時間帯等に上手に活用できれば，クリニック経営にとっては法定福利費も少なくて済むので効率的といえる。

　業務については，正職員とパートで業務内容や責任が変わることはない。「パートだからそこまでの仕事は……」という意識もあるが，雇用契約に含まれる業務であれば変わりはない。ただし，時間的な制限があるので，任せる業務は限られる。

　正職員は，パートよりも待遇で明らかに優遇されることを求める。一方，パートであっても最近は派遣会社の待遇影響もあって，時給や時間外計算法等の待遇改善を求めるようになった。賞与についても，他のクリニックの例を挙げて少しでも欲しいと求めてくるパートスタッフもいる。最近は一時金として支給するクリニックも増えている。

　正社員とパートの待遇の差の違いを理解しておきたい。正職員が時給に換算していくらになるか把握しておけば，待遇の見直し等についても検討しや

すくなる。時間外時給がパートの時間外時給より低くなるケースもあるので確認しておきたい。

16 優秀なパートスタッフは待遇改善で評価する

クリニックにおいて，パートスタッフの活用は不可欠である。また，業務能力が高ければ，限られた時間でも大きな戦力となるので，それなりの評価をすることが必要になる。ただし，正職員を補完する役割であることを考えれば，時給を上げるよりも，まずは賞与に代わる一時金の支給や有給消化を促すなど，プラス効果が期待できるような待遇改善を考えたい。また，パートでも能力が高く大きな戦力となるのであれば定額の手当やパートのリーダーとして待遇を評価する方法もある。

もちろん，正職員についても，家庭の事情による勤務制限や産休，育休後の時短での復帰も考慮したい。業務経験の長い人材の価値は，以前に比べて高くなっている。どういうかたちでもよいので，他のクリニックより優遇されているとわかる，長く勤務したくなるような職場環境や待遇改善を考えるべきである。

17 退職マニュアルで業務や引継ぎへの影響や退職者に起因するトラブルを未然に防ぐ

スタッフ数の少ないクリニックでは，スタッフの退職が運営に及ぼす影響は大きい。スタッフ間のバランスが崩れ，他のスタッフの退職につながることも少なくない。最近は代わりの人材を採用するまで時間を要するようになったので，退職手順についても工夫が必要である。

退職を希望する場合，労働基準法では最低2週間前となっているが，一般的にはお互いに迷惑がかからないように，1カ月前には意思表示するよう求めるケースが多い。

退職時には，残っている有給休暇をすべて消化するケースも多く，引継が十分にできない場合がある。少人数のクリニックでは，引継ぎが十分にできないと，後の業務に大きな影響が出やすい。次の人材確保をし，一定の戦力となるまでの期間は，他のスタッフの負担が増える。代わりのスタッフを採用するまで人材派遣会社を利用するにしても，能力のある人材が派遣されてくる確率は低く，多くは期待できない。

そうであれば，退職するまでに相応の期間がほしい。緊急な場合を除いては，3カ月前に退職の意思表示し，退職日を決める等の覚書を交わす方法もある。

そうすれば余裕をもって対応できるし，引継ぎにも問題はない。

　これまで業務完了しないままの退職や発覚するミス等も少なくない。退職では雇用保険等の手続きや返還する物品，退職後の個人情報等の秘密保持など，確認しなければならないことが多いため，採用時に退職手順も説明できるようにしておきたい。また，クリニックに損害を与えて退職するケースについても，期間をもって支給するなど，合理的なルールも定めておきたい。退職金支給対象範囲や自己都合と定年退職者を分けるなど退職金のルールも決めておきたい。そのようなことを含めて退職マニュアル等を作成しておく必要がある。

　退職時のトラブルは，そのときのクリニックの経営状況やスタッフの体制によっても異なる。退職までの期間に余裕があれば，トラブル発生率は低くなる。退職が他の内部トラブルに発展しないような対策も必要である。

社会保険労務士インタビュー

アイ・パートナーズ社会保険労務士事務所所長　三嶋理佐 氏

　私はもともと社会保険労務士になる前に，医療分野に強い会計事務所で勤務していたのですが，クライアントである院長から特に相談が多かったのが，人に関する問題です。お金に関することであれば，税理士やコンサルタントなどに相談できますが，人に関する問題はなかなか相談できる相手がいないということで，先生方も困っている様子でした。

　そこで，人の問題に関するサポートも行うようになったのですが，まず手を付けたのが，採用のサポートです。

　採用についてよくあるケースは，「雇ったスタッフが思っていたのと違った。解雇したいが，どうしたらいいか？」というものです。

　この点については，そもそも採用の仕方に問題があります。そこで，まずはどんなスタッフを採用したいのかを，具体化することから始めていきます。

　面接時には，給料や勤務時間などの条件面の確認も大切ですが，その人の能力をより詳しくチェックすることも重要です。

　そのうえで，院長がどんなクリニックにしたいのかを説明し，その考えに賛同してくれる人を雇うようにします。すでに働いているスタッフとの調和を乱さないかどうかも，冷静に見極めてください。

　例えば，クリニックの方針が，「丁寧に患者さんを診察し，安心して通ってもらえるクリニックにすること」であるのに対し，雇ったスタッフがどんどん仕事をしたい，たくさんの患者さんをこなしたいタイプであれば，不具合が生じる可能性が高くなります。

　このような場合，スタッフとしては，「一生懸命やっているのに・・・」という意識を抱き，クリニックに対して反発的な印象をもちかねません。また，スタッフのなかには，「パート勤務だから，そこまで仕事をしたくない」という人もいますが，調和を維持できないと，今いるスタッフの離職につながってしまいます。

■いい採用とは？　どんな人を雇うべき！？

　どのようなスタッフを採用すればいいのかは，むずかしい問題です。ただ，目指すべきは，「院長がストレスなく働ける環境を作ること」です。

　これには，スタッフ各自の考えも大切ですが，何よりも院長のクリニック運営に対する理念やビジョンが重要になります。

　なかには，理念が曖昧な先生もいらっしゃいます。ホームページを見ると，「地域のために」などと書かれているケースが多いのですが，具体的なイメージができていなかったり，病院勤務に疲れてなんとなく開業してしまったり，開業すれば稼げると考えている場合もあります。このような考えでは，クリニック内での一体感が築きにくくなります。

　そもそも，クリニックの運営費の3分の1は人件費です。それだけのコストが継続して発生するのです，だからこそ，人件費はコストではなく投資と捉え，労務面についても戦略的な対策を取っていきたいところですが，開業準備の時期は院長がとにかく忙しいため，後回しにしてしまいがちです。

　なかには，採用するスタッフが決まると同時に安心してしまい，あとのことは考えていないという院長もいらっしゃるようです。

　スタッフは直接患者さんに接するため，スタッフの印象がクリニックの患者定着に大きく影響するのですが，適切な研修や規則作りをしていないと，各スタッフが自分なりの考えで動いてしまうことになります。

　ときには，院長よりも年上の看護師を採用するケースもあり，開業後，院長が忙しいのをいいことに，自ら仕切り始めることもあるようです。他の看護師たちをコントロールし，受付スタッフや業者まで仕切ってしまうこともあります。院長とコミュニケーションを図ったうえで，理念やビジョンに合致していればいいのですが，多くの場合は，その看護師の独断や個人的な感覚で進めてしまいがちです。

　院長としては，その看護師に任せておけば，なんとなく現場が回っているから安心であり，また辞められては困るからと，なかなか注意もしにくいのかもしれません。

　しかし，他のスタッフが退職するようになったら要注意です。採用コストは1人当たり数十万円かかります。また，スタッフが頻繁に入れ替わると，患者さんの信頼を損ないます。

このような場合は，私のような社労士をうまく活用してください。ご自身で言いにくいことでも，「社労士がこう言っていたよ」と伝えることや，あるいは社労士が代わりにお話しすることもできます。

■クリニックには，いい人材は来ない!?

院長から，「募集をしても，いい人材が集まらない」という話をよく聞きます。

しかし，これは当たり前のことで，そもそもクリニックに応募してくる人は優秀な人ばかりではありません。ご家庭の事情などで優秀な方がクリニック勤務を希望されることもありますが，これは稀なケースです。

ただ，優秀な人材が集まらないとしても，いい人材になりそうな人は来ます。例えば，素直で向学心が高く，なぜ医療の道に進んだのかについて明確な意思をもっている——こういう人は，仕事を通じて育っていく可能性が高いと言えます。逆に，給料が高いから看護師になったというような曖昧な理由で医療に携わっている人は，その後の成長が期待できず，定着もしにくい傾向があります。

院長は自分で採用したにもかかわらず，実務に入ると，スタッフの良くない点ばかりが気になり，スタッフを悪く評価しがちです。しかし，そもそもクリニックには優秀なスタッフが集まらないことを知っておけば，そのスタッフを大事に育てていくことに意識が向いていきます。

運営が大変な時期は，つい自分が給料を払ってやっていると思いがちです。また，人材をいかに安く使うかばかり考えてしまう院長もいらっしゃいます。しかし，そういった考えは，相手に伝わってしまいます。院内の雰囲気が悪くなり，スタッフの早期退職につながってしまいますので，できるだけスタッフの良い面に目を向けるようにしてください。

■スタッフと一緒にクリニックを作り上げていく

クリニックは女性の職場であり，院長がすべてを管理するのは現実的に困難です。そこで，クリニックをスタッフと一緒に作り上げていくことが大事になります。

例えば，採用後のオリエンテーション時に，条件面はもちろん，スタッフに守ってほしい規則などを文書にしておくといいでしょう。

クリニックの採用では，経験者を雇うことがほとんどです。明確なルールを示さないと，かつての職場でのルールや感覚を，そのままもち込んでしまうこともあります。

　例えば，身だしなみにしても，以前の職場であまり細かく指摘されていない場合には，新しい職場でも許されるものと思い込み，そのままでいることがあります。身だしなみについては，院長や他のスタッフが注意しにくい面があるので，最初からルールを明確にし，伝えておくことが大切です。クリニックでは，就業規則を作ることはむずかしくても，「ルールブック」のように規則をまとめた冊子を用意しておけば，ルール違反を指摘することがスムースになります。

　また，できれば，給料の基準や昇給の目安も文書にしておくといいでしょう。クリニックではキャリアアップできないと考えられがちですが，そうとも限りません。

　「この業務ができるようになったら，時給が○○円アップする」というように，明確な基準を作っておくことです。これにより，スタッフが自分でキャリアアップをデザインできるようになります。

　現状のクリニックでは，スタッフの給料は，地域の相場や院長の個人的な意向で決められることがほとんどです。

　しかし，女性の場合，スタッフ同士で給料の話をすることもあります。不公平な点が見つかると，それがトラブルの原因にもなります。

　できる限り客観的な基準を作っていきましょう。院内でルールブックを作成するのは大変な面もあると思います。うまく社労士を活用してください。

■スタッフとのトラブルをできるだけ回避するために

　ルールブックがあれば，人の問題でよく起こりがちなことを，あらかじめ規制することができます。例えば，最近よく発生しているのが，LINEに関する問題です。

　院長が知らないところで，スタッフがLINE内にグループを作っていることがあります。スタッフだけですと，どうしても言いたいことを言ってエスカレートしてしまいがちです。院長やクリニックに対する不満を，LINEグループ内で言い合っているケースもめずらしくなく，新しく入っ

たスタッフは，それを見て気が滅入ってしまったり，勤労意欲が損われたりします。

　また，LINEグループ内でいじめが発生し，それが原因でスタッフが退職することもあります。退職したスタッフが，LINEで不平不満を言い続けることもあり，管理するのが非常に困難です。

　このような事態を避けるために，院内のルールブックに，「院長の関与しないところでの，スタッフ間のLINEグループの利用を禁ずる」などと明記しているところもあるようです。

　ルールは時代背景によって異なることがあります。自分たちだけでは把握できない問題も多々ありますので，社労士の意見を取り入れ，自院に最適なルールブックを作り上げていきたいところです。

　スタッフとのトラブルの原因の大半は，院長とスタッフとのコミュニケーション不足によることとお伝えしましたが，スタッフも最初から意欲が低いわけではありません。成果が認めてもらえない，話を聞いてもらえないなどの状況が，トラブルを生み出してしまうようです。

　定期的に面談を行うなど，日頃から院長が意識的にスタッフとのコミュニケーションを図ることが大切です。どうしても院長は多忙のため，その時間を削ってしまいがちですが，開業時はもちろん，運営が軌道に乗りだしたあとでも，スタッフとの面談は定期的に行うように心掛けてください。

　また，スタッフの評価に関しては，シートを作って，必ず記録するようにしましょう。院長の記憶だけですと，どうしても悪い点ばかりが印象に残りがちになります。そうなると，スタッフは正当に評価されていないと感じてしまいます。理想としては，評価シートを作り，業務評価の基準を細かく設定して，一定の期間でどの程度成長したのかを院長もスタッフ自身も見てわかるようなものにできるといいでしょう。これによって，スタッフのモチベーションを維持することができます。

採用がむずかしい時代だからこそ，スタッフが辞めない職場づくりを

1 能力は普通でも，融通を利かせてくれる人材を活用する

　クリニックはスタッフ数が限られるため，業務を兼ねることが多い。「この業務はできません」とか「1人ではできません」と自分勝手に業務範囲を決めてしまうスタッフは，運営上の妨げとなりやすい。

　採用面接では，「何でもやります。頑張ります」と話しておきながら，慣れてくると自分の業務範囲を決めてしまうこともある。働き始めて1〜2カ月が経過すると，現状の能力レベルと仕事に対する姿勢が見えてくる。

　期待よりできないケースも多いが，前向きに仕事を覚えようとする姿勢があれば十分に戦力として育つこともある。能力や知識は普通でも，勤務に融通を利かせてくれる人材の活用が重要である。

2 能力が低くてもできないなりに活用する方法を考えよう

　スタッフのなかには，指導していくうちに能力の限界が見えて，責任のある業務は任せられないと判断せざるを得ないケースもある。

　そういう状況から，能力のあるスタッフに業務が集中することがある。それが原因となって業務バランスが崩れ，一定のスタッフの増長を生み，他のスタッフに業務を教えず，仕事を囲い込むケースも見られる。そういうスタッフが退職することになると引継ぎも十分にできず，その後の業務に支障が出て，スタッフの体制や業務を根本的に見直す必要に迫られることもある。そのような事態を避けるためにも，業務能力が多少劣っていてもローテーションをするなどして一通りの業務を経験させておけば，退職による影響を少なくすることができる。能力が低いなりに有効活用できる業務を把握しておくことも必要である。

3 業務チェックを疎かにすると，いつのまにかルールや手順が変わってしまう

　開業時に決めたルールやマニュアルでも，業務を進めるなかで修正が必要

になる。大小様々なミスやトラブルを経験し，修正しながら運用していくことになる。なかには，慣れてくると自分がやりやすいように相談もなく手順や方法を変えてしまうスタッフもいる。

　自己主張の強いスタッフは，自分の都合で業務分担を変更することもある。能力のあるスタッフのなかには，任せられていることで自分だけで判断できると考えることもある。診療が忙しいからと業務手順や業務分担を定期的にチェックしないでいると，いつの間にかルールや手順が変わってしまい，ミスやトラブルが発生して初めて気が付くことになる。

　また，入退職がきっかけで業務が引き継がれなかったりすることでルールや手順が変わってしまうケースも多い。スタッフが変わるときほど業務チェックの機会だと捉え，スタッフ全員で業務の流れやマニュアルの修正，業務分担をするようにしたい。

4　優秀なスタッフでもチェック体制は不可欠。目が届いていることをわからせよう

　スタッフに恵まれないと考えるのは特別なことではなく，どこのクリニックでも普通に起きていることである。そのような状況で，スタッフにどこまで任せられるかの判断はむずかしい。スタッフの能力にもよる。スタッフが業務を任せてほしいと要望してきても，任せられないこともある。患者が増えてくるとリーダーを決め，一定の責任ももたせるように育成することを考えるが，責任をもたせようとすると「責任を負いたくない」と断るスタッフもいる。また，役職を付けると急に他のスタッフに高圧的な態度を取るケースもあって，思うようにならない。

　どのような場合でも業務のチェック体制は不可欠である。最終的には院長やパートナーが必ず把握し確認できるようにしておきたい。

　運営マニュアルやルールは，ミスやトラブルを防ぐために，それがスタッフの質に左右されないようにするために作成するものでもある。このマニュアルやルールを知らないうちに変更されないように目を光らせておくことも必要である。院長の目が届かないところがないことをスタッフに認識させるためのものでもある。勝手な判断ができないようなマニュアルやルールを確立することが肝要である。

5 どれだけ優秀なスタッフでも権限を超えるような行動をさせてはならない

　開業して3年以上が経過するとスタッフも入れ替わっている。スタッフの入退職によってスタッフ同士の力関係も変わり，なかには自分が辞めると困るような状況を作り出そうとするスタッフもいる。

　ローテーションや業務分担を指示しても，返事はしても指示に従わないことや，取引業者に対する行動や言動が許容範囲を超え，注意してもなかなか是正されないこともある。何度指示しても改善されない場合には，リーダーを降りてもらったり辞めてもらうくらいの覚悟が必要となる。

　どんなに優れたスタッフでも協調性がなく自己主張ばかりが強い場合は，それを放置すれば他のスタッフも育たず，周りのスタッフだけが入退職を繰り返すことになる。

　一方，そういうスタッフであっても院長と相性が合い，能力もあって診療するうえでどうしても欠かせない存在になるケースもある。こういう場合は，周りのスタッフの入れ替わりもある程度は覚悟して活用するしかない。それが安定して診療できる方法であるなら，それも一つの考え方と言える。いずれにしても教育，確認，意志疎通を欠かせない。その努力は閉院するまで求められる。

　たまにはこういうことから楽になりたいと思うだろうが，逃げられることではない。少しでも軽減したいのであれば，パートナーや社労士やコンサルタントの活用を考えたい。

6 スタッフ間のトラブルは見えないところで起きている

　スタッフの退職理由は様々である。院長に起因するケースも少なくない。スタッフによって異なる接し方や不機嫌なときの対応が原因になることも多い。

　パートナーや事務長等，親族スタッフが絡んだトラブルは，思いもよらないいじめやパワーハラスメントが潜んでいることもある。そういう場合の退職はどうすることもできないし，よほどのことでなければ雇用側の自覚があまりなく，改善を求められないケースもある。

　一方，スタッフ間のトラブルは，院長のわからないところで発生しやすい。自分の立場を脅かす存在や，新たなスタッフに対して院長の期待度が高いとわかるような場合に発生しやすい。業務に関係のないスタッフ同士の問題には，よほどのことでなければ関われない。どちらかに味方をすれば贔屓していると捉えられる。退職が決まってから，「そういうトラブルがあったのか」

と理由を知ることも多い。

　スタッフとの定期的な個別面談やリーダー等からの聞き取りも重要になる。不満やトラブルの対応が早ければ，辞職を未然に防ぐこともできる。貴重なスタッフであるという感覚をもって，常日頃からのスタッフからの情報収集を欠かさないようにしたい。特に新しいスタッフが働き始めて1カ月程したら，仕事の状況や周りのスタッフとの関係も含めて話をする機会をもつようにしてほしい。もちろん他のスタッフにも確認して，関係がスムースに運ぶようにしたい。

7　問題のないスタッフもリーダーになると女王様になることがある

　上司がいるときは協力して調整しながら仕事をしていたスタッフを，上司の退職後，リーダーに昇格させることがある。ところが，上司が退職すると権力をもったと勘違いして，自分中心に業務分担をしたり，物事を進めたり，周りのスタッフをコントロールしようとすることがある。いわゆる「女王様」的存在に変わってしまうケースである。

　院長の前ではそつなく対応し従順な姿勢を見せるが，周りのスタッフに対してはリーダー顔で圧力を増す。一定の業務を任せると，思いもよらない指示をしたり，経営者気取りの行動を取ることさえある。院長がそのリーダーに頼り過ぎる姿勢は，他のスタッフの退職につながるケースもある。

　リーダーや役職を付けるときは，十分に気を付けなければならない。自分たちだけの評価ではなく第三者や同僚の評価も不可欠である。過去の転職歴等を確認しながら，一定の時間をかけて職場の様子を見ながら検討したい。スタッフ数が確保できていれば，業務のローテーションやスキルアップを優先させ，すぐ無理にリーダーを作る必要はない。

8　労務管理を放棄すればスタッフに支配されることになる

　院長がリーダーやスタッフをコントロールできなければ，クリニックのスタッフは安定しない。自己主張の強いスタッフは，自分に合わないスタッフを退職に追い込むこともある。人事管理はとにかく面倒で手間の掛かることが多く，できるだけ避けたくなる気持ちも理解はできる。しかし筆者がこれまでクリニックをサポートしてきたなかで，院長自身がしっかり人事をコントロールする意識をもっているクリニックほど，労務トラブルは少なかったように思う。

　トラブルの原因を自分で作っておいて，自分の評価に関わると感じると

「言ってない。知らない」と言い張るスタッフもいる。こういうスタッフは，どういうときでもこのような態度を取ることが多い。そしてこのようなスタッフはどこのクリニックにも現れる。

　院長にとって信頼できるスタッフであったとしても，権限が与えられると人は変わることが多い。しかし，スタッフ同士の人間関係を不安定にするような言動や行動は，決して許されることではない。こういうことが表に現れるときは，すでに見えないところでいろいろなことが起きている。多少業務に支障が出ても周りが納得できるように断固たる処置を取って対応をすることが，辞めない職場作りにつながっていく。

　院長の対応によって改善されなければ周りのスタッフが退職することもあるので，どちらを取るかくらいの覚悟が必要になる。そこまで考えて対応しなければならないのかと思うだろうが，人材確保がむずかしい時代，トラブルが想定される労務管理は素早い対応が求められる。社労士やコンサルタントを利用したとしても，スタッフは院長の対応を見ている。

9　スタッフのモチベーションアップは院長の仕事!?

　院長も含め，常にクリニック全体のモチベーションを一定に保つのはむずかしい。仕事だけでなく，家庭環境や体調，精神面など個人的なことも影響を及ぼすし，病院と違ってお互いの距離が近い分，何か起これば互いに影響を受けやすい。

　患者が増え，黒字経営が安定期に入ると，院長は常に診療に追われ，スタッフに目が行き届かなくなる。スタッフの体調や雰囲気の変化，モチベーションなどに気が回らなくなる。またスタッフとのコミュニケーションが不足してくると，業務に支障が出るような変化も見過ごしてしまう。スタッフの育成，管理が疎かになることも多くなる。そういうときに退職するスタッフが出てくると，ミスやトラブルの発生につながり，スタッフのレベルが下がることがある。多忙になったときこそが研修を行う機会だと考える必要がある。接遇やコミュニケーション等の外部研修等はあくまでも一時的な教育であり，それをかたちにしていくのは，院長や事務長，パートナーの役割でもある。定期的な業務内容の確認や改善，スキルアップは外部講師ではできない。院長が指示し，課題を与え，スキルアップを図るしかない。ただし，研修ばかり繰り返されるとモチベーションが下がることもあるので，成果が出たときには評価することも必要になる。

　スタッフについては，第三者に任せ過ぎず，自らが関わろうとする姿勢が

重要である。外部講師や社労士はスタッフからすれば外部の人間にすぎない。指示され従おうするのは院長であることを理解しておかなければ，モチベーションアップは図れない。

10 スタッフにお金をかけ，評価はお金で示す。きびしいだけでは働かない

　以前に比べると，外部研修を利用するクリニックが増えている。競合が激しくなるなかで，他のクリニックと差別化を図るためにも接遇やコミュニケーションによる増患対策など，クリニック全体のレベルアップを図り続けていく必要がある。

　スタッフの教育研修を請け負う会社も増えた。個々の能力に頼る部分が多い割に，クリニックは一般企業に比べてスタッフ教育に費用をかけることが少なかったが，競争が激化するなかで，クリニックもようやく変わろうとしている。

　しかし，研修が，どこまで有効だろうかと考えることもある。研修内容も表面的な接遇やコミュニケーションだけでなく，より実践的な部分が求められるようになった。かたちだけの研修では役に立たない。外部研修だけではカバーしきれない部分も多い。スタッフ同士で行う研修も重要である。スタッフによる業務改善や提案等を推奨し，評価できるものはお金に代えることも必要である。学ぶ機会を利用してスタッフを一つにまとめ，クリニック全体のモチベーションアップにつなげていくには，お金の使い方が重要になる。研修と評価が一体化して初めて効果が得られる。スタッフに見えるかたちで，お金のかけ方も工夫しなければならない。

　スタッフをいかに安く上手に使うか，という時代ではなくなった。どういうかたちでもよいので，収入にプラスになるわかりやすい評価方法を考えたい。人材不足の時代，他のクリニックとの差別化のため，勤務の長いスタッフにはより良い待遇や福利厚生面で家庭をサポートするような配慮を行うクリニックも増えている。

11 研修，教育は閉院するまで続ける必要がある

　時間をかけて研修し戦力となるよう育てたスタッフの退職はダメージが大きい。また一から新しいスタッフを育てていかなければならないことを考えると，人を育てることなど止めたいと思うこともある。

　だが，一度スタートした研修や教育を緩めてしまうと，不思議なことにミ

スやトラブルが発生しやすくなる。ミスやトラブルを防ぐには，閉院するまでスタッフに何らかの課題や目標を与えながら，教育や指導を継続し，モチベーションを維持していく必要がある。緊張感が薄れたときに一気にモチベーションが低下し，不注意や思いもよらないミスへとつながり，いつの間にか評判を落とすことになりやすい。

　ベテランでも同様である。熟練したスタッフでも意外なミスを重ね，上手くカバーしようとして大きなトラブルを起こすこともある。それがリーダーやベテランであった場合，周りが気付いても注意できないこともある。閉院するまでは，役職者であっても定期的な教育を続けなければならない。

12 モチベーションが下がるとクリニックの収入に影響を及ぼす

　経営安定や雇用条件等，何らかの理由でクリニック全体のモチベーションが下がることは必ずある。そうなると単純なミスが増えるだけでなく，クリニックの収入にも影響が出てくるケースがある。返戻や未収金回収が放置され，レセプト請求が遅れ，診療報酬の請求ミスが多発するなど，通常では考えられないことが発生する。

　収入に直結する業務については，常に定期的な確認が必要になる。任せる部分も必要だが，必ず最後は院長が目を通さなければならない。一定のモチベーションを保ちながら業務を安定的にミスなく行わせるのは意外にむずかしい。安定していると思うときほど，ふと魔が差したようなことが発生する。忙しすぎると目が届く範囲が限られるので，どうしても緩む部分が出やすい。ミスを少なくするには，院長自身のチェック感覚を磨く必要がある。

　気になった点はすぐにチェックするなど，いろいろな対策を打ちながら，スタッフが緊張感をもって業務を行うよう目を配り続けなければならず，また院長自身もモチベーションを保つ方法を考えておく必要がある。

13 ミスを共有し対策を立てても再発を完全に防ぐことはできない

　院長を含め誰もが単純なミスをする。そしてミスは決してなくならないということを理解しておきたい。入力ミスや記入ミス，データの取り違い，釣銭ミスなど，院長が知らない間に処理される軽微なミスも多い。ベテランスタッフでもモチベーションが緩めば，簡単に単純なミスを犯してしまう。

　スタッフ全員がミス事例を共有し対策を検討する場合は，スタッフのミスだけでなく，院長も自ら率先してミスを明らかにし，対策を講じていく姿勢が必要になる。スタッフに求めるだけでなく，相互にチェックできる体制を

作り，ミーティングを行うことが改善を促すうえで有効だ。院長自身がミスしたときは何でもないという態度を見せておきながら，スタッフにだけきびしく求めるようでは，スタッフは誰も付いてこず，育たない。ミスはクリニック全体で共有するものであり，繰り返し改善を重ねていく必要がある。

14　スタッフの努力による成果が出たらお金で正当に評価しよう

　常にスタッフの業務態度や行動が気になり，患者の少ない時間に遊んでいないか，無駄話をしていないかなど，つい確認したくなるのではないだろうか。一方でスタッフも，院長のチェックパターンや行動を踏まえて上手に対応しようとする。

　スタッフの行動を細かく確認することは悪いことではない。ただし，細かく確認する以上は，努力している姿勢や他のスタッフがやらないような業務を率先して行うようなケースがあれば，積極的にお金で評価するようにしたい。

　業務努力はスタッフ自身の仕事に対する姿勢によって異なる。自然にできる者もいれば，まったくできない者もいる。なお，見えにくい部分での気配りに対する評価は，スタッフのモチベーションアップにつながりやすい。給与を支払っているのだからそのくらいの業務ができて当然と考えるようでは，人は動かない。気分よく仕事をさせることも考えなければならない。

　仕事をスタッフと一緒に進めてミスやトラブルを少なくしていくにはお互いの連携が必要であり，そこに潤滑油となるような対策は欠かせない。どういうことでも積極的に取り組み協力してくれるスタッフは年々減っている。そのようなスタッフは貴重であり，大切な戦力として大事にしなければならない。評価は何らかのかたちでお金に換えることが必要である。

　一方，マイペースのスタッフもいて，そのほうが多いと考えるべきだ。そのこと自体が悪いことではない。与えられた仕事を普通にこなしてくれれば十分である。より以上のことを無理に求めてもどうしようもない。無理だと心を納め，少しでも刺激しながらやる気を促すようにすればよい。

　勤続表彰や成果に対する金一封など目に見える評価は，本人だけでなく，他のスタッフの意欲も刺激し，やる気を促すことにつながりやすい。評価方法はいろいろある。スタッフそれぞれに得意分野もある。それぞれの分野での業務改善等の提案などについても，目に見える評価をしてあげたい。

　評価をどのように給与や賞与に反映させるかも重要である。評価を賞与にプラスする方法もあるが，評価すべきことが起こったときに評価をしなけれ

ば効果は小さくなる。院長手当や特別手当など，その月の給与で実施したい。評価したことを支給前に説明しておくことも必要である。何で評価されたのかがわからなければ意味がない。提案等を評価する場合は，スタッフ全員の前で行いたい。

　また，クリニックの収益に応じた評価も必要である。赤字であれば賞与は出せない。黒字ならアップする。黒字が一定以上少なくなれば下げる。クリニックの収益アップが賞与のアップにつながれば，スタッフのやる気が増し，それが経営の好循環につながることもある。

15 面接で話し合う機会をもつことが，スタッフのやる気につながる

　開業当初は，業務の流れや意思疎通を図るためにスタッフと話し合う機会も多い。しかし，患者が増え診療が忙しくなってくると，定期的なミーティングやトラブル対応等以外では，話し合う機会は少なくなる。話し合う機会が減ることで，不満が溜まって退職へつながるケースもある。

　個々に努力してほしい点や業務目標を与えなければ，昇給や賞与で正当な評価はできない。そうなると，印象や平均的な評価で済ませるようになる。より正当な評価をするためには，課題や目標等を与えることが必要である。評価する機会を作り，成果が手当等の賃金アップにつながることを理解させておくことも必要だ。

　評価に差がある場合，不公平に感じれば就業意欲を低下させ，退職へとつながる。それを防ぐためにも，評価した点や基準をある程度明確にしておきたい。明確な理由で評価が低くなった場合でも，きちんと説明しなければ不満となり，やる気をなくしていく。

　年1〜2回，面接の機会があれば，個々の小さな不満やつまらない誤解を解くこともできる。目をかけているとわかるように表現することが，モチベーションアップにつながることもある。話し合う機会をもつことで前向きな意欲へと転換させることもできる。スタッフは，年に1回くらいは院長と話をしたいと思っていることを理解しておくべきだ。わずかな時間でも言葉を交わすことが重要である。なかなか直接話し合う機会をつくるのがむずかしいようであれば，パートナーや社労士等を利用して，ガス抜き的な感じで不満を拾い上げる機会をもつようにしたい。

16 中途採用するスタッフのスキルアップが不可欠な時代

　事務系スタッフを採用する場合，経験があり即戦力と言えるスタッフを採

用できる確率が低くなった。レセプト請求に関する知識もほとんど期待でき
なくなっている。中途採用で応募してくる人材は, 医療現場でのトータルの
経験が3〜5年未満で転職しているケースが多い。病院での派遣スタッフと
してのキャリアは, 受付, 会計等, 人が代わっても問題のない, スキルとし
て評価できない業務が多く, クリニックの実務で戦力として通用しない部分
が多い。

　病院とクリニックでは求められる業務内容に差がある。病院では部分的に
関わることが多く, クリニックのようにオールラウンドにすべての業務に携
わることが少ないため, クリニックでの新たな業務に戸惑うことも多い。

　クリニックではスタッフごとに技術や知識レベルがバラバラなので, 個々
に研修やスキルアップを図る必要がある。知識不足であれば外部研修を受講
させるなどして育てていく必要がある。また, 新たな資格を取得させる方法
もある。繰り返しの研修やスキルアップは欠かせない。知識不足を放置すれ
ば大きなトラブルにつながることもある。

　スタッフのスキルアップを定期的に図ることがクリニック全体のレベル
アップにつながり, ミスやトラブルを防ぐことにもなる。

17 収入アップにつながるキャリアアップが退職を防ぐことになる

　病院からクリニックに転職しようする理由の一つに, もう少し楽に働きた
いということがある。他業種からの転職理由は, 結婚や子育てを考え, パー
トでも働ける職場をと考えてのことが多い。残業が少なく, 休日が固定して
いて, 定時で帰ることができ, 休みが取りやすい勤務先として利用すること
を考えていることが多い。パートで働くスタッフは金銭的に必要に迫られて
働くケースが多いが, なかには将来正職員として就業したいと考えているス
タッフもいる。また, 必要な収入を得るためにダブルワーク等で働くケース
も増えている。

　どのような理由にせよ, お互いに利用し合いながら, 長く勤務してもらえ
るようになれば, クリニックにとって大きな戦力となる。

　ただ, 同じ業務を何年も続けていると, 業務意欲を保てなくなり, 転職を
考えることや収入アップを求めることも増えてくる。せっかく採用した人材
に3年以上働いてもらうためには, 適度なキャリアアップや収入アップの環
境を整えることが必要になる。

　クリニックがそこまで考える必要があるのかと思うかもしれないが, 資格
を取ることで収入アップできれば退職する確率が低くなるのも事実である。

スタッフが退職すると，その代わりを育てるには採用を含めて多くの時間と費用を要する。長く勤務してほしいと考えるのであれば，キャリアアップや収入アップの仕組みは必要なことである。

18 業務外でのサポートで，仕事と家庭を両立できる職場を作ろう

　クリニックはスタッフとの距離が近く，中間管理職も少ない。だからと言ってお互いに意思疎通が十分に行われているかといえば，そうでもない。診療がスタートすれば患者対応が続き，細かい業務確認等，ゆっくり話し合う時間も少ない。連携や相互チェックがうまくいかず，ミスやトラブル等でぶつかりそうになるときもある。お互いの距離が近いことが原因となって修復できない関係に発展することもある。

　仕事だけの割切った関係を求めるスタッフも多くなったとはいえ，福利厚生は重要である。定期的な食事会や家族ぐるみのイベントを開催しているクリニックもある。女性中心の職場である以上，家族に対する気配りができれば，人が足りないときや忙しいときなど，家族が気持ち良く送り出してくれることもある。勤続表彰や誕生日のプレゼント，誕生日休暇等，心を和らげる様々な工夫もできるはずである。他のクリニックにないスタッフへのサポートが，辞めたくないと思わせるポイントになることもある。スタッフが仕事と家庭を両立できるようにサポートする姿勢がほしい。

19 スタッフはいつか必ず辞めていくと考えて，日頃から準備しておこう

　上記のような雇用条件の見直しやスタッフや家族への配慮等で，できる限り辞めないよう努力していても，スタッフは自己都合で退職していく。配偶者の転職や院長や他のスタッフとのトラブル，生活や教育費確保のために収入アップを図りたい等，解決できる理由なら相談してもらえていればと思うこともあるが，個々の事情がある以上どうしようもないことでもある。

　スタッフが辞めないクリニックを目指しつつ，一方でスタッフが退職した場合のことを常に考えておくことも大事なことだ。辞められたら困るからと給与交渉や要望を受け入れ過ぎると，院長との上下関係が崩れることもある。人事に口を出すようになり，経営者気取りで口をきくようになることもある。そういう点は他のスタッフもよく見ていて，スタッフ間のバランスが崩れ，それが退職につながることもある。

　「よほどのことがなければ辞めないだろう」と思っていても，配偶者の転勤

や親の介護など家庭の事情が重なれば，引き留めることはできない。いつ，どのような状況に陥るかは，まったく予想がつかない。

　だからこそ，急に退職者が出ても困らないような対策を検討しておく必要がある。経営的に余裕があるならパート等で1人分程度スタッフを増やすことを考えたい。そうすれば，病気や急な欠勤，有給消化等にも対応できる職員が1人退職しても当面カバーできる。採用するにしても，焦らず時間をかけることができる。スタッフも安心して勤務できる。

20 引継ぎや採用期間は人材派遣会社を利用する方法も考えておく

　退職者が出て一番影響を受けるのは，周りのスタッフである。できる限り残るスタッフが困らないような体制をつくることが必要になる。正職員が退職するとなれば，引継ぎが特に重要となる。

　一般的な退職手順は，1カ月前に退職願を提出することが多い。ところが，この頃は1カ月で次の人材を見つけ採用することがむずかしくなった。退職前に有給休暇を消化しようとすることも多く，引継ぎ期間を十分に設けられないケースも多い。前にも述べたが，その対策として，退職時期や日程調整等の覚書や退職マニュアルを作成しておく必要がある。

　スタッフが退職するとしても，新しい人材が見つかるまで業務を回せるようにいくつかの方法を考えておきたい。その方法の一つとして，派遣でとりあえず凌ぐ方法がある。

　しかし，人材派遣会社に依頼しても，派遣されるまで一定の時間を要することが多い。なかなか候補者が見つからないケースもある。できれば前もって人材派遣会社を調べて検討しておきたい。対応も会社によって様々なので，業務内容や派遣方法，費用等を確認しておくと何かのときに利用できる。

　派遣されてくる人材は，受付，会計入力中心の一定の業務しかできないケースも多いが，少しでもスタッフの業務を緩和させることが重要である。そうすることでスタッフは，院長は大変だと理解してくれていると考える。人材派遣会社の費用は直接雇用の1.5〜2倍前後が多いが，スタッフの負担を軽減するためにはやむを得ない。特に看護師の退職は診療に大きな影響が出るので，アルバイト紹介等による補充は必至だ。以前に比べ，アルバイト紹介で働こうとする看護師は増える傾向にある。紹介される看護師も病院勤務経験のある50歳未満の比較的若い人材が多い。ただし，特定の看護師を長く紹介してもらえることは少ない。技術的にも問題になることが少なくなってきているので，利用してみる価値はある。

4 クリニックで起こる様々なトラブル

1 トラブル事例を知ることが解決への道

　開業後のアンケートによれば，勤務医時代と異なる負担と感じる業務に「患者対応」や「人事労務」が高い割合で含まれている。開業している友人や先輩に「労務管理は大変だ」と聞いていても，実際に経験するまで軽く考えていることが多く，対応策などほとんど考えていないのが実態である。

　また，開業している友人や先輩が，失敗した内容やトラブルを詳しく話してくれることはあまりない。誰もがそうであるが，精神的なダメージを受けたトラブルは思い出したくないというのが本音である。

　どのようなトラブルがいつ起こるかわからないのでは準備しようもないが，人から聞いたトラブルは，いつか発生する確率が高いと考えておくべきである。成功しているクリニックでも，必ず様々な予想外のトラブルは発生している。

　なかでも，「人事労務トラブルが一番大変だ」という話は多く，トラブルを減らすことはできてもゼロにはできない。しかし，似たようなトラブルは意外に多いので，具体的な解決例を知っていれば，就業規則や業務管理方法等で対策を立てることもできる。準備しておくことで発生する確率も低くなり，事前に防げるトラブルも多くなる。

　開業時には，書籍や雑誌等で紹介されているトラブル事例に目を通してほしい。また，友人や先輩，コンサルタントの経験談にも耳を傾けてほしい。そのなかに解決できるポイントがある。事例を知っておくだけでも素早く対応ができ，解決につながることも多い。

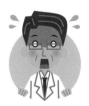

2 時間外勤務の認め方や計算方法を理解しておく

　医師は，その給与体系にもよるが，勤務医時代に時間外手当が付くことはあまりなく，時間外勤務について労働基準法のルールや計算方法を理解している医師は少ない。

　開業時は患者が少ないにもかかわらず業務に慣れないため，時間外が増えることもある。そういうことが続けば，できる限り時間外を減らそうと思うようになる。また，スタッフから，時間外の認め方や計算方法について質問

やクレームを受けることもある。たとえ数百円でもお金の問題は退職の原因となりやすいので注意が必要となる。

　時間外に関するトラブルは，時間外の認め方や端数処理等の計算方法についてのものが多い。人材派遣の場合は5分単位で計算されることが多いが，時間に端数が生じたときの処理方法は明確にしておく必要がある。原則として，端数は足して支払わなければならない。

　時間外の時給の計算方法は1カ月平均の勤務日数や週の労働時間の設定によっても異なるので，何がどう違うのか確認しておく必要がある。自分に都合よく解釈してクレームを付け，少しでも給与を増やそうと考えるスタッフもいる。雇用契約書等に時間外の計算方法や時給を明記しておけばトラブルを防ぐこともできる。計算方法を理解していないことでスタッフに不信感を与えるのは，大きなマイナスとなるので注意したい。

　他院との競合を考えて診療時間が長くなり，早番・遅番等のシフト制を利用するケースも増えている。夜間・休日・法定休日の割増率の違い等，扱いが変わるので，注意が必要である。変形労働時間制を利用することで時間外扱いを減らすこともできるので，合理的なルールを決めて無駄の少ない賃金を支払うようにしたい。なお，途中からの時間外ルールや時間外計算の変更は大きな不満となるので，開業時にしっかり決めておきたい。開業当初はルールを大目に見て，あとできびしく適用するのも不満になりやすい。雇用契約書や院内規則等に時間外のルールとして，時間外申請方法等や計算方法を必ず記載しておき，就業するうえでの当然のルールとして説明し，遵守するように求めるべきである。時間外は25％UPだがそれを上回る手当を支払っているクリニックもある。

3　時間外トラブルを防ぐには採用時のルール説明が重要になる

　次のような相談もよくある。

　診療終了後の後片付けについて，AさんとBさんの2人が曜日を決めて分担している。特に忙しい日でない限り，ほぼ同じ時刻に診療が終了するが，時間外が発生するのはいつもBさんのみ。どのようにしたらBさんの時間外を減らすことができるか。

　こういうケースのほとんどが，申請制ではなく時間外勤務の計算をタイムカードの打刻時間によって行っていることが多い。本来，時間外勤務は上司の許可のもとに行われる業務である。自分勝手に業務を延長した時間が認められるものではない。

ほかにも，「時間外が付く前に業務が終了しているが，時間外が付く時間まで休憩室で待っている」，「同僚にタイムカードを打刻させ，時間外を申請している」——などというケースもある。

　もちろん理由がないのに遅くまで残っている場合や，働いてない時間は認めるべきではないし，他のスタッフにタイムカードを押させて請求する行為は規則違反になるので止めさせなければならない。まず時間外を何分単位で認めているかという点も確認が必要である。それによって対応が変わるケースもある。こういうトラブルの原因を経営側が作っている場合もある。普通にやるべき仕事をしているのに，時間外の対象となる前にせき立てるように帰す行為や，時間外が付かないように仕事を早く済ませるように注意する等の行為である。無理に残業させないようにし過ぎれば，その代償は退職や労務トラブルとなって返って来る。必要な時間は認め，そうでないものは認めないという，きちんとした態度で対応する必要がある。

　こういう事態を防ぐためには，雇用契約書への記載と勤務開始前のルール説明が重要になる。時間外の申請方法や計算方法を説明し，理解してもらわなければならない。

　クリニックの場合，時間さえ過ぎれば時間外が付けてもらえると考えているスタッフも多い。簡単な形式でもよいので業務終了後に書類で残業申請を提出させ，その内容を確認したうえで時間外勤務を許可する方法をとりたい。残業申請については基本的には認め，残業の理由がよくわからないものについては本人に翌日確認するなどすれば，管理されていることもわかり，時間外稼ぎの申請は少なくなるはずだ。

4 役職者の見直し時間手当は労働基準法に当てはまるか確認して採用する

　クリニックでも事務長や看護師長等，特定の役職に対して定額手当を支給することで，時間外を付けない裁量労働制を採用しているケースもあるが，雇用側の都合のよい解釈をしないように気を付けたい。労働基準法の定めに従って業務内容が適しているかどうか，社労士や労働基準監督署に確認して雇用契約書を交わす必要がある。こういう制度があるから上手に利用すれば賃金が抑えられるという，都合のよい考えは通用しない。

　採用時に事務長的な役割をするということで見直し時間手当を付け雇用契約したが，2年後に院長とのトラブルが原因で退職することになったケースでは，見直し時間外の支払いについて労働基準監督署に相談され，過去2年

分の時間外賃金として100万円以上を支払うよう命じられたこともある。時間外賃金については，内容が認められれば支払うしかない。

　こういう制度があるから利用できると勝手に判断するのではなく，制度に当てはまる業務対象者となるか，なおかつ後日トラブルにならないような雇用契約はどのように作成すればいいかなど，社労士や労基署と相談のうえで採用するかどうかを決める必要がある。雇用側に何らかのメリットがあると思われるような制度には，必ず多くの制限がある。途中で労基法が改正されれば，対応を変えなければならない場合も出てくる。こうしたトラブルを解決するには，お金がよりかかることを理解しておく必要がある。安易な考えで導入するのだけは避けたい。

5　退職の多いクリニックは，院長や特定のスタッフに原因がある

　クリニックでは，開業時採用したスタッフが3年間1人も退職しないケースはほとんどないと言ってよい。能力の差や，院長やスタッフ同士の相性等が原因となることもある。

　普通，患者が増えて収入が安定し，診療内容や業務パターンができてスタッフに余裕ができると，スタッフも安定してくるが，開業して時間が経過してもスタッフが1～2年で退職を繰り返すケースもある。そのようなクリニックでは，院長や，院長をサポートする立場にあるスタッフがその原因となっているケースが多い。

　スタッフが安定しているクリニックでも，正職員として5年以上勤務するスタッフは限られる。少なくとも3年以上は勤務してほしいと考えて採用するが，いろいろな要素も絡んで思いどおりにならないことも多い。

　スタッフの退職は，クリニック運営において一番悩ましい問題である。これまでの経験から，退職者の多いクリニックでは，院長やパートナーに共通する特徴がある。

　採用時に周りの意見を聞き入れない，特定のスタッフの意見に左右される，金銭面で効率を優先させることばかりを考えている——等である。

　スタッフが安定しなければ患者もなかなか増えない。指示どおりに働いてほしい，プライベートなことにも対応してほしいなど，自分勝手な要求は極力控えるようにしなければならない。雇用側の意識改革がなければ，退職者は減らない。経営する以上，人をルールに従って上手に使おうとする努力が必要である。

6 退職理由に納得できないのは，スタッフが見えていない証拠でもある

　院長との関係が良好であるにもかかわらず退職するケースも少なくない。何が理由かまったく理解できないこともある。スタッフ同士のトラブルは，院長やパートナーの見えないところで発生する。お局様的なスタッフによるパワハラや，パートスタッフ同士の勤務日数調整や業務分担が不満で辞めるケースもあり，スタッフの表面的な動向だけではわからないことも多い。

　スタッフ同士の人間関係や個々の家庭環境についても日頃から気にかけて，情報収集することも必要になる。スタッフ同士のトラブルには，こんなことがあるのかと思うこともある。見えていなかったことで対応が遅れてしまえば，辞めてほしくなかったスタッフから退職していくことになる。したたかなスタッフは，同僚を辞めるように仕向けながら残っていく。

　スタッフのなかには，何が気に触ったかわからないが，翌日から出勤しなくなることや，あとに残るスタッフに迷惑がかかるとわかっていながらトラブルを見せつけるように退職していくこともある。

　どういうかたちで退職するにしても，スタッフの退職は業務上，大きな痛手となる。スタッフへの気配りや情報収集は，院長だけでは十分に行うことができない。社労士やコンサルタント等の利用を考えたい。1人ですべて処理するのではなく，分けて対応する分業を考える時代になった。

7 院長のスタッフに対する言動や態度が原因となる退職も多い

　クリニックは院長やスタッフなどお互いの距離が近く，一緒にいる時間が長い。気まずいことがあっても割り切って仕事をしなければならないが，院長の機嫌が悪い場合は逃れることができず，スタッフにとってその時間は苦痛となる。院長の度重なる叱責や気分に左右される行動，特定のスタッフの優遇等が退職の原因になることも多い。サポートする側から見ても院長が原因だとわかるが，その場に居合わせるケースも少ないため，フォローがしにくい。パートナー（院長夫人等）が関わるケースも見られる。院長の立場を超える指示や行動は，スタッフを惑わし気疲れさせ，それが退職に結びつくこともある。

　日々の管理体制に問題がある場合も多い。スタッフ数や業務のフォロー体制，職場環境，雇用条件等を含めて，他のクリニックより劣っていることが原因となることがある。活力あるクリニックでは退職者が出ても補い合う体制が新たに出来上がるが，スタッフに対するフォロー体制が不十分なクリニッ

クでは，これ以上仕事が増えるのは嫌だとか，責任を負いたくないという姿勢が前面に出てくる。

　そうならないよう活力あるクリニックにしていくには，院長の意識改革と職場環境，雇用条件の改善が何より重要である。そんな一言や行動がと意外に思うようなことが退職理由になると考えて，注意してもらいたい。

8　どういうかたちで退職するにしても円満退職を図るべきである

　トラブルを伴った場合はもちろん，辞めていくスタッフが後の業務や残るスタッフのことを考えてくれることは少ない。辞めていくスタッフには，多くのことは求められない。また，辞めてしまうのだからと冷たい対応を取るなど，お互いにあとに残るような対応をすれば，残るスタッフにも自分もそうされると考え，ダメージや影響を与えることがある。

　退職時のトラブルは極力避けたい。退職時にトラブルがあると，業務の積み残しや補充ができず，スタッフが疲弊し，さらなる退職者も出しかねない。また，退職者による転職の誘いや，自分に非があるにもかかわらず，クリニックに問題があると吹聴されたりすることもある。

　このようなトラブルにならないように，退職者の言い分も聞く姿勢を見せながら，何とか協力してもらえるように準備をしておきたい。退職マニュアル作成もその一つである。円満退職できるようにするには最低限何を決めておくべきか，開業前に検討しておくべきである。そのうえで，退職するときには極力批判せず，できる限りスムースに退職できるようにしたい。仮に相手に原因があっても，退職後にクリニックに悪影響を及ぼさないような対応をすべきである。

9　退職をちらつかせて給与交渉するスタッフは止めないほうがいい

　少人数でやりくりしているクリニックほどスタッフに足元をみられることがある。クリニックのギリギリの人員体制から退職者が出ては困るだろうとわかって給与交渉してくるスタッフもいる。院長によっては辞められるのは困ると渋々給与交渉に応じるケースもある。本当に退職したいというスタッフを止めるのはむずかしいが，給与条件次第というような交渉をしてくるスタッフは老獪でしたたかであり，雇用条件がある程度満たされれば退職しないことが多い。自分で仕掛けておきながら「私は引き止められた」などと，いかに院長から頼りにされているかを吹聴することもある。

　業務を考えれば臨機応変な対応は必要だが，度重なる給与交渉は許される

べきではない。自分だけが特別優遇されていると思うと，院長をコントロールしようとすることもあり，業務や人事にも口を出すこともある。誰が経営者なのかと思わせる発言や行動に発展することもある。こういうスタッフは何かに付けて自己主張が強く問題を起こしやすい。辞めてほしいと思って話し合いをもとうとすれば，大きなトラブルになりやすい。

　そういうスタッフは，雇用条件や業務改善について交渉するときに，退職をちらつかせてくることがある。そういう話が出てきたときに，上手に辞めてもらうような方向へもっていくのが得策でもある。こういうスタッフに振り回されないように，機会を見て入れ替えることを考えるべきである。

10　退職時は必ず業務や運営について話す機会をもとう

　働いていれば何かしらの不満や要望があるのは当然のことでもある。そのままにしていれば不満が重なって大きなトラブルや退職につながるケースもある。トラブルや不満が原因で退職するスタッフは，手段を選ばない。ユニオンに加入しているケースもある。退職時にはクリニックに対して何らかのリスクを背負わせようとする者もいる。業務でのミスやトラブルがきっかけで，突然人が変わる者もいる。

　日頃からスタッフと話をする機会をもち，不平不満や家庭事情などを把握しておきたい。スタッフの家庭事情等を把握できていれば，退職の可能性を予知して次の準備を始めておくこともできる。勤務変更や退職相談のしやすい雰囲気がつくられていれば，退職時にクリニックに対する要望や改善点などが確認でき，今後の運営のヒントになることもある。

　また，退職者ばかりに目を向けるのではなく，残るスタッフと話す機会も忘れてはならない。何かが変わるときの話し合いは特に重要である。退職者が出たときはクリニックを変える機会でもある。業務を引き継ぐスタッフへの配慮も忘れてはならない。次の体制に向けてクリニックをまとめられるようにもっていくことができれば，運営上プラスになることもある。ピンチはチャンスでもある。

11　簡単に解雇や退職勧奨はできないが，退職してもらわなければならないこともある

　経営不振や規模縮小による解雇や退職勧奨はやむを得ないことである。しかし，スタッフの起こしたトラブルや業務上のミスが理由での解雇や退職勧奨には，相応の理由が求められる。試用期間が終了して本採用となったあとは，

雇用側の責務は大きい。

　採用して1年以内の退職勧奨が増えている。事業計画どおりに患者が増えない場合，予想以上の能力不足や院長やスタッフ間のトラブルが原因となって決断せざるを得ない場合は意外に多い。そういうことを考えてスタッフを採用しなければならない。

　また，年々，事務部門では医療に関わる怖さを知らない転職組が増えている。安全管理の面からも仕事を続けさせることが危ないと感じるケースもある。クリニックに応募してくる人材の質と能力の低下は思った以上に深刻である。そういう人材を使っていかなければならないわけだから，臨機応変な対応や判断が必要な業務では，トラブルが発生しないように細かく指示確認すること等の対策が重要となる。これまでの経験では，同様の危ないミスを2回発生させるスタッフはまた繰り返す傾向が高く，雇用を継続するのはむずかしかった。そのうえで，クリニックを守れない，リスクが高すぎるとなれば，他のスタッフの業務や診療への影響，患者トラブルになる可能性等について話し合い，理由を理解してもらったうえでときには金銭面での対応も含めて退職へ向けた解決策が求められる。

12　合わない，気に入らないが退職勧奨理由になるはずがない

　採用しておきながら，「能力が低い」「言動や態度が気に入らない」などという理由で「辞めさせることはできないか」と相談されることもある。なかにはパートナーから「明日から出勤させないでほしい」と依頼されたこともある。試用期間中であればまだ対応しやすいが，本採用であれば簡単ではない。患者トラブルや大きなミスなどがあれば理解できるが，気に入らないというだけでは対応に苦慮することになる。しかし，そのまま勤務を続けてもその後のお互いの関係はうまくいくはずもなく，周りのスタッフへの影響もあるため，話し合いにより退職するよう説得することになる。

　「合わないから」という理由では，本来退職させることはできない。院長やパートナー（配偶者等）の自覚も求められる。「雇ってやっている」「高い給与を払っている」から仕事ができて当然と思うのは自由だが，採用時の判断ミスとも考えられる。期待していたよりできないと思っている雰囲気は伝わってしまう。少人数の人間関係は，まとめやすいが，些細なことがきっかけでトラブルとなって簡単に壊れることもある。公私の区別のない業務指示や絶対的な権力のもとの「言うとおりにしろ」的な考えはパワハラに当たるが，意外に多いのも事実である。行き過ぎれば，どんなことでも圧力と思い，積

み重なれば大きな労務トラブルに発展する。スタッフの配偶者や親族等が絡んでくるケースもあるので，慎重な対応が求められるのと同時に，場合によっては金銭面対応も含めて相手が天秤にかけて退職するほうがプラスと思えるような方法を取ることも必要になる。

いずれにせよ，辞めてももらいたいと判断するなら試用期間中または早いほうがよい。

13 小さなミスでも繰り返し，責任回避をするスタッフは退職してもらうしかない

退職してほしいと思う理由として，業務上のミスの繰返しや患者からの苦情やトラブルなどが挙げられる。クリニックに損害を与えるような行為であれば退職を納得させやすいが，小さなミスが重なるケースや，大きなミスやトラブルに至ってはいないが安全対策上危ないと思われるような行動や言動についての対応はむずかしい。本人にミスやトラブルにつながるという自覚が少ない場合や，自分に責任が及ばないように認めようとしないこともあるので，どういうミスやトラブルが患者トラブルにつながりやすいか，事例を示して理解させておくことが必要になる。

ミスやトラブルは，誰もが起こす可能性があるが，注意をしても同様のミスを繰り返し改善できないスタッフもいる。こういう場合は，大切な業務は任せられないので業務変更が必要になる。それでも改善しない場合や，クリニックの運営に影響を及ぼすようなミスやトラブルが続く場合には退職勧奨もやむを得ない。一定以上の業務ができずミスを繰り返す場合は，そのリスクからクリニックを守ることも考えなければならない。

ただし，退職勧奨は突然ではなく，納得させるようかたちにしなければ，解雇トラブルへと発展することもある。退職勧奨する前に指摘や注意，改善を求める等の機会をもち，その経過を記録しておくことを忘れてはならない。

14 できるスタッフは10人に1人いればいいほうと考えて人事管理をしよう

これまでの採用経験から，1年経過して「この人を採用して良かった」と院長が話すのは10人採用して1人くらいである。院長は，仕事や患者接遇がある程度できる人材に対してもなかなか合格点を与えない。9つできて1つできないことがあれば，できないことばかりに目がいって不満をもつことが多い。スタッフへの業務レベルの求め方に上限がなく，できない1つのことだ

けを捉えて責任を問うこともあり，それではスタッフは育たない。院長と比較すれば仕事ができないのは当然であるということを忘れている。

　求め過ぎてはスタッフも疲弊するばかりであり，退職につながりやすい。できないと思うことは相談して方法を変えるなどの対応も必要である。できないスタッフには，少しでもスキルアップできる方法を考えてあげることが経営者としての役割でもある。退職勧奨は最後の手段であり，教育指導を何回も繰り返し，それでも育たなかった場合にクリニックに支障が出るとわかって初めて考えることである。ただし，きびしすぎる態度の積み重ねの末に退職勧奨した場合はトラブルの原因にもなるので注意が必要だ。また，多くの業務ができないことで退職させようとすることが続けば，スタッフは安定せず，クリニックの運営基盤や安全性の確保はできなくなる。スタッフを育てる姿勢をもっていれば，退職時のトラブルを防ぐこともできる。採用した以上は，できないとわかっても一定の期間は育てる姿勢をなくさないようにしたい。使える人材が少ないという意識をもって人事管理していくことが必要である。

15　安全管理上危ないミスやトラブルは必ず文書で報告させ，記録を残しておく

　業務上の危ないミスや患者とのトラブルは報告書を必ず提出させ，院長中心にケースによっては第三者を交えてクリニック全体で検討する必要がある。報告書と実際のトラブルの内容を比較し，当事者の認識と責任を明らかにしなければならない。周りの認識が異なることもあり，報告書が責任回避の理由書になっていることもある。

　そのうえで，あまりに自覚がなかったり，注意指導しても改善されなかった場合には，内容を再確認して退職に向けた話し合いの機会をもたなければならない。その場合の退職時のトラブルを想定して，ミスやトラブルの内容，話し合いの状況などすべての記録を残しておく必要がある。

　看護師の例を挙げると，複数の患者から採血の苦情が続いたため，試用期間の終了する1カ月前をもって本採用しないことを告げ「技術力が伴わない」等との理由で退職してもらったところ，看護師本人から「理由が納得できない」と労政事務所を経由した連絡があった。患者からの苦情記録を報告すると，担当者は納得してトラブルにならなかった。

　クリニックの安全のためには，見過ごしてはならないこともある。訴訟につながるような，患者が関わる許してはならない苦情，ミスやトラブルもある。苦情を含めてミスやトラブルは記録に残しておくことが重要である。どうい

うことにも対応できるような準備だけはしておかなければ，いくら正しくてもクリニックを守ることができないこともある。

16 金銭面や自分の要求を通すために手段を選ばないスタッフは交渉経緯を記録し，いつ辞めてもいいように準備しておく

　金銭面しか考えないスタッフもいる。勤務を始めて2年が過ぎた頃から急に遅刻早退欠勤が増え始めた。何回か呼び出して注意して何度も改善を求めたが，それでも改善されないので，「このような状態が続くようであれば，周りのスタッフも困っているし，迷惑をかけているので退職してもらうこともある」と指導勧告した。しかし，数日後，また遅刻をした。周りのスタッフの話によると，私生活の乱れがあるらしい。呼び出して再度注意をすると，「これ以上は周りに迷惑をかけるから退職したい」と自ら退職の申入れがあり受理した。

　退職して離職票の手続きを取り，2週間ほど経過すると，公共職業安定所の失業保険給付の担当者から連絡が入り，「本人が退職勧奨されたと話しているが，実際はどうなのか」という問合せがあった。退職に至る事情を説明し，担当者は納得した。退職勧奨であれば失業手当がすぐに受給できるという金銭目的であった。退職手続の対応に不満があれば本人に連絡するように伝えてほしいとお願いしたが，結局，連絡はなかった。

　ほかにも，病気が理由の自己都合退職でありながら，後日，病気が完治するまで勤務に就けないから失業保険給付のために退職期日を2週間延ばしてほしいと願い出る者もいた。事情は理解できるが，関わることによって不正受給とわかればクリニックにペナルティが課せられる。「できない」と回答すると，恨むような言葉を残して帰っていった。そういうスタッフは，自分のプラスにさえなれば，どういう手段でも講じて利用しようとする。安易な対応は社会的にクリニックの信頼を失うことにもなりかねない。

　また，休日の変更について自分の思いどおりにならないからと「労基署へ相談する」と脅かすような言葉を口にするスタッフもいた。労基署は一方的に判断することはなく，労使双方の話を受けて協議して判断する。「行きたいならどうぞ，こちらもしっかり勤務状況等の話をさせてもらいます」と回答すると，その後は何も起こらず，トラブルにもならなかった。違法を承知で働かせようとすることはない。仮に運用が間違っているなら是正すれば問題にならない。

　面接時にはわからないスタッフの抱える問題点も勤務を続けることで見えてくる部分もある。周りのスタッフに迷惑を掛ける行為や自分のことしか考えない者もいる。クリニックへ法的なルール違反を求めたり，自分に都合良

い要求をしてくるスタッフに対しては，退職してもいつでもどこでも状況を示せるような準備をしておかなければならない。

17 この理由なら退職勧奨しても問題にならないだろうは通用しない

　60歳を超えて勤務していたパートの医療技術者に対し，患者対応や治療中の処置について年齢によると思われるミスが増え，患者や周りのスタッフから苦情や注意喚起があったため，これ以上勤務させるのは患者トラブルになりかねないと判断し，事務長が理由を説明して退職勧奨したケースがあった。本人は話をされた日には受け入れる姿勢を見せたらしいが，ユニオンに加盟していて，1週間後，解雇無効と精神的苦痛による慰謝料等として数百万円の要求があり，ユニオン側の委員長らと団体交渉となったが，患者からの指摘や同僚の話の内容からすれば，通常であれば問題になるはずがないと思うようなケースである。

　どういうケースでも，解雇や退職勧奨を検討する場合には，社労士や労働基準監督署等に相談し，退職勧奨が可能か，どういう点に気をつけなければならないかを確認をして，極力トラブルにならない方法を検討するなど慎重な対応が求められる。

　「少人数のクリニックだから，パートだから，この程度のことなら大丈夫だろう」という考えは危険である。特に院長1人で対応するのは得策ではない。院長が交渉相手となれば，その場で回答を求められることもある。必ず間に事務長や代理人等を立てて周りの協力を得て対応することが必要になる。しっかり対策を練り，理不尽な要求や事実と異なる部分については徹底的に戦う姿勢を見せなければ，相手は足元を見て要求をエスカレートさせることもある。どんなにこちらの言い分が正しくても，ユニオンとの交渉は精神的負担が大きい。相手は交渉に慣れているので強気で攻めてくるし，相手の顔や雰囲気を見ながらここはという所を探って交渉してくる。こちらは経験が少ないから一つひとつ対応していくしかない。解決するまでの過程は苦痛に感じるばかり，そういうプレッシャーをかけて一定の金額を引き出して和解しようと進めることもある。

　先のケースでは，患者やスタッフの聞き取りによる書面で退職勧奨の理由がユニオン側に見え始めると，態度も変わり始め，立場が逆転するようになった。段々和解金を下げてきたがまったく応じなかった。最後は退職勧奨無効も取り下げて慰謝料もなし，有給の未消化分のみで決着し和解となったが，そこまでに要した期間は3カ月であった。結果的には当然のかたちで終わった

が，その間，精神的に辛く負担に感じた。

　解雇や退職勧奨に関するトラブルは，他のスタッフにも大きな影響を及ぼす。周りが納得できるような対応も忘れてはならない。

　トラブルメーカーになりやすいスタッフはどこにも存在するもので，そういうスタッフは何かをきっかけに突然ひょう変する。特に金銭が絡むトラブルは，どのような手段を使ってでも精神的な圧力を加えてくる。それに驚いてしまうと，こちらに大きな原因がないのに早くお金で解決しようとしがちであるが，納得できない内容であれば時間をかけてでも対決しなければならない。内容によっては，相手にも同様の圧力をかけて対抗する必要もある。

18 有給休暇は付与した分すべてを消化させようとする時代になった

　スタッフ数の少ないクリニックにおいてはなかなか希望どおり有給休暇を取得できることが少なく，働く側にとっては最も不満になりやすい点でもある。

　忙しく診療をこなしてきた医師ほど，休みたいときに休む機会を与えられなかったことも多かったはずである。

　クリニックで働くスタッフは中途採用者や転職組が多く，有給休暇は要望したときに取得できると考えていることが多い。また，働き方改革により，有給休暇を消化させるように配慮しなければならなくなった。今までの雇用側の都合を考慮する考え方は通用しなくなった。

　クリニックでは，開業して安定するまではスタッフに余裕はないことが多い。有給休暇を要望どおりに取得させるには，スタッフ間の勤務調整が必要となり，簡単ではない。だからといって自由に取得できない状況が長く続けばスタッフの不満となり，退職につながるケースもある。逆に考えれば，希望どおりに有給休暇消化できることや旅行や家族行事等で連休が取れるような配慮などが，スタッフの安定につながる要因になる。

　働き方改革により，医療分野で少人数のクリニックでも職場環境や雇用条件等の待遇改善が求められ，一定有給休暇は消化させることが前提となった。

　経営面から考えると，できれば効率よくギリギリの人数で対応したいが，スタッフの病気や休暇取得の際に支障が出ないような補充対策も考えなければならない。できる限り長く働いてほしいと考えるのであれば，リフレッシュや旅行等のために休暇が取れるような体制と配慮も必要になる。早退や遅刻等で有給休暇の時間単位での取得を認めるなど柔軟に運用する方法もある。有給休暇を要望どおり消化させることで，緊急な場合や繁忙期に協力体制を取ってもらえることもある。どういうかたちにしても有給休暇を消化しやす

い待遇の良い職場が働きやすい職場として選ばれる時代となっていることを
理解しておきたい。

19 パートスタッフも有給休暇を消化できる体制を作ろう

　パートスタッフでも，働く日数や時間に応じて有給休暇が付与される。そ
う法律で規定されて10年以上経過しているが，いまだに院長から，「元々勤務
に制限があり，希望する日に休みが取れる体制にあるにもかかわらず，なぜ
有給休暇を付与しなければならないのか？」と聞かれることがある。
　しかし，労働基準法で決まっており，働き方改革で有休消化が義務化され
ている以上，それを順守するしかない。クリニックにとって欠かせないパート
スタッフの待遇や環境を整え，長く勤務したいと思ってもらえるようにしなく
てはならない。パート同士で勤務調整できるようなスタッフ体制があれば，気
兼ねせず有休消化できるはずである。正職員と同様にいつでも有給休暇を申請
できると考えていることが多いので，採用時に運用方法の説明は欠かせない。

20 有給の積立制度や時期指定など運用を工夫する

　有給休暇の時間単位での取得や，有給休暇を失効させないための積立制度
もある。有給休暇の消化は，家庭と職場を両立できるようにするための手段
でもあり，取得しやすい配慮をすることで働きやすい職場にすることが，ス
タッフの安定につながる。勤務先を選択するうえでも大きなポイントとなる。
　とはいえ，クリニックではスタッフ体制によっては有給休暇を自由に消化さ
せることがむずかしい状況もある。そういった場合には，不満に結びつかな
いように有給休暇の上手な消化方法を考える必要もある。例えば，夏休みに
3日，年末年始に5日を超えて夏期休暇や年末年始休暇を取る場合には，時
期指定権を利用するようにするなど，クリニックならではの有給消化法も考
えられる。有給取得を「仕事のことを考えていない」とか「休みを取り過ぎる」
と考えず，「休暇を取るなら配慮してあげよう」と積極的に消化させるような
体制を作ることが，時代に応じた労務管理と言えるのではないだろうか。
　有給は取得したいときに取れないと意味がないと思っているスタッフは多
い。もちろんそれは働く側の権利でもある。上手に取得させるには，スタッ
フ同士で取得しやすいように協力させることも必要になる。お互い様という
感覚ができれば，休暇も取りやすくなり職場の雰囲気も変わる。連続する休
暇をお互いに取得でき，お互いにカバーできる体制が必要だ。
　なお，運用上，有給休暇申請を勤務表に反映し勤務調整できるように，余

裕をもって1カ月以上前に提出させるようにしておくことも必要である。

21 身勝手な有給取得に振り回されないように気を付ける

　有給休暇取得は勤務にも影響が出るため，周りのスタッフへの配慮も必要になる。なかには，周りのスタッフや職場に配慮しない自分勝手な行動を取る者もいる。いったん有給の許可を得て派遣スタッフの手配をさせておきながら，旅行のチケットが取れなかったと日程の変更を申し出たり，旅行費用が安くなるからとクリニックの夏休み明けから有給申請をしたり，急な欠勤をしておきながら給与計算直前に有給申請をしたり，土曜半日診療で有給休暇を取得する場合は，勤務時間が半分だから半日扱いであるはずだとクレームをつけるケースもある。

　また，パートの有給取得については，出勤日に取得することが原則となることや，有給の賃金換算は契約している出勤時間によって異なることなどを理解していないスタッフも多い。正職員と同様に有給取得ができると勘違いしていることもある。運用にあたっては十分な説明が必要である。

　こういった状況は，就業規則が定められていない所に多く見られるので，就業規則等で有給取得のルールについて明確に規定しておく必要がある。

22 退職時の有給取得トラブルにも注意を

　退職時の有給取得トラブルも多い。勤務開始後6カ月で有給が付与され，その1カ月後に転職したいから有給をすべて消化したいと要求されることもある。当然の権利ではあるが，あまりの態度に呆れてしまうこともあった。話し合いで半分の消化で納得してもらったが，こういう考えをもつスタッフは年々増加傾向にあるので注意が必要になる。

　最低でも1カ月前の退職願いが一般的だが，有給休暇すべてを消化したいと要求されると，少人数のクリニックは引継ぎも満足にできず，その後の業務に影響が出ることが多い。退職時の有給買取り制度を利用して引継ぎをさせたこともあるが，逆に，比較的自由に有給取得を認めているにもかかわらず，使い切れないからと有給の買取りを求められたこともある。

　労使双方，お互いに有給休暇の運用方法をよく理解できていないことによるトラブルが多い。雇用側にとっては，有給休暇の申請方法等の運用を含めたトラブルになりやすい点を理解しておく必要性が高い。採用時に有給の取得方法や申請方法について書面等で説明しておけば，無駄なトラブルを避けることができる。

接遇コンサルタント・インタビュー

株式会社Honest style 代表取締役　清水裕美 氏

　私はクリニックのなかで，院長とスタッフそれぞれから話を聞き，その調整を図る役割を担っています。クリニックでよく起こる問題として，院長がスタッフに伝えたことを，スタッフが正しく理解していないケースがあります。院長の説明が曖昧で，言葉足らずなために，スタッフが院長の意向を理解しきれていないのです。

　また，スタッフが院長に相談や依頼をしても，ちゃんと聞いてもらえないという不満が起こりがちです。例えば，「スタッフの1人が産休に入ってしまったため，残りの人数では現場を回していくのが大変だから，なんとかしてほしい」というケースです。

　スタッフから相談があれば，院長もひとまずは耳を傾けるようですが，その相談に対して，明確な返答を出さずに放置してしまうことがあるのです。その理由は，単純に院長が忙しく，忘れてしまっていることが原因となることもありますが，ときには「今いるスタッフでもできるだろう」とか「彼女たちがなんとかしてくれるだろう」と，院長がスタッフに任せきりにしてしまうようです。院長がそのつもりがなくても，スタッフは「何もしてくれない」と感じてしまうことも少なくありません。

　クリニックで働く女性たちは，お子さんがいる方が多いのですが，お子さんがいると，なかなか時間を自由に使うことができません。子どもが留守の間や家事に支障がないなかで，うまく働いてくれているのです。

　ところが，クリニックの都合で仕事の負荷が増え，残業が生じ，勤務日数が増えてしまうと，スタッフやその家族からすれば，「最初に決めたことと違う」となり，院長に対して不満や不信感を抱くようになります。この不満が積み上がると，早々に退職してしまうこともあるのです。

　些細なことに見えますが，現場で働く女性にとっては，毎日このようなすれ違いからくる問題が多数発生しています。それにより，心身ともに疲れが溜まっていくのです。

　このような事態になっていても，男性である院長はなかなか理解でき

ないようです。こういったすれ違いを解消するために，私がスタッフの声を代弁して院長にお伝えします。

　特に男性は，物事をはっきり言わないと，スタッフの事情や心情を考慮しようとない傾向があります。これは男性と女性の特性の違いによるものです。しかし，スタッフからすると，上司に相談や要望を伝えることは，それなりの負担がかかります。その結果，すれ違いがますますひどくなっていくこともあります。もし，スタッフとの間で，なんとなくしっくりいかず，うまくコミュニケーションができていないと感じたら，放置せずに第三者に相談してください。

■よく起こるスタッフとの問題

　院長とスタッフが日頃からコミュニケーションを取るようにする習慣が大切です。スタッフは，話を聞いてもらえないと感じると，それ以降は重要なことでも話さなくなってしまいます。話しても何も変わらないという感情も生まれていきます。

　よくあるのが，患者さんからのクレームをスタッフが聞いたのに，それを院長へ報告しないケースです。クレームを報告すると院長の機嫌が悪くなるから，わざと話さないこともあるようです。

　そうなると，院長には大事な情報が届いていないことになります。クリニックの運営に関して有益な改善ができなくなり，その結果として患者離れが起こってしまうのです。

　開業直後はまだ患者数も少ないために，院長がスタッフと面談をする時間も取れるでしょうが，忙しくなってくるにつれ，面談の時間を省いてしまう傾向があります。忙しいことを理由にスタッフと話をする時間を削ってしまうと，スタッフは話したいことを話す機会がなくなり，それだけ不満を抱えやすくなります。

　また，患者さんの意向やクレームを伝えることもしなくなり，業務上の支障も出てきます。一般の企業であれば，繁忙期であっても，数字を共有するための会議は必ず実施するものです。これがクリニックになると，ついスタッフのことは後回しと考えてしまうようです。また，スタッフに対して，感謝の気持ちを示すことも減っていきます。

　その結果，ギスギスした雰囲気が充満し，表面上だけ繕う風習ができ，

院長は「裸の王様」状態になってしまいます。これは，実際によく起こる事例なのです。

■院長がすべてを管理するのは無理なこと

そもそもクリニックで発生する問題や，スタッフの不満を院長がすべて把握することは困難です。そこで，外部のスタッフや院長夫人をうまく活用することが必要になってきます。

信頼できるコンサルタントが身近にいればいいのですが，そうでないことも多く，またコンサルタントや業者はいずれ離れていくことになるため，やはり一番いいのは院長夫人が現場を仕切っていくことです。

この際のポイントは，院長夫人は院長側に立たないことです。院長と同じ立場になってスタッフを動かそうとするとうまくいきません。それよりも，スタッフ側の立場になり，スタッフの意向を積極的に院長に伝えていくと，スタッフが信頼して院長夫人に話をするようになります。

私は仕事上，院長夫人の教育やサポートを行うこともあります。院長夫人に，スタッフとの接し方や現場のまとめ方をお伝えしているのです。

院長夫人がこのような役割を担えないというときは，ベテラン看護師など師長さんにお願いしています。師長は，院長からもスタッフからも信頼されるように努めることが必要になります。院長が話していたことを，何でもスタッフに伝えてしまっては，逆にトラブルを引き起こしてしまうことになりかねません。師長は両方の立場を理解し，必要に応じてどの立場にも立てるような柔軟さが大事になります。そのような人材をクリニック内で育てていく必要があります。優秀な師長を外から雇おうとするのは，きわめて困難です。

■患者さんからのクレームが増えている

10年前と比べて，患者さんからのクレームが増加しています。その要因として，患者が情報を得られるようになったことと，クリニックの数が増えたことがあります。

以前であれば，クリニックに多少不満があっても，そこしかないため我慢して通っていたのが，現在は気に入らなければすぐに他のクリニックに移ることが可能です。

また，インターネット上や口コミなどでクリニックの評判なども簡単に知ることができます。一度は来院しても，気に入らなければ，次からは来なくなってしまうのです。

　主なクレームは，「待ち時間が長い」「診察時間が短い」「事務的な対応のみ」「院長が威圧的な応対をする」「前の患者は丁寧に診ていたのに，自分のときはすぐに終了した」などですが，なかには，院長の言葉を勘違いすることで，被害者的な発想をもつケースもあります。

　直接クリニックにクレームを発してくれれば，すぐに対応することができますが，なかにはインターネット上の口コミサイトに批判的な書き込みをする患者さんもいます。

　口コミサイトは，今や多くの人が閲覧していますので，ネガティブな書き込みがあると，大きなダメージになります。

　ここで大事になるのが，スタッフの接遇です。最近のクレームは，患者さんの感情に由来するものが多くなっています。なんとなく気に入らない，話しにくい，居心地が悪いなど，うまく説明できないものも多く，これといった原因が見当たらないケースもあります。厄介なことのように思えますが，考えようによっては，ここで他のクリニックとの差別化を図ることもできるのです。

　院長はご自身の専門知識を増やし技術を磨くことは熱心に行いますが，専門性の高さでクリニックを選ぶ患者さんはそう多くありません。むしろ，院長やスタッフの接遇で選んでいるほうが多いのです。

　クリニック数が増加し，競争が激化している現在，患者さんから選ばれるクリニックを目指さなければなりません。選ばれるためには，院長をはじめクリニック全体の接遇を向上させていくことが大事になります。

■選ばれるクリニックになるために

　患者さんから選ばれるクリニックになるためには，まずは行動マニュアルを作成することをお勧めします。例えば，2人の看護師さんがそれぞれの考えで応対している場合，感じのいいほうを基準にしてしまい，良くないほうにクレームが入りやすくなるのです。

　決して応対が悪いわけではなくても，他と比べて至らない点が目についてしまうのです。

こういった事態を避けるために，行動マニュアルを作成します。行動マニュアルには，患者さんに接する方法を，細かく規定していきます。これによって，スタッフの応対を統一化していくのです。

　行動マニュアルは，できれば開業前から，スタッフみんなで考えて作り上げていくのが理想的です。他の人から命令されてやるのではなく，スタッフが自発的に取り組めるようにすることがポイントです。

　そのことによって，スタッフが働きやすい職場環境を作り上げていくことができ，スタッフの定着率も向上します。

　もう一つの施策として，スタッフの接遇研修を行うことが大切です。医療スタッフは専門知識についてはしっかり学んでいますが，一般的なマナーについての研修を行うところはほとんどありません。特に若いスタッフは，社会人としての常識や接客に関する知識が乏しいまま実務にあたっていることもあります。これが患者さんのクレームを引き起こす根本的な要因にもなるのです。

　そこで，定期的にマナー研修を行っていただきたいのですが，なかには患者が減ってきたために，慌てて研修を実施しようとするクリニックも見受けられます。

　そこには単に研修だけの問題ではなく，院長とスタッフのコミュニケーションが不足し，職場を統率する人がいないために，各自がバラバラに行動しているという問題点もあります。その場合は，単発の研修だけでは解決できなくなります。ある程度の時間をかけてスタッフを教育し，職場の環境を整えていく必要があります。

　院長はどうしても専門的な面に意識がいきがちですが，専門分野と一般的なマナーとを自転車の両輪に捉えて，両方をバランスよく回していくことが大切です。それによって，患者さんに選ばれるクリニックになっていきます。

　人の問題は非常に面倒に感じるかもしれませんが，クリニックはスタッフによって支えられています。「人は宝」と考え，じっくり育てていくことで，スタッフは長く働いてくれるようになり，また，患者さんも定着していきます。そのようなクリニックは明るく，笑顔が溢れています。その結果，余計な支出を避けることができ，お金が残るクリニック経営が実現できるのです。

院長も足元をすくわれる
身内のトラブルメーカー

　小規模クリニックでは，開業当初から事務長を採用するのは費用的にもなかなかむずかしい。よってパートナー（院長夫人）や親族に手伝ってもらうケースもある。仕事内容にかかわらず，立場的にスタッフより上になることが多く，スタッフとの間でトラブルが発生することも少なくない。

　ある日曜日，人材派遣（紹介）会社の担当者から突然の連絡が入った。先日，この担当者から紹介され，採用し働き始めた看護師Ａさんのことである。

　勤務開始してすでに２週間が経過していた。

　「経理のＫさんから呼び出され，匂いの件で注意されたようです」と話す。

　「匂い？」──何のことだかまったく見当もつかない。

　話の中身を確認すると，どうもＫさんがＡさんの香水について注意をしたようである。状況を聞くと，Ａさんだけを呼び出し注意したのではなく，数人のスタッフの前で白衣の匂いを嗅ぎ，ポケットから持ち物をすべて出させて，匂う物が何かを確認したというのだ。

　「それは信じられないことですね」と私。

　「このようなことは，今までにもあったのですか？」と担当者。

　「あるはずがないです。状況がよくわからないのでＡさんから私にすぐに電話するように伝えてください」とお願いして電話を切った。

　経理兼総務のＫさんは，３年前に院長から相談があって中途採用した院長の親族で，50歳の女性である。時々高圧的な物の言い方をすることもあるが，仕事ぶりは真面目である。

　このような事態を起こすとは想像もつかなかったが，たまに経営者気取りの対応が見えることもあって，わからないところで何かトラブルが起きているのかもしれないと考えた。

　Ａさんから電話が入った。開口一番，

　「先日お会いしたとき，私，何か匂いしました？」と聞くので，

　「いや，別にしませんでしたが」

　「そうですよね。医療機関で業務中に香水をつけてはいけないことくらい理解しているつもりです。これまで勤めてきて，今回みたいなことをされたのは初めてです」

　「それは本当に申し訳ありません」

「Ｋさんは，『私は他の人より鼻が効く』と言いながら，くんくん匂いを嗅いで，ポケットの持ち物まで出させて嗅ぐのです。こんなことって，ありますか？」

思わず「それ，本当のことですか?」と聞き返してしまった。

「数人のスタッフの前でそうしたのですから，聞いてもらえばわかります。そのうえ，『ファブリーズをふって仕事したら』と言うので，『それはあまりにひどい』と言い返したら『その発言は取り消します。言い過ぎました』と謝ろうとするのです。どう思いますか？」

どうもこうもない。完全にパワハラである。何を考えているのか，何をしたいのかさっぱりわからない。Ａさんの態度に気に入らないことがあったのか，何かほかに理由があって辞めさせようとしているのかもしれないと考えるが，勤務してまだ２週間である。Ｋさんと接する機会も少ないので，まったく理解できない。

「主人と相談して，Ｋさんにお電話し，退職したいと伝えました。この内容を事務長さんに報告しますと話したら，『それだけは止めてほしい』とお願いもされました」

Ａさんにはとにかく謝罪する以外に対応しようがなかった。

前の看護師が退職して２カ月，数回募集しても応募がなく，人材派遣（紹介）会社に依頼してやっと決まった看護師である。今退職されると外来は大変なことになる。院長も私も定着してもらわなければならないと考えている。

一方，Ｋさんは医療関係の経験があったわけではなく，院長の親族だから採用したという経緯がある。院長をサポートしなければならない立場でありながら，逆に足を引っ張るような行為はまったく理解できないし，なぜそうするのか思い当たる節もない。

とにかく何度も謝るしかなかった。内容を再度把握し，慎重な対応が必要だと思いつつ，Ａさんが退職するにしても，極力トラブルに発展しないように対応しなければならないと考えた。

翌朝一番で，Ａさんを呼んで改めて謝罪し，「昼休みにゆっくり話をしましょう」と言って仕事を始めた。Ｋさんは，いつものように業務を開始している。Ａさんとのトラブルについては一言も話さない。私が話を聞いているのかどうか様子を探っている感じもある。

ＫさんがＡさんにお昼までに謝罪してくれることを期待し，Ｋさんにはわ

からないようにそのとき同じ場所にいたスタッフ２名に事情を確認した。

「確かにやり過ぎです」

ほぼＡさんが話しているとおりの内容であった。

Ａさんが退職するにしても，院長からも謝罪をしてもらい，パワハラトラブルに発展しないようにしなければならない。

昼食中，突然Ｋさんがさんを連れてきた。「今日で辞めると言われたのですが」と話をしてきた。Ｋさんは，自分はＡさんが退職することにはまったく関係がなく第三者であるというような態度と話しぶりである。

「どういうことですか？」とＫさんに話を聞くが，黙っている。「少し待っててください」と伝えた。

院長室で院長に，昨日からの経過と他のスタッフから話を聞いた内容について説明した。院長は唖然とし，ただ驚くばかりだった。

「そんなこと言ったの？　あいつは何をやっているのだ！　あれほど自分に権限があると思うなと注意したのに」

すべては手遅れである。

「先生，Ｋさんに注意していただけますか。このようなことが続けば，他にも退職者が出る可能性があります。Ａさんを止めるのはむずかしいと思いますが，とにかく謝罪だけはお願いします」

さっそく，院長はＡさんに謝罪し，Ａさんも快く受け入れてくれた。退職すること自体を止めることはできなかったが，「勤務表に入っている日までは迷惑をかけるから勤務を続けます」と言ってくれた。

Ａさんの前でＫさんに，「Ａさんへの対応について確認しました。反省してもらわなければ困ります」と注意した。返ってきた言葉は，

「えー，私のせい？」

これには返す言葉もなく，あきれるばかりであった。

Ａさんも，Ｋさんの予想外の態度にまた怒り心頭。勤務表が決まっているところまでは働くと話していたのが，結局その日で退職することになった。その後も謝罪と１カ月分の賃金を全額支払うことでトラブルになることなく処理することができた。

このようなケースでは，Ｋさんにも何らかのペナルティが必要だが，院長の親族であるため対応がむずかしい。もちろん院長からの注意や叱責はあるだろうが，本人の反省と改善が見られなければ意味がない。放って置けば，Ｋさんが退職しない限り，周りのスタッフはＫさんの機嫌を取ることを考える。

その後もＫさんの信じられない対応が続いた。Ａさんの退職手続きに関して，Ｋさんの人間性を疑いたくなるようなことがあった。常勤採用なので雇用保険の加入取得手続きをしたうえで喪失手続きを行わなければならない。Ｋさんは「短期間だから雇用保険手続きをしたくない」と言い出した。「これは義務です。法律上もやらなければいけないことです」と話しても，「できればやりたくない」と言い出す始末。

　自分の非を認めないばかりか，退職したＡさんへの報復とも取れるよう行動である。院長からの叱責もあって面白くないと思っているような大人気ない態度である。

　院長の親族とはいえ，このような発言や行動は，仕事ができるとしてもこのまま放置しておけば同様のトラブルを発生させる可能性が高い。

　後日，Ａさんから退職手続きについて確認の電話があった際，「ほかにもＫさんから嫌がらせをされて辞めた人がいると，他のスタッフが教えてくれました」と話していた。「やはりそうだったのか」と思いながら，親族の絡んだトラブルの解決には限界があることを痛感した。

　表面的には問題がないように見えても，親族が絡むトラブルに気づいたときには取り返しのつかない様相を呈していることがある。

　院長夫人や親族が絡むトラブルは，経営者側として権力をかざして行われる言動が多い。特に気に入らないと思うことがあると，辞めたいと思わせるまで嫌がらせ的なことを仕掛けることがある。そして普通では考えられないトラブルに発展する。院長が気づかないまま，いつの間にか度を超えてしまうケースも少なくない。

　働きやすい職場にしていくのも院長の重要な役割である。確かに苦しいときに頼りになるのは院長夫人や親族であるが，スタッフとの関係は運営をしていくうえで重要であることは誰でも理解できることである。立場が上になり，言うことを聞かないスタッフはいないという状況をいいことに，トラブルの原因を作っている場合もある院長夫人や親族の行動に対して，コントロールできるのは，院長しかいない。

　院長夫人や親族であろうとも，常識を逸脱した言動には，院長が毅然とした対応を取らなければならない。同様のことが二度と起きないように社労士やコンサルタント等を活用することも含めて，パートナーや親族に手伝ってもらう場合には節度をもって仕事をするように配慮しなければならない。経営安定のためには，院長がしっかりコントロールすることを忘れてはならない。

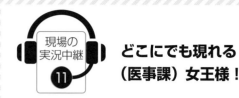

どこにでも現れる
（医事課）女王様！

　開業し3年以上経過した院長に話を聞くと，「労務管理は大変でむずかしい」と話されることが多い。私もいろいろなトラブルを経験するが，そのたびに労務トラブルのむずかしさを痛感させられるばかりである。

　クリニックでは，スタッフ人数が少ないこともあって特定のスタッフが原因となるトラブルは意外に多い。

　医事課に勤務して2年半，30代半ばの女性Yさんの例を挙げる。

　面接では，クリニックでの医事経験も2年以上あり，意志も強そうなので簡単に退職しないだろうと考えて，院長や医事課主任と相談して採用した。医事課主任がしっかり教えることができれば経験もあるし，早めに戦力になれると考えていた。

　主任がいる間は特に大きなトラブルはなく，仕事も真面目で順調に力をつけていたが，5年勤務した主任が家庭の事情で退職することになってしまった。Yさんは勤務してまだ2年半，役職を任せるにはまだ早いと思い，この1年の状況を見て判断することにした。役職はつけなかったが，立場的にはYさんが医事課のリーダーである。それから半年ほど経って，勤務態度や業務に変化が現れるようになった。

　主任がいた頃には毎月定期的に開かれていた返戻チェックやレセプト会議がしだいに遅れるようになり，新たなスタッフSさんを採用して，仕事量が多過ぎるからと引き継ぐようにと指示した業務引継ぎも進まず，医事課全体の業務が遅れ気味になっていた。院長からもレセプト業務については特に改善するように指示が出たので，Yさんを会議室に呼び出し，仕事の状況を確認。改善するよう指示をすると，「わかりました」と返事はするものの，1週間後，業務を引き継ぐはずのSさんに確認すると状況は改善されていなかった。また，会議も開催されないまま業務が停滞している状況に変化はなく，周りのスタッフの業務にも支障が出て来るようになっていた。この状況が続くようであれば，主任にはできないと思うようになっていた。

　新しいスタッフSさんについてYさんは，当初は「まったく問題ない」と話していたが，数カ月後には，「Sさんは仕事ができない。指示したとおりに

仕事をしない。覚えるのが遅い」と悪い評価ばかりを話すようになっていた。

　引継ぎはいまだに進まず，Ｓさんからは「教えてもらえない」という話が出るまでになっていた。さすがにこのままではいろいろなところに影響が出ることが懸念されたので，再度呼び出して業務の進捗状況を確認すると，「忙しい」「１人で大変なんです」など言い訳し，最後には「うるさい」と怒り出すような感じである。これではＹさん中心に医事課業務を組み立てることはできないと判断し，新たな人材を探すしかないと考えていた。周りのスタッフがＹさんの顔色を見るようなことも増えていた。いつの間にかＹさんは前主任のようにスタッフに仕事の指示をするようになっていたが，仕事量は前主任の60％程度しかこなせなかった。明らかにこれ以上の業務を求めるのは無理である。

　仕事ができるとしても業務全体を円滑に回すためには，業務は分担しなければならない。今の状況を改善しなければ周りのスタッフも育たず，業務にさらに支障が出ることが考えられた。指示に従わない状況や自分勝手な判断と思われる行動がこれ以上増えるようであれば，Ｙさんには退職してもらい，新しいスタッフを入れるなどの手も打たなければならない。

　そう考えていた矢先に，「これじゃあもうダメだ」と思うような決定的な出来事があった。

　Ｙさんの机の上に，医薬品メーカーからいただいたボールペンが置いてあった。以前はこうした販促品があった場合，まず院長に伝え書棚に保管して，必要になったときに申し出て使えるような方法を取っていた。

　「どうしたの？」とＣさんに確認すると，

　「勝手に触るとＹさんから叱られますよ。気にいった人にしか渡そうとしないので困っています」

　「今までどおり院長に確認して，必要なときに使うようにしたほうがいいよ。そのように話したら」と言っても，「文句を言われると嫌だし，Ｙさんの機嫌が悪くなると仕事に影響が出るので私できません」

　主任が退職して８カ月。医事課スタッフばかりでなく，看護課からも「話し方が高圧的で，質問しても感情的になることが多くて困る」との申入れがあった。この状況が続けば，人を育てることもできず，医事課業務に明らかに支障が出て，回らなくなることが予想できた。

　状況を院長に報告，新しいスタッフの採用も含めて検討し，他のスタッフ

に協力してもらって業務を引き継げる準備が整えば，退職してもらうことも
前提に話を進めていくことになった。

　Ｙさんは，スタッフへの引継ぎも満足にできず，自分一人で業務を抱え込
む。指示に従わないスタッフには明らかに高圧的な態度を取って口を聞かな
い。職場の雰囲気はどんどん悪くなる一方だ。気に入られていないスタッフは，
退職せざるを得なくなる。採用した当時の従順な態度は，まったく見られない。
上司の下で働く分には問題ないが，上に立つと変わっていく，上に立っては
いけないタイプである。一度変わってしまうと，よほどのことがない限り改
善されず，元には戻らない。

　数日後，院長から勤務表について相談があった。「半日勤務を作ったの？」
と聞かれてびっくり。勤務表はＹさんが作成している。翌月分は当月の中頃
までに組んでいるが，スタッフに休暇希望を聞いたうえで勤務調整し，決定
する前に院長が確認することになっていた。

　平日の半日勤務は許可したことがない。有給やスタッフの特別な事情以外
は認めていない。特別な調整が必要なときには，あらかじめ相談するように
話してあったはずだ。

　勤務表を確認すると，確かにＹさんのシフトにだけ１カ月に４日ほど平日
の半日勤務が組まれていた。勤務パターンを無断で変更することなど，まっ
たく予想もしていなかった。医事課スタッフに確認してみた。

　「いつからこの半日勤務ができたの？」

　「たぶん先月くらいだったと思いますが，よくわかりません」

　「何か説明はあったの？」

　「特に何もありません」

　「支障はない？」

　「支障はありませんが，できれば私たちにも半日勤務を入れてほしいです」

　もっともな要望である。急な事情があってのことで一時的なことかもしれ
ない。すぐに勤務がスタートするので，翌月の勤務案が作成されるまで取り
あえず様子を見ることにした。

　院長に相談もなく許可も受けず勤務パターンを変更するなど，常識的には考
えられない。自分に権限があると考えているのだろうか？　医事課ではパート
を除けばＹさんの勤務歴が一番長く，そのなかでも仕事もできるほうである。
周りのスタッフも機嫌を伺いながらでないと仕事も教えてもらえないことがあ

ると話す。勤務表の件は，Ｙさんに退職してもらうチャンスであると考えられた。

　そして，翌月の半ばにスタッフの勤務希望が出され，勤務表案が作成された。見ればまた，平日半日勤務がＹさんのシフトにのみ組まれている。院長と業務状況を含めて相談した。
　「平日半日勤務は，Ｙさんが自分のシフトのみに入れているようです。理由はこれから確認しますが，勝手にシフトパターンを変えられると他のスタッフも困りますので，来月からＦさんに勤務表を作成させてもよいでしょうか？そうするとＹさんは辞めると言ってくるかもしれません」
　院長も業務の件や看護師等から扱いにくいという話も聞いていたので，
　「わかりました。自分だけ勝手にシフト変更するなんて普通では考えられないよね」と首をかしげながら退職する可能性についても了承した。
　主任の退職時，リーダー的に仕事をするように話もしていたが，いつの間にか職務権限を越えるような行動も増え，周りのスタッフもＹさんに意見することができなくなっている。自分が医事課のことは何でも思うようにコントロールできると考えているようだ。
　さっそく，会議室にＹさんを呼んだ。
　「勤務表作成の件ですが，来月からＦさんに作成してもらいます」
　Ｙさんは驚いた顔をして答えた。
　「どうしてですか?」
　「平日半日勤務は，院長に許可もらいましたか?」
　「いいえ」
　「勝手に勤務パターンを変える権限があると思いますか？　少なくとも院長に了承を得ないと。わかりますよね?」
　「ええー，でも休むよりはいいと思って……」
　「理由は何ですか?」
　「飼犬が病気で，看病や病院に連れて行くためです」
　「犬？　それで半日勤務を作ったの？　それも自分だけ?」
　信じられない。そのような理由で許可なく勤務パターンを変更するとは考えられないし，許されない。
　「前もって相談すべきことですよね」
　面白くないという顔で，「すみません」と言うが，とりあえず謝ればいいという態度であった。

「来月からは，半日勤務は許可できません。勤務表はＦさんに作成してもらいます。いいですね！」すると，「わかりました」と怒ったような態度で会議室を出て行った。

院長に話を持ち込むだろうが，退職を申し出た場合は了承することになっている。

医事課に戻ったＹさんは，勤務表作成の担当をはずされた不満と私の対応についても悪口ばかりを話したようだ。そんなことは百も承知である。あらかじめ周りのスタッフにも，勤務表作成の話について了解を得ている。話をする前に，Ｙさんは感情的になるだろうから注意するように伝えてあった。Ｙさんが悪口を言うほど，周りのスタッフから信頼を失っていく。このような態度を取るスタッフほど，きちんとした理由がないなかで退職勧奨すれば騒いで大きなトラブルになりやすい。自ら退職を願い出てもらうことが一番よい解決方法だと考えられた。

その日の業務終了後，Ｙさんは，院長の元へ相談に行ったようである。

「勤務表作成について注意されたのは心外です。内容に誤解もあります。原田さんの下では働きたくない。退職したい」と申し出たようである。勤務表のシフト変更については注意して，Ｆさんにさせることを了解させたうえで，打ち合わせどおり，

「そうか，それならしかたないね。わかりました。原田は辞めさせられないから」と伝えると同時に，

「引継ぎ期間を設けて，迷惑が掛からないように退職するように」と話して了承した。

引き留められると思っていたＹさんは，意外な展開に拍子抜けしたようである。翌日，院長の元へ行き，退職願を提出し，引継ぎ期間での勤務条件を付け加えた。「原田さんと仕事をしたくないので，引継ぎは原田さんの休みの日にさせてください」と要望したそうである。

辞めていただけるのであればたやすいことである。退職願が出されてよかったと思うのは私だけではないことを，Ｙさんは最後まで理解できなかったようだ。

今回のようなケースは，どこのクリニックでも起こり得ることである。上司に管理されていれば指示どおり仕事ができるが，自分が上の立場になるとできなくなってしまうスタッフは意外に多い。仕事ができても，自分勝手な判断が増えれば，止めさせなければならない。注意や指導をしても変わらな

いのであれば，安全管理のためにも入れ替わってもらうことも考えなければならない。そういうスタッフに限って仕事を抱えて他のスタッフに引き継がず，自分がいなければ仕事が回らないようにしたり，一定以上の業務を教えなかったりすることが多い。特に，立場が一番上になるようなケースでは，業務の中心となるので見極めが必要になる。院長の見えないところで，職務を超える勝手な判断や増長が見られれば，そのつど注意して是正させなければならない。院長に注意をされたときは反省したような態度を取るが，職場に戻れば何でもないような顔でそのまま変わらず仕事を続けることもある。

　クリニックでは，一つの業務を複数人でカバーできるような体制にしておくことは，スタッフ数が限られることを考慮すれば当然のことである。業務分担や引継ぎを指示しても指示どおりに進まないようであれば，業務の支障となり，能力の限界と判断して入れ替えを検討するか，立場的に上になるスタッフを新たに採用するしかない。こういうスタッフほどトラブルメーカーになりやすい。トラブルにならないように辞めていただくように上手に導いていくことが必要である。

　「代わりになる人材がいないから」「後の業務がどうなるか不安だ」などと長く時間をかけ過ぎるとタイミングを失い，状況は悪化するばかりである。周りのスタッフの退職や業務に影響を及ぼすことが増える。

　トラブルになりやすいスタッフは，退職させるタイミングを見計らうことも必要である。業務の指示に従わないケースや，許可を得ない行動や判断等が多く見られる場合には，報告書等で状況を説明させることも必要である。そのうえで改善されるような指示を出し，それでも改善されなければ業務の限界と判断し，退職してもらう機会を考えたい。ただし，退職にあたっては考えられない要望や予想外のクレームをつけることもあるので，周りのスタッフからの苦情なども把握し，トラブルになったときに指摘できる材料を示せるようにしておきたい。

　それでも退職後どこで出会うかわからない。必要以上の確執や中傷はお互いに避け，できる限り平和的に送り出してあげることも大切である。

　トラブルを経験すればするほど人は思うようにコントロールできないと思うばかりである。人を使っていく以上，様々なトラブルを経験することが当然である。誰もが同様のことを経験していることも忘れてはならない。社労士やコンサルタント等を活用しながら，できる限り最善の方法で解決していく努力をしなければならない。閉院するまで続くことと覚悟のうえで対応すれば，解決できないことはない。

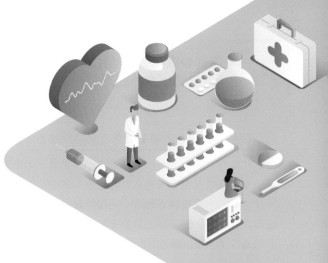

第5章

せっかく築き上げた
クリニックを,
この先どうするか?
─承継─

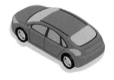

1 患者や家族のために，「クリニックの終活」を考えておく

1 院長も自分の老後を考える必要がある

クリニックは地域との関係が深く，患者との距離が近いので，地域において
いろいろな役割を求められることも多い。道路や居酒屋で顔を合わせれば
挨拶され，声を掛けられる。病院勤務のときではなかなか味わえない関係に
なる。そして，10年以上診療すれば，地域の顔になる。「開業して良かった」
と思えるような信頼と有形無形の優遇を得られることもある。

こうして地域医療に貢献し成功することが生きがいにもなるが，そのため
に自分や家族の時間を犠牲にすることもある。最近は，自分の時間をより大
切にしたいと考える医師も増えている。

定年制度のない医師が，自分しだいで引退を決定できる。開業すると年齢
に関係なくできる限り第一線で働こうとする医師は多い。たとえ第一線から
退いたとしても医師という職業を全うしようとすることが多く，ほかで収入
を得る方法を考えられないことが多い。

開業し15年以上が経過すれば，借入金は完済，資金形成や蓄えもできてい
るだろう。借入金がなければ，一定数の患者を診ていれば十分に生活できる。
65歳を超えれば，体力面と相談しながら診療日時を縮小し
たり，「どのタイミングで閉院するか」「診療できなくなるま
で続けるか」を考えることも増える。生涯現役という考え方
もあるが，引き際つまり「クリニックの終活」を考えること
も必要になる。

2 元気で一定の収入があるうちにクリニックの方向性を決めよう

子どもや親族にクリニックを承継する者がいなければ，第三者承継や，状
況を判断しての閉院も考えなければならない。残りの人生を病院や介護施設
等の勤務医として，精神的な負担を減らし，自分の体力に見合った時間で働
くことも考えられる。成功して一定の蓄えがあれば，クリニックとしての評
価が高いうちに65歳前後で自分の時間を求めて事業承継を考えることもある。

医師に定年はない。一般的には70歳までは十分に診療できると言われ，80
歳を超えても外来診療を続けている医師も少なくない。

　病気や急逝等による休業や閉院をサポートしてきた経験から言えば，元気なうちに一定の方向性だけは決めておき，何か起こった際には家族やスタッフに影響が少ないようにあらかじめ準備しておくべきだろう。

3 診療ができなくなったらどうなるかを考える

　開業後黒字になって安定し，これからお金を蓄えられるという時期に，病気療養や急逝するケースもある。経営面を考えて日曜や夜7時以降まで診療をこなし，そのほかにも医師会や出身大学医局の付き合い等に時間を費やし，頑張り過ぎてしまうということも多い。

　開業して一定の借入金がある間は，周りはそういう状況がわかっていても「無理しないように」とか「身体を休める時間を作ったほうがよい」などと，アドバイスすることは少ない。逆に「休みなしくらいで働かなければ成功しない」とはっぱをかけることのほうが多い。

　学会等を利用し，適度に休みを取りながら健康面を考慮しながら長く診療を続けることを考えることも必要である。一定の収益が確保できるようになれば，診療や直接クリニックに関係ない仕事を減らす等，コントロールすることも重要だ。日常の健康管理と休息の取り方が大切である。開業したら，自分の健康が何より大切であることをまず自覚しておきたい。

4 承継したいと思うなら時期を考える

　地域で信頼も高く，所得が3000万円以上ある成功しているクリニックの院長が健在であるとき承継者を探しているという話はあまり聞かない。

　院長が65歳前後で，子どもや親族に承継者がいない場合や，体力健康面もあって診療時間の短縮を考え始める時期，競合医療機関の進出によって患者がその影響を受け70％を割り，所得に30％以上の大きな減収が見られるようになると，将来クリニックをどうするかを考えるケースが増える。なかには，一定のお金が貯まったので営業譲渡して移住したケースや，クリニックは盛況だが，日々の忙しさに疲れて勤務医に戻りたいといった相談もある。

　開業はすべてが自己責任となるので，精神的にも体力的にもタフでなければ長くは続けられない。

　医師の場合，医療以外で生活できるだけの収入を得るケースはほとんどない。診療ができなくなったときのことを考えて，テナント賃貸業等をやりたいと相談されたこともあるが，業として食べていくだけの収入を得るのはむずかしい。ましてや65歳を超えてからの新事業はリスクも高い。

資産や預貯金があっても仕事を続けたいと考える医師も多く，苦労して続けてきたクリニックを第三者に譲渡することを決断できず，なかなか承継が進められないケースも多い。承継をするのであれば，一定の収入があり，元気なうちに決断することが必要になる。その後は勤務医や介護施設で働くこともできる。評価が高いうちに承継先を探さなければ足元を見られるか，結果として承継できないまま閉院することにもなりかねない。

5 承継するうえでのポイントは？

承継する場合，テナントでは所得や資産が多く譲渡価格が5000万円を超えるとよほど良い案件でなければ価格での折り合いがむずかしい。新規開業以上の資金が必要になれば，譲渡内容によっては資金調達がむずかしくなる。できればある程度は資産を減らした状態，または退職金等で減らせる状況があることが望ましい。

医療法人化していれば閉院等の手続きもなく管理者変更だけで済むので，手続き的にはスムースに移行しやすい。

承継者を探すまでに最低半年以上の時間もかかる。相手が出てきても，現在の勤務先との退職等の調整や資金繰りもあって決断するまでに数カ月以上かかることもある。我々からすれば，閉院するより地域に必要な施設として承継されることが望ましいと考えるが，そう簡単にはいかない。

65歳を超え，診療収入が4000万円以下に落ちてくると，これまでのような頑張るパワーもなくなり，増患対策等の積極的な広告広報もやらなくなる。そうなると新患も徐々に減り，再来患者が中心となり，収入も年々減っていくようになるが，診療科によって異なるが月の診療報酬が300万円を切ると，承継案件としての魅力は半減するので注意しなければならない。

承継する側からすれば，患者の引継ぎと一定の収入を求めて承継を考えるので，可能であれば月の診療報酬収入が300万円以上で，新患数が比較的多い案件であることが望ましい。譲渡価格やクリニックの設備や機器等の現況によっては，新規開業のほうがメリットあると判断することもある。

承継では，何よりも後日トラブルにならないよう，お互いに予防措置を講じる必要がある。承継させたいのであれば，価格優先になりすぎず一定のところで割り切る必要もある。承継でウィンウィンの関係はむずかしいと考えなければならない。成立させるにはお互いに妥協しつつ，"ほどほど"の考え方をもつことも重要となる。

6　急病や急逝等が理由となる承継案件は契約や法的与信に注意する

　病気や急逝が理由で承継する場合，予期していないことだけに代診の手配もむずかしく，患者離れを考えると承継にあまり時間をかけられないことが多い。また，承継したい相手が出てきても，借入金返済やリース，取引業者買掛金の精算，テナント退出等の契約内容，相続問題など，法的にクリアしなくてはならないことも多く，スムースに進められないこともある。

　承継案件が個人か医療法人かによって，承継時期や事務手続きは異なる。個人の場合，承継する医師や閉院後引き継ぐ時期によって，承継とならないケースもあるので，条件の確認，手続きに必要な書類や手順など，管轄の役所等で事前に確認しておくことが重要になる。また，医療以外の想定外の債権債務や相続等問題が発生し，弁護士等への確認が必要になることもある。

　承継する側が準備しなければならない書類も多く，可能であれば仲介業者中心でなく承継経験のある税理士やコンサルタント等，第三者を介し様々な問題を処理していくように進めることが望ましい。精算や手順に時間がかかれば，承継案件としての価値が下がることもあるので早い対応が求められる。

7　承継ではなく，閉院後の新規開業とする方法もある

　急病や急逝によって承継のかたちを取れないケースでも，立地等によって地域の患者ニーズがあれば，6カ月ほど期間が空いても新規開業として十分にやっていける可能性もある。承継として交渉すれば譲渡価格交渉や清算手続き等や引継ぎ手順等で手間の掛かることも，閉院の手続きが取られれば清算後の新規開業となるので，かえって進めやすくなることもある。

　いずれにしても診療を続けることはできないので，慌てて閉院手続きをするのではなく，クリニックをどう活用できるかを税理士やコンサルタント等に相談して，その後の処理方法を検討したほうがよい。そのうえで承継先を探すのであれば，さらに税理士やコンサルタント等と譲渡価格や今後の手続き等について確認し，最終判断を下すことが望ましい。あまりに承継というかたちに囚われ過ぎ，価格にこだわり過ぎると進まないことも多いので注意したい。承継に価するかどうかは収入を中心に判断する。承継するには，かたちよりも，多少のことは我慢して実を取る考え方が求められる。

8　秘密保持契約なしに確定申告書等を渡してはいけない

　仲介業者に依頼して承継先を探す場合，譲渡評価をするだけで100万円前

後の査定費用を請求されることもある。査定後，譲渡価格を決め承継先を探すように依頼してもなかなか具体的に進めないことも多く，いかにも承継先を探せるような話をされるが頼り過ぎても当てにならないこともある。また，承継先が確実に見つかるわけでもないのに情報ばかりを求められることもあるので，特に確定申告など収入や所得がわかる書類に関しては渡すタイミングや手順に注意が必要である。

　承継を取り扱う業者でなく日頃取引きのある医療機器販売等の業者が関わるケースもあるが，そうしたケースでは院長と長年の付き合いがあるからと，秘密保持契約も締結しないまま確定申告書を渡してしまうこともあるので注意しなければならない。こういうことが平気でできる業者は何でもありだと考え，振り回されないようにしたい。承継を取り扱うには一定の基準となる資格やルールがない。誰でも扱えることが逆にトラブルの原因となりやすい。どういう業者でも秘密保持契約を交わし，承継相手が特定されない限り簡単に確定申告書や決算書等の資料は渡してはならない。

9 仲介業者による情報操作があることも想定しておく

　仲介業者やエージェントによって，承継案件について情報操作されることもある。譲渡側と承継側が直接話す機会をもつことは，仲介業者の許可がなくてはできないことが多い。承継案件を探す医師には複数の案件が提示されていると考えたほうがよい。仲介業者は自分たちの都合で紹介先や紹介する順番を決めるので，どのように進められ紹介されているかまったくわからない。何件か問い合わせがあったと話をされるが，その実態は明らかにされない。なかには，いかにも進みそうだと話しておきながら，その後まったく状況説明がない場合もある。そういう業者からはさっさと手を引いたほうが賢明だ。

　承継はお互いのタイミングと一定の時間が必要になる。話が出てすぐに進むこともあれば，1年経っても進まないこともある。思いどおりにならないことのほうが多い。とにかく忍耐強くなければならないが，振り回されることのないよう，経過報告は求めるようにして十分に注意したい。

　仲介業者にクリニックの正当な評価を求めても，クリニック経営を理解していなければ評価はできないと考えるべきだ。国税庁の営業権の評価方法もあるが，診療科や立地によっても患者を引き継げる状況が異なるため，それだけを当てはめて評価するのはむずかしい。契約を成立させ手数料を稼ぐために一定の情報操作をされることがあると考えて，慎重に確認しながら進めなければならない。

現場の
実況中継
12

承継にまつわるトラブル!?
承継だから安泰というわけにはいかない!!

　開業し一定の期間が経過すれば，自ずとクリニックの将来を考える時期が来る。年齢が65歳前後になると，体力的にも衰えを感じることも出てくる。閉院または承継して，時間的にも余裕をもち，責任の少ない立場で勤務したい。そんな考えも浮かんでくる。

　医療機関の後継者問題は他業種とは違ってなかなかスムースにいかないことが多い。

　開院して15年以上経過すれば，地域では一定の重要な役割も担っており，流行っているクリニックであればより愛着をもっている。地域のために，できる限り現状のまま継続して運営をしてもらえないか，と患者から要望されることもある。子どもや親族に承継者がいても，人口構成や周辺環境，競合施設の進出等の変化が大きければ，閉院を選択するしかないケースもある。

　閉院するにも承継するにも大きな決断を迫られる。

　承継を考えるようになるきっかけは，体力気力の衰え，家族も含めた病気，患者の減少，周辺環境の変化等いろいろな理由が挙げられる。医療法人であれば，急逝など緊急事態が発生しても閉院しなくてもよいが，個人の場合には一定の親族が引き継がない限り閉院となる。

　一方，開業する医師も，開業リスクを低くするために承継を希望する医師が増えている。ここ数年は承継を扱う仲介業者や，承継を積極的に支援する業者も増えてきた。

　そうは言っても，新規開業に比べれば承継はまだまだ少ない。承継に詳しい仲介業者やコンサルタントも少ない。そのため，仲介業者に振り回されることや担当者の経験が少ないために契約がなかなかまとめられないケースもある。クリニック経営に関わったことがない仲介業者は，手数料のため承継を成立させることだけを優先することが多く，収益確保の根拠が乏しいケースも多い。安易に判断してしまうと，思わぬ損害を被ることもあるので，仲介業者には十分な注意が必要だ。

　開業して18年，デイケアを併設する整形外科クリニックの話である。

　院長は65歳を過ぎた頃から，「70歳までにはクリニックの方向性を決めたい」と考えて相談していた。親族に後継者となる者がいないので，第三者承

継も視野に入れていた。

　承継するには医療法人にしておいたほうが移行がスムースだと考え，３年前に医療法人も設立した。

　まずは出身大学の後輩で，定期非常勤として勤務しているＨ医師に承継について打診した。病院勤務のため，そのときの立場や状況にもよるとの回答があり，まったくNOというわけでもなかった。

　それ以降，特に何の対策もせず２年が過ぎた。ある日，院長は診療中に動悸がすると言って，昼休みに近くの病院を受診したが，待合室で意識を失い緊急入院となった。

　緊急連絡を受けて病院に駆け付け，家族が容体を確認したところ，幸い命に別状はないとのことである。しかし，仕事に復帰できるかどうかについては病状によるとのことだった。

　突然の入院で混乱したが，すぐに診療体制の確保にかかった。Ｈ医師の協力もあってこれまでアルバイト等に来ていただいた他の非常勤医師や医局のつながり等で何とか診療体制を維持することができた。これは，院長が日頃，非常勤医師の給与を20％程度優遇するなど大切にしてきた効果も関係していると考えられた。

　入院して１週間，家族の要望もあって，主治医からの病状説明に同席した。「後遺症が残る可能性が高い」とのことである。予想以上の悪い病状に愕然とした。「リハビリ後，診療復帰ができないか？」との質問に対し，主治医から良い返事はもらえなかった。

　家族と今後の対応を検討することになった。院長の外来復帰の目途が立たないため，常勤医師を採用するか，承継者を探すか，閉院かの選択となった。協議の結果，１年以内を目標に，常勤医師の採用または承継する医師を探すことになった。医師紹介会社や承継案件を扱う業者に対するアプローチを開始した。もちろん，非常勤のＨ医師にも打診をしたが，話が急であり，現状では病院を退職するのはむずかしいとの返事であった。

　承継者を探すには，まず譲渡希望価格を決めなければならない。クリニックとしての評価価値を算出するところから始めた。以前から知っている承継実績のあるＳ社に話を持ち込んだ。他社の評価も知りたかったが，なかには評価するだけで100万円の費用がかかる会社もあり，また，多くの業者に確定申告書等の資料を渡すのもよくないと考え，別に顧問税理士に資産評価を依頼した。

数社に承継先を探してもらうように声をかけたが，どの業者も確実に案件が進められるという手応えは感じられなかった。

　評価について検討した。Ｓ社は，テナントであるため4500万〜6500万円だと評価した。顧問税理士の評価は，最低でも5000万円以上ということであった。Ｓ社の担当者からは，あくまでも当事者同士の話合いが優先し，交渉の状況によって価格が決定されると説明があった。要は算定された価格は目安ということである。家族及び顧問税理士と協議したうえで譲渡価格を設定し，数社に正式に承継先を探すように依頼をした。

　同時に常勤医師を募集したが，応募者もなく，時間がかかると考えられた。一方，クリニックの状況は，外来患者は予想していたより減少せず，月次は黒字の状況を維持していた。

　とにかく，承継希望者の手が上がらなければ動きようがない。承継先を依頼したそれぞれの会社と譲渡成立した場合の手数料交渉を行った。手数料は会社によって異なり300万〜1000万円と差があった。

　何件かの問い合わせがあったが，面談にまで至らなかった。承継するにしてもデイケアを併設しているので，医療だけでなく介護保険の知識も求められる。スタッフの人数も多い。承継する医師も相当の決断が求められると考えられた。

　主治医から現場復帰はむずかしいと言われたが，院長の復帰意欲は強く，リハビリに励む姿を見て，外来の一部業務だけでも復帰できるかもしれないと考えた。回復の状況次第だが，少しでも診療に携われれば，常勤医師を採用してクリニックを継続させることも可能である。どちらにしても簡単ではないが，とにかく時間を稼ぎながら何とかしたいと考えた。

　3カ月が経過したが大きな進展はなかった。定期非常勤のH医師を含めて過去に勤務していた先生方に随分助けてもらったが，さすがに3カ月を過ぎるとこれまで同様に手伝ってもらうことはむずかしくなっていた。

　常勤医師紹介を依頼している会社を含め，数社に定期非常勤やスポット勤務医についても依頼したが，外来担当医が安定しないため，少しずつ患者が減少するようになった。

　入院から半年後に院長は現場復帰できたが，外来診療を行える状況ではなく，院長を理事長として経営を続けることはむずかしいと考えられた。

　院長の復帰から1カ月後，開業当初から付き合いのある医療機器販売会社であるK社より承継に関する提案が持ち込まれた。K社のサポートで開業し

て1年半になるT医師を医療法人の理事長に就任させ,院長は理事として残り,常勤医師を採用して経営を継続していくという提案であった。運営はK社の紹介する弁護士に委任するという条件付きで,弁護士も理事として就任することになっていた。

譲渡希望価格は4500万円。T医師は開業して1年半なので資金がないため,2年の分割払いを希望していた。これではすべての決済が終わる前に経営権が移行してしまう。そうなれば院長親族が医療法人をコントロールすることは不可能となり,さらに譲渡費用分割支払延長の可能性やT医師のクリニックと合併する可能性もある。これは乗っ取りに近いかたちだと考えられた。

家族や顧問税理士とも協議した結果,譲渡価格は5500万円。一括払いができない場合には話を先に進められないと回答した。

クリニックの状況は,このままでは半年も経たないうちに赤字になる可能性があると予想された。その後もK社から話を持ち込まれたが,まともな話ではなく,K社とはあまり関わらないほうがよいと考えるようになった。

それから1カ月後,以前から声をかけていたC社より,承継を希望しているW医師がいるとの連絡があった。現在は他県で勤務医として働いているが,元々はクリニックに近い地域の出身であり,チャンスがあれば地元へ戻りたいとの意向があったようである。C社担当のB氏が説明するW医師の情報も明確であり,承継したい理由も理解できた。C社への手数料は500万円の成功報酬である。

C社の担当B氏は承継経験が少なかったので,進め方についてこちらからもアドバイスを行った。話の進捗状況からして進みそうな予感がした。この機会を逃せば,次の機会までまた相当の時間を要するだろうと思われたので,何とかこの話をまとめたいと考えた。承継についての話合いは,B氏を通じて順調に進んでいった。

リース契約や資産の確認,クリニックの見学も終了。いよいよ譲渡価格を詰める段階になって,突然,B氏の動きが止まった。順調だった流れが理由もなく停滞するときは,悪い方向へ流れる前兆と考えられる。

原因に思い当たる節はなかった。B氏に確認すると「少し時間をください」と言われるだけであった。それから2週間後,再度B氏に問い合わせると「W医師が両親をうまく説得できないため,暗礁に乗り上げている。この状況が続けば,成立しない可能性が高くなる」とのことである。B氏のほうからも再度説得してみるという話であった。

手応えがあったので釈然としなかったが，可能性は残しながらも，他の会社に再度当たり始めた。正直「このまま勤務医も見つからなければ閉院の可能性が高くなる」と思った。

　それから1週間後，携帯に連絡が入った。C社から紹介されたW医師からだった。

　「私としては話を進めたいのですが，院長先生が譲りたくないと聞きました。特に問題があったわけでもないと思うのですが，その理由は何ですか？」と言う。

　その話の内容に驚いた。B氏からの説明とまったく違っている。

　「こちらは，先生のご両親が反対されているので進められないと説明を受けていますが……」

　お互いに驚き，「どうしてだろう？」と考えても理由が見つからない。要はC社またはB氏が情報を操作し，案件が成立しないよう仕組んだとしか考えられなかった。お互いに話を進めたいと考えていることは確認できた。「これはまたとない大きなチャンスだ」と思った。お互いに交渉再開する意思確認を行い，当事者同士で話を進めることになった。

　双方ともB氏に完全に騙されていたのである。B氏はその間にW医師にほかの案件を進めていた。弁護士を入れて対応することも考えたが，承継成立を最優先と考え，すべてが終了した段階でC社およびB氏に対する対応策を考えることをお互いに話し合って決定した。

　B氏には再度交渉の進捗状況を確認し，前回同様の説明を受けた。話の内容は録音し，お互いに確認し合った。

　W医師とはさらに数回会って交渉を進めていった。アルバイトで外来診療に携わってもらい，クリニックの雰囲気や医療機器等の設備についても確認してもらった。仲介業者がいないためクリニックの顧問税理士に仲介者として関わってもらうことをW医師に提案し，了解を得て，財務状況や契約書等について詳細を詰めながら交渉を進めていった。話は順調に進んでいた。

　譲渡価格が決定し，W医師の資金調達の目途が立てば契約という段階で，またK社より横やりが入った。前回提示した譲渡価格より500万円高い提示である。分割払いや弁護士による運営については，以前と同様であった。K社の担当者は，懸命に院長を説得しているようだった。

　家族と顧問税理士も同席のうえ再検討してもらった。院長は少しでも高く譲渡したかったようだが，安全を考えW医師に譲渡することに決定した。

　W医師が決済するには融資が必要とのことなので，取引銀行を紹介し，融

資予定の1カ月前に理事長をW医師に変更，融資の実行金銭授受とともに他の理事変更手続きを行い譲渡が成立した。

　院長が入院して1年6カ月，何とか閉院せずに次のW医師へバトンタッチすることができた。クリニックは新たなスタートを切ることができて正直ホッとした。

　承継後，W医師が運営やスタッフ等について全体を把握できるまで，最低でも1年以上はかかると予想された。スタッフもそのまま引き継いだ。経営は初めてなので，一定期間，運営面をサポートすることになった。

　承継して1カ月後，突然予告もなくW医師より電子カルテに関してクレームがあった。「承継する2年前に導入しリースしている電子カルテは機能面で使いにくい。電子カルテリースの残額分300万円を前院長に支払ってほしい」という内容だった。

　契約に至る前に，医療機器や備品等についてはすべて確認してもらっている。診療にも従事し，電子カルテも使用しその時点では何の話も出ていなかった。前院長が責任を負う理由は見当たらなかった。しかし，どうしても交渉したいと話すので，セッティングすることになった。

　当然のように話は物別れに終わった。するとW医師は「訴えたい」と言い出した。どういう理由でそのように考えるのか，理解できなかった。誰かが何かアドバイスをしているのではないかと疑ったが，承継に至る手順や内容，契約等に関して税理士と真摯に対応したのでW医師の言い分はまったく通らないと考えられた。このような状況が続くのであれば，サポートのしようがないと考え，タイミングを見計って運営サポートから手を引くことを決めた。

　その後もスタッフとのトラブルや，事務長として採用した人材が数カ月で退職するなど，運営上の問題が発生し，院長夫人やスタッフから手伝ってもらえないかと相談されることもあったが，お断りした。

　そのような状況だったが，患者は減らなかった。どうなるかと心配していた決算は黒字だったと聞いて安心した。これで赤字であれば，その原因まで前院長に押し付けられる気がしていた。

　しかし，その後もスタッフや運営上のトラブルは続いたようで，承継してわずか1年半，W医師は経営自体を諦め，再譲渡し，雇われ院長として勤務することになるらしいという話が耳に入ってきた。

　常勤スタッフ10人を超える中規模クリニックを途中から引き継ぎ運営して

いくことは簡単ではない。経営にあたっては，それなりの経験がある周辺の人たちのサポートが必要になる。

　院長自身が直接採用には関わっていないスタッフをコントロールするのは，スタッフ数が多いほど簡単ではない。思いどおりに動かそうと強引に進めば，スタッフは付いてこなくなる。人間関係をうまく構築できずスタッフとの溝が深くなれば，「新しい院長に義理立てすることはない」とさっさと辞めていく。そういうことも覚悟のうえで，承継を考えなければならない。

　承継を考えていても，承継者探しには時間もかかるし，タイミングもある。体の衰えを感じながらそろそろと考えていても，なかなか決断できないことも多い。突然，病気になることもある。65歳を一つの区切りと考え，そのときのクリニック状況や将来性，閉院後の生活等について検討する機会を設けることも必要である。

　体力を考え，診療日時を見直すこともある。患者が全盛期の3分の2以下になる前に収益を維持できなければクリニックをどのようにすべきか，どうできるか考えておくことが重要である。

　地域医療を考えると，次の世代へ引き継ぐことも重要な役割の一つと言える。可能なら，長年積み上げてきた医療体制を地域のために継続させることが望ましい。

　しかし，利益ばかりを考える様々な業者が介在しようとしていることも理解しておかなければならない。とにかくお互いに顔を合わせ，不足点を解消し，後にトラブルにならないよう確認し合うことが一番重要である。

　承継であっても引き継ぐ医師にとっては新規開業と何ら変わりはない。労務や取引業者との問題は必ず発生するので，周りからサポートしてもらえる体制を作っておく必要がある。一代で終わるにしても，次の世代につなげるにしても，地域医療に貢献してきた足跡がどこかに残るようなかたちを考えていくことが望ましいのではないだろうか。

エピローグ
それでも，やっぱりクリニック経営は面白い!!

1 成功しているように見えても内情はわからない

　医科のクリニック数は10万施設を超え，都市部中心によりきびしく経営力が問われる時代になっている。

　開業では，テナントでさえ設備投資に最低でも3000万円以上の投資をしなければならない。いったん開業すれば簡単に移転や閉院もできない。開業して成功したと言えるのは，所得が3000万円以上になったときだと言われている。しかし，開業すれば誰もがほどなく成功できる時代は完全に終わった。

　開業も立派な事業である。以前にも増して成功と失敗が年々明らかに分かれるようになった。表面的には順調で成功しているように見えても，内情はまったくわからない。過大な設備投資や開業支援業者やコンサルタントのアドバイスによっては，同じ収入でも手元に残るお金の差が明確に出るようになっている。なかには勤務医時代の収入より少なくなるケースも増えている。開業は借入金を考えるとゼロではなくマイナスからのスタートになる。開業時のお金のかけ方やマネジメント力が経営に大きな影響を与える。業者主導のマニュアル的な開業で成功する確率は低くなっている。

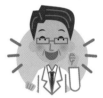

2 敷かれたレールの上を走るような開業方法では成功しない

　専門性があって技術力が高ければ成功するほど開業は単純ではない。プロである開業支援業者やコンサルタントの勧めるとおりに開業すれば成功できるだろうという感覚では，成功は望めない。業者から「先生なら必ず成功します」と言われ，開業前から何の根拠もなく「成功する」と過信して努力を怠れば，自分にとっては予想外，周りからすれば当然と言われる結果が待っている。

　開業後に開業準備での判断ミスや失敗に気づいてクレームを付けても，使ったお金は戻ってこない。開業場所も簡単に変えることはできない。競合施設があるなか，あとから開業する場合，競合施設とさほど変わらない診療日時や普通の診療内容では競争に勝てる可能性は低い。患者がなかなか増えないからと，診療日時や診療内容を慌てて変更しても，患者を増やすには時間がかかる。また，1日に診療できる患者数はほぼ決まっている。——すなわち，

収益の限界はある程度予想できるということだ。そういうことも考慮せず融資してもらえるからと開業費に多くの費用をかければ収益は減り，手元に残るお金は少なくなる。そうしたことを自覚して業者と交渉し，経営を行っていくことが必要になる。

　今は患者自らクリニックの情報を集め，評判を確かめてから受診する時代になり，選ばれるにはそれなりの理由がなければならない。診療方針や診療内容についてはこの程度でよいだろうというのではなく，常に増患対策や患者ニーズ（患者にとってオンリーワン）を考えて工夫していくことが求められている。

3 昔から成功するには誰もが同様の苦労を重ねてきた

　以前なら，簡単に開業ができて患者が増えて努力も少なくても成功したのかというと，そうではない。金融機関の融資審査はきびしく，融資をしてもらうには担保や保証人等の確かな裏付けが必要であり，相談に行って窓口でけんもほろろに断られることも普通であった。また，競合の少ない地域では患者の立ち上がりは良かったかもしれないが，医師会との関連も含めた開業広告や診療日時に対する規制もあって，十分な患者を獲得するのには誰もが一定の時間を要した。もちろん，診療方針や患者への対応等で患者数や収入の差はあり，所得において勝ち組と負け組は生まれたのであって，開業したすべての医師が一定の所得を得て成功したわけではない。様々な努力を積み重ねた結果，一定の年数をかけて地域の信頼を得て成功へとつながっていったのである。誰もがそれなりに多くのことを経験し，苦労しながら乗り越えてきたのである。

4 院長のリードとスタッフの実行力，そのチームワークが収益となって返ってくる

　開業に適した広さのテナントと資金さえあれば，どのような開業業者やコンサルタントでも簡単に開業させることができる。しかし，開業後の経営はそうはいかない。医師の努力の差が結果として出てくる。運営中心にサポートしてきた立場からすると，患者を広告広報等で誘導し受診させるきっかけは作れるが，患者から「かかりつけ医」にしたいと信頼されるには，医師の診療とコミュニケーション力，それを支えるスタッフたちの協力が不可欠だ。診療だけがよくてもスタッフの対応が悪ければ患者は思うように増えない。診療内容が地域の患者ニーズに合わなければ，患者数はある程度のところで停滞する。流行るクリニックになるには，患者へのフォロー体制が重要になる。

忙しいときや診療に対する不満を上手にフォローしてくれるスタッフがいれば，多少のミスやトラブルがあっても患者の信頼は揺るがないし，取り戻せる。

「ここにかかりたい」「あそこがいいよ」と言わせるような診療内容とコミュニケーション力があったからこそ，それをスタッフとともに努力し工夫してきたからこそ，「評判のクリニック」になったのである。

院長のリードとスタッフのサポート力，そしてチームワークが何よりも大切であり，それが患者に伝わり収益になって返ってきたのである。

5 自力で乗り越えようと考えなければ成功はあり得ない

開業業者やコンサルタント等が増患対策をアドバイスをするが，それはあくまでも過去の経験から予測される，受診させるためのきっかけ作りに過ぎない。そのとおりに実行したからといって患者が増えていくわけではない。そこには受診した患者を逃がさない工夫と継続的な改善とフォローが必要となる。

開業相談において，「絶対に失敗しないようなアドバイスやサポートをしてほしい」と願う医師もいる。そういう方法が可能であるなら誰もが大成功している。経営を開業当初から他人任せにし過ぎるようでは，何事もうまくいくはずがない。何かうまくいかないことがあると業者やコンサルタント等他人に責任転嫁し自分を顧みない。そういう医師ほど，自分で決めると他人の声に耳を傾けようとしないし，アドバイスも聞かないことが多い。

「開業を成功させなければ」という必死さ，耳に痛いアドバイスも受け入れ，精神的なプレッシャーや孤独感に打ち勝ちながら，自分で努力して乗り越えていかなければならない。その努力を怠らなければ，やがて一定の所得を上げられる目途が見えてくる。そこで初めて「開業してよかった」と思えるようになる。

現在大成功しているクリニックでも，最初から順風満帆だったわけではない。様々なミスやトラブルを幾度も経験して，何とかしようと努力して解決してきた結果が成功につながったのである。

6 黒字になったと調子に乗って本業以外に手を出すと プロに足元をすくわれる

こんな例もある。

立地がよいとは言えない場所で開業し，必死に努力して3年，患者が増えて所得も3000万円近くになった。大成功間近で，まさに飛ぶ鳥を落とす勢いである。ところが，その翌年から診療外でのトラブルが重なった。高額生命

保険加入を勧められて加入。さらに頭を使ってお金を稼ごうと株や先物投資に手を出して失敗し，銀行以外の金融機関に数千万の借金を作り，高額生命保険は保険料が払えずに失効――。投資の穴埋めや借りた金融会社の資金繰りで頭がいっぱいで，周りの言うことなどまったく聞く耳をもたない。結局，最後は雇われ院長となった。

　金融商品を勧誘するほうはお金があると思うから近づき，それを上手に引き出すプロである。当初は儲けさせてくれるが，いつの間にか止めようにも止められない状況が作られてしまう。患者が増え，所得も増えたから多少の損をしても取り返せると調子に乗り，気軽な気持ちで投資に手を出して失敗すれば，本業にも影響が出てくる。投資をするのは自由だが，借入金残高が半分にならないうちは，大きな投資は避けるべきだ。投資は，融資残高を超える預金ができ，全額返済したとしても残る額のさらに3分の1以下で考えてほしい。その前に，まずは借入金を少しでも早く完済することである。

　2000万円以上の所得が5年間継続しなければ，手元にお金は残らない。運転資金の返済やリースが終了しなければお金は貯まらない。そう考えると，開業して10年は脇目をふらず必死に頑張って借入金を返していくことである。資産形成はそれからあとの話である。本業を疎かにすれば，競合が進出してきたときに，あっという間に収入が1～2割減少することもある。どういう状況であっても本業に影響の出るような投資は避けなければならない。プロにかかれば一捻りである。

7 開業はすべてが自己責任。逃げたら成功しない。負けても4対6で負けよう

　開業とは，個人事業を営むことである。経営経験や人を使ったことがほとんどない状態で，いきなり事業を始めるのがクリニック開業の特徴である。勤務医時代は，病院という組織に守られ，何かトラブルが発生すれば組織全体で対応してもらえたが，個人開業となれば，すべてが自己責任となる。

　勤務医と開業医の負担で大きく異なる点は，スタッフや患者への対応である。小さなことにも一つひとつ自分で対応していかなければならない。コンサルタントや税理士，弁護士はあくまでも部外者であり，トラブル解決についてアドバイスやサポートはしてくれるが，代わりにはなってくれない。一定の部分は任せることはできるが，最終判断は自分で行わなければならない。逃げよう避けようとすれば，トラブルやミスはより大きくなり，取り返しのつかない状況に陥るときもある。トラブルやミスをすべて完璧に解決するこ

とはできないが，たとえ解決に失敗することがあるとしても0対10で負ける
のではなく，4対6で負ける覚悟で対応したい。そういう気持ちでトラブル
解決をすれば，次に同様のトラブルが発生したときには必ずプラスに働き，
4対6が5対5，6対4の勝ちへと変わっていく。

8 苦労した結果が思わぬプラスを運んでくる

　開業前から，スマートに仕事をして効率的に稼ぎたいと考える医師もいる。
診療時間もほどほど，休みもきちんと取って，収入は効率よく上げていきた
いということだろうが，こういう考えで成功した医師はほとんどいない。

　そうした姿勢は患者にも伝わる。親身になって話を聞かず，当たりさわり
のない診療で患者を回転させていく。——それでは成功するはずがない。

　開業すれば勤務医時代に経験のない様々な苦労は当然付いてくる。ミスや
トラブルに何回も遭遇し解決すること繰り返して，初めて成功したと言える
3000万円以上の所得が得られるのである。そして同様またはそれ以上の努力
を継続できなければ，所得は簡単に下がっていく。続けることができれば，
さらなる患者からの信頼はもちろん，地域からの信頼と社会的地位までが必
然的に付いてくる。

　責任の度合いが大きいほど，それに応じた見返りがあるのは当然のことで
ある。スマートに効果的に収入を得たいと思うようでは，それなりの結果し
か生まない。何事にもそれなりの辛い道のりがある。自分で一つひとつ積み
上げてきた信頼や実績が周りの評価につながり，思わぬプラスを生んでくれ
ることもある。地道な努力が人を動かすのだ。

　例えば，自治会や学校行事等の参加依頼や地域交流等の公的勧誘も増え，
分院等の事業計画を立てれば，自ずと土地の有効利用等優先的に話が飛び込
んでくることもある。地域医療で貢献していれば，地域の顔となり慕われる
ようになる。「あそこに行けば間違いないですよ！」と太鼓判を押されるよう
になれば，他の職業にはない充実感や生き甲斐を味わえる。医師ならではの
成功のかたちが見えてくる。

9 自分への配慮やプライベートな時間を大切にすることが 安定した経営につながる

　クリニックが成功していれば，時間の経過とともに自分が望むライフスタ
イルに合わせて診療スタイルを変えていくことも可能になる。これまでの開
業医は，プライベートを犠牲にしてでも，患者のために尽力することが当然

とされてきた。開業したからにはとにかく働くことが必要だが，1人の人間として趣味を楽しみ，家族や友人とリラックスできる時間を過ごし，体や心を安めることも必要である。これまでに3人の開業医の急逝，4人の病気による一時休診を見てきた。どの医師にも共通していたことは，バリバリと働き，寝る間も惜しむという考え方で診療に従事してきた。しかし，亡くなり大病をしては元も子もない。

　開業すれば想像以上にストレスが溜まることが多い。開業して4〜5年，せっかく患者が安定し収益が増えてきたところで健康を害するようなことがあれば，経営状況は一変する。復帰できても患者数や収入を元の状況に戻すには，休んだ期間の数倍の期間が必要になる。

　開業当初から休むことばかりを考える医師は少ないが，診療やアルバイト等で気が休まる暇もないというのでは，精神的にも参ってしまう。たまには趣味や家族との時間を作ってリフレッシュし，あるいは上手に学会等を絡めて休養し，安定した経営が続けられるように自分の健康に配慮してほしい。

10　努力次第で夢が叶う。開業してしっかりお金を残そう！

　リスクを負って開業するのだから，成功という結果が出たときには，自分に対するご褒美も必要ではないだろうか。

　借入金を完済し，ある程度のお金が貯まれば趣味や旅行にお金を使い，一定の年齢に達したら承継し，自分はリスクの少ない仕事で悠々自適の生活を送ろうと考えるのもいいだろう。実際，それを実行してハワイに移住した医師もいる。

　開業にはリスクはあるが，成功さえすれば余裕をもった安定した生活と，地域や患者からの大きな信頼，社会的地位を得ることができる。自分流のライフスタイルを手に入れ，不自由のない生活を送ることができる。

　開業にはきびしい時代と言われているが，世代交代や平均寿命の延びや医療の進歩もあり，開業のかたちは変化しつつも，施設は単純に減らないと思われる。開業方法や診療方針によって勝ち組と負け組がより明確に分かれていくだろうが，自分の努力次第で成功することは十分に可能である。

　開業は事業であり，目標をもって経営していくことが成功に辿り着く唯一の道である。これからは「お金を残す」ということを考えて開業する時代である。開業は事業である以上，お金が残せなければ意味がない。自分にとって開業で成功するには何が必要なのか，何が足りないのか，どういう心構えで患者を診療し経営力を養っていくべきか考えて開業に向ってもらいたい。

原田　宗記（はらだ　むねのり）

株式会社宗和メディカルオフィス　代表取締役

1996年4月，事務長代行を基本とし，医療機関専門の現場での実務を中心としたコンサルティング会社を設立。これまでに医療機関，介護施設の運営や開業（継承）支援など100件以上を手掛けている。業務範囲は経理から総務までと幅広い。また医療法人，調剤薬局，介護施設の運営にも携わっており，経営者目線のサポートが強みである。

"リアル"なクリニック経営
―300の鉄則

＊定価は裏表紙に表示してあります

2020年1月14日　第1版第1刷発行
2022年11月18日　第1版第3刷発行

著　者　原田　宗記
発行者　小野　章
発行所　**医学通信社**

〒101-0051　東京都千代田区神田神保町2-6　十歩ビル
TEL 03-3512-0251（代表）
FAX 03-3512-0250（注文）

https://www.igakutushin.co.jp/
※弊社発行書籍の内容に関する追加情報・訂正等を掲載しています。

装丁デザイン：華本　達哉
印刷・製本：音羽印刷株式会社

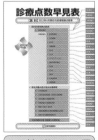

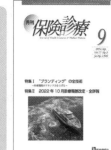